肿瘤专科护理系列

ZHONGLIU
NEIKE HULI

肿瘤
内科护理

主编 刘书哲 卢红梅

河南科学技术出版社
·郑州·

图书在版编目（CIP）数据

肿瘤内科护理／刘书哲，卢红梅主编 . — 郑州：河南
科学技术出版社，2017. 1（2023.3重印）

ISBN 978 – 7 – 5349 – 7566 – 0

Ⅰ. ①肿… Ⅱ. ①刘… ②卢… Ⅲ. ①肿瘤学 – 护理学
Ⅳ. ①R473. 73

中国版本图书馆 CIP 数据核字（2016）第 299698 号

出版发行：河南科学技术出版社

地址：郑州市经五路 66 号　　邮编：450002

电话：（0371）65788629　　65788613

网址：www. hnstp. cn

策划编辑：马艳茹　范广红

责任编辑：赵振华

责任校对：董静云

封面设计：张　伟

责任印制：张艳芳

印　　刷：三河市同力彩印有限公司

经　　销：全国新华书店

幅面尺寸：170 mm×240 mm　　**印张**：20.5　　**字数**：330 千字

版　　次：2023 年 3 月第 2 次印刷

定　　价：198.00 元

如发现印、装质量问题，影响阅读，请与出版社联系并调换。

编写人员名单

名誉主编　刘东英

主　　编　刘书哲　卢红梅

副主编　张艳玲　张　琳　卫　莉　霍　霞
　　　　　严明珠　杨丰华　米艳芝

编　　者　（按姓氏笔画排序）

卫　莉　卢红梅　田艳晴　吕慧芳

任红艳　刘　芳　刘　佳　刘书哲

米艳芝　严明珠　李春仙　李鹏阳

李慧敏　杨丰华　张　琳　张艳玲

张楚楠　林　磊　周　敏　赵　园

霍　霞

序

　　为促进护理专业全面可持续的发展，提高护理质量和专业技术水平，维护人民群众健康，中华人民共和国卫生部颁布了《中国护理事业发展规划纲要（2005—2010）》，它提出肿瘤护理被列为五年内优先发展的学科。这为肿瘤护理专科化发展进程指出了明确的目标，并给予了强大的支持，提供了发展的机遇。

　　近年来，随着肿瘤内科治疗的迅速发展，亚专业的护理划分日趋细化，化疗护理专科技术的飞速发展势在必行，同时对化疗患者临床护理工作标准要求也越来越高。目前，国内较完整、系统的肿瘤护理方面的著作很多，而肿瘤内科化疗护理方面的书籍较少，为了提高肿瘤化疗专科护理人员的综合技能，我院在肿瘤内科护理战线的广大护理同仁，在繁忙的日常工作之余，做了大量的专科护理病历收集、整理和调查分析，加上广泛查阅、参考相关文献并进行对照和归纳总结，编写了《肿瘤内科护理》，这是他们多年来临床实践心血与智慧的集中体现。

　　本书从临床实用角度出发，目的是为肿瘤内科护理人员提供化疗护理专科指导，让他们掌握化疗的基本知识，了解化疗药物的不良反应，掌握各种肿瘤患者化疗的护理及急症的处理方法，使其能更好地掌握专科疾病的护理知识，提高专业技能，尤其对年轻肿瘤内科护理人员专业理论知识的提高有一定的帮助。本书内容涵盖面广，实用性强，具有一定的前瞻性，可作为肿瘤内科护理人员随时查阅、解决临床护理问题的基本参考书。

　　本书出自几位具有 30 多年一线护理经验的管理者之手，总结了多年的专业知识与临床实践，重实用，接地气，并查阅了大量相关医疗与护理文献编写而成，我相信这本书能够成为广大肿瘤护理人员的良师益友。

郑州大学附属肿瘤医院（河南省肿瘤医院）

2016 年 7 月

前　言

据世界卫生组织（WHO）统计，全世界每年新发生的恶性肿瘤病例约为 1000 万人次，每年死于恶性肿瘤的患者约有 600 万～700 万。在我国，每年新发生恶性肿瘤病例约 160 万人次，死于恶性肿瘤的患者约 130 万。随着肿瘤的高发，人们对肿瘤的治疗和护理提出了更高的标准与要求，而肿瘤护理在近年来随着肿瘤学科的快速发展也逐渐走向专业化，成为一门专业的护理学科。目前在护理学教材中有很多专业护理学教科书，而关于肿瘤内科化学治疗专业的护理教材很少，为了满足肿瘤化学治疗专业护理工作和肿瘤专科护士培训的需求，提高护理人员的专业理论水平，我们特编写此书。

全书分为三篇，共八章。第一篇是总论，包括肿瘤基础知识、抗肿瘤药物的疗效评价、临床应用和集中配置及安全管理。第二篇是常见恶性肿瘤疾病化疗及护理，包括抗肿瘤药物的不良反应及护理，单病种恶性肿瘤化疗方案及护理，根据药物不良反应的程度，采取的各种相关护理措施。第三篇是肿瘤转移性患者化疗及护理。

本书根据现代肿瘤治疗的护理进展，收集了大量的医学和护理资料，根据编者的临床经验，从实际工作需要出发，内容全面、实用，可供肿瘤内科的护士、配置中心的护士、药剂人员、肿瘤医院临床实习护士等参考使用。

由于我们水平有限，书中可能存在疏漏与不足，敬请广大读者批评指正，以便我们再版时修改、完善。

卢红梅

2016 年 7 月

目　录

第一篇　总　论

第三篇　肿瘤转移性患者化疗及护理

第一篇　总　论

第一章 肿瘤基础知识

第一节 肿瘤的发病原因

一、肿瘤的流行病学

世界卫生组织在 2014 年的世界癌症日到来之际发表《世界癌症报告》称，癌症已经成为全世界人类最大致死原因，发病率与死亡率均呈持续上升趋势。而中国大陆的癌症发病率已经处于世界首位。目前肺癌已成全球最大杀手，在中国也成为死亡率最高的癌症。每年的 2 月 4 日是"世界癌症日"，第 22 届亚太抗癌会议又发出公告，称中国每年新增癌症病例占全球新增病例的 20% 以上，有 8 种癌症的共计死亡人数占中国癌症总死亡人数的 80% 以上，分别为肺癌、肝癌、胃癌、食管癌、结直肠癌、子宫颈癌、乳腺癌和鼻咽癌。有专家表示，严重雾霾是中国以后肺癌高发的重要诱因。

据《2014 中国肿瘤登记年报》的数据显示：目前我国肿瘤的发病率为 285.91/10 万，平均每分钟有 6 人被诊断为恶性肿瘤，而且年报也显示癌症发病率和死亡率呈上升趋势。从年龄段来看，恶性肿瘤发病率：全国 35 ~ 39 岁年龄段为 87.07/10 万；40 ~ 44 岁年龄段几乎翻番，达到 154.53/10 万；50 岁以上人群发病占全部发病的 80% 以上；60 岁以上癌症发病率超过 1%；80 岁达到高峰。10 年后肝癌、肺癌、胃癌三大癌症将困扰中国每一个家庭。这不得不让我们提高对肿瘤的预防意识。

二、发病的相关因素

人体肿瘤的形成，通常需要在接触致癌物多年之后，使组织、器官的细胞发生进行性的重度不典型增生并转变为癌细胞。这一间期称为诱导期，一般长达 15 ~ 30 年。肿瘤的发生既与外源性致癌因素的性质、强度和作用时间有关，同时也与人体的内在因素有关。外源性致癌因素包括物理性因素、化学性因素和生物因素等。内源性致癌因素包括内分泌功能紊乱、神经精神因素、免疫状况和遗传因素等。

（一）外源性致癌因素

1. 物理性致癌因素

物理性致癌因素主要是放射线及其量的积累，偶尔的接触并不能致癌，但长期积累放射线的量易致癌。如皮肤癌、白血病、淋巴瘤、多发性骨髓瘤等都可能与放射线有关。还有热、机械、紫外线等长期慢性刺激也是物理性致癌因素。如长期吃温度高的食物，会灼伤口腔与食道黏膜，易引起慢性炎症，导致口腔癌或食管癌；过硬的食物导致食管癌的发病率高。

2. 化学性致癌因素

生态环境的破坏主要是雾霾天气的污染，如汽车的尾气、工业废气等，长期的吸入，可能引起癌症。水源污染、土壤污染是导致癌症高发的重要因素之一，中国许多癌症村的出现，与环境、水源的污染有关。

生活中常接触到的致癌物，如沥青中含有的焦油。吸烟最常引起的是肺癌，吸烟的人吐出的烟雾可造成周围的人被动吸烟而产生相同效应，比不吸烟的人患肺癌的概率高 25 倍。令人担忧的是，根据最近的调查，我国城市中学生吸烟的比例达 30% ~ 40%。烧烤的食物中会产生苯并芘，因此应少吃烧烤类食物。腌制食物中亚硝胺含量最多，亚硝胺是强致癌物质，因此应少摄入腌制类食物。黄曲霉毒素是导致肝癌的明确致病因素之一，黄曲霉毒素在发霉的五谷杂粮中含量最高。长期服用雌激素易导致乳腺癌。嗜酒会引起胃黏膜的糜烂，易导致胃溃疡，形成胃癌；过量饮酒还会导致肝功能损伤、酒精性肝硬化，易诱发肝癌。肿瘤的发生也与地区有关，我国广东珠三角地区鼻咽癌的发病率高，河南林县食管癌发病率高。如果摄入太多高脂肪食物，在排泄过程中脂肪酸会刺激大肠，使大肠黏膜充血、水肿等，易引起大肠癌。

3. 生物因素

（1）病毒：在我国引起肝癌的病毒主要是乙型肝炎病毒，感染乙肝病毒后，形成慢性乙肝，如果病情控制不好易发展为肝硬化，最后导致肝癌。人类疱疹病毒（EB 病毒）会导致鼻咽癌，80% ~ 90% 的鼻咽癌患者，EB

病毒检测为阳性。人乳头状瘤病毒会引起女性子宫颈癌。

（2）细菌：与胃癌有关的细菌是幽门螺杆菌，幽门螺杆菌侵犯人体后易导致胃黏膜的糜烂，形成胃溃疡，在胃溃疡的基础上导致胃癌。

（3）寄生虫：在珠江三角洲地区，人们有吃生鱼的习惯，如果食用了含有肝吸虫的动物，会引起肝硬化等病症，严重时会导致肝癌。

（二）内源性致癌因素

1. 内分泌功能紊乱

激素是神经体液调节机体发育和功能的重要物质，各种激素对立统一的规律维持着动态的平衡。当疾病或某种外因引起内分泌紊乱时，可使某些激素作用敏感的相应组织器官，导致细胞的增殖和癌变，较重的是性激素紊乱。如女性激素分泌过多易产生乳腺和子宫肿瘤；男性激素分泌过多易产生前列腺癌。现代社会生存压力较大，长期的抑郁、焦虑、愤怒等情绪都会导致神经内分泌失调，使全身机体免疫低下及免疫功能失调，导致肿瘤发病率增高。

2. 神经精神因素

祖国医学早就认识到某些肿瘤是由于七情郁结，气血凝滞而引发。不少肿瘤患者在发病过程中有过精神创伤史，因此人的精神状态与肿瘤发生可能有着重要的关系。现代医学认为：各种刺激因子长期过度作用于中枢神经系统，导致高级神经活动机能衰退，正常的物质代谢失调，容易发生肿瘤。

3. 免疫状况

人体具有抗肿瘤免疫功能，如果这种免疫功能强，可以消灭瘤细胞；如果这种免疫功能弱，在致癌因素作用下就容易发生肿瘤。所以肿瘤的发生与机体的免疫状况关系密切。当免疫抑制或免疫缺陷时，常可引起淋巴网状系统及与病毒相关的恶性肿瘤。

4. 遗传因素

视网膜母细胞瘤、肾母细胞瘤、嗜铬细胞瘤、神经母细胞瘤、结肠腺癌、乳腺癌、胃癌等与遗传因素有着密切的关系，遗传性疾病所具有的脱氧核糖核酸（DNA）或染色体改变，增加了对病毒、化学致癌物质或物理性致癌因素的敏感性，也影响了DNA分子的正常修复，加之某些免疫反应，进而促使肿瘤的形成。

第二节 恶性肿瘤的分级预防

无论是在发达国家还是在发展中国家，恶性肿瘤的危害都不容忽视，由于环境污染和人口的老龄化等原因，使得恶性肿瘤增长的趋势不减。恶性肿瘤的预防与控制，已经成为世界各国无法回避的公共卫生问题。

在环境因素致癌的理论提出后，人们发现 80%～90% 的肿瘤是由环境因素造成的，包括生活方式、膳食、社会经济和文化等，因此从理论上说大部分人类肿瘤是可避免的。已有的研究表明：癌症的死亡中 1/3 与吸烟有关，1/3 与不合理膳食有关，其余 1/3 与感染、职业暴露及环境污染等有关，仅 1%～3% 为遗传因素所致。这种定量的估计为癌症的预防与控制提供了明确的思路。WHO 提出的 "1/3 肿瘤患者可以预防、1/3 肿瘤患者可以治愈、1/3 肿瘤患者可以延长生命提高生存质量" 是对肿瘤预防与控制工作的高度概括，也是肿瘤防治工作为之努力的目标。

一、I 级预防

消除危险因素和病因，提高防癌能力，防患于未然。I 级预防包括肿瘤流行病学调查、肿瘤登记报告、环境监测、开展人群疫苗接种、改变不良的生活方式和习惯。

1. 戒烟

吸烟与肺癌等癌症有因果关系，已被全球多次流行病学研究确定，据统计，目前我国肺癌患者中男性占 80%、女性占 20%，其中女性患者中 75% 为吸烟者，还有 17% 为被动吸烟者。其他恶性肿瘤的致病因素也与吸烟有关，吸烟对喉癌、口腔癌、食管癌、胃癌、胰腺癌、膀胱癌、肾癌及子宫颈癌等发生有一定影响。劝君戒烟，有利于健康。

2. 合理膳食

大约有 1/3 的肿瘤与饮食不当有关，美国的一份调查表明：结肠癌、乳腺癌、食管癌及胃癌等有可能通过改变饮食习惯加以预防。食用大量蔬菜和水果，会减少某些肿瘤的发生。高脂肪、高热量饮食造成肥胖，肥胖标准应用成人体质指数（body mass index，BMI）进行估计，BMI = 体重/身高^2

（kg/m²），调查取 BMI≥25 为超重和肥胖。腹部肥胖标准应用腰围进行估计，男性腹部肥胖标准为腰围≥85 cm，女性是腰围≥80 cm。肥胖、食盐摄入过多与乳腺癌、结直肠癌等发病有关。

3. 节制饮酒

饮酒会诱发许多肿瘤，主要发生在咽、口腔、食管，并与吸烟有协同作用。大量的饮酒是慢性乙型肝炎、肝硬化的危险因素，对肝癌的发生有很大的促进作用。

4. 免疫接种

人乳头状瘤病毒（HPV）感染是子宫颈癌的主要病因。清除 HPV 感染和阻断由 HPV 感染所引发的子宫颈癌前病变的进展尚缺乏理想的方法。目前，国际上已有 20 多种 HPV 相关疫苗进入动物和临床试验阶段，动物试验和临床试验结果显示 HPV 疫苗将在预防 HPV 感染及治疗由感染所引起的相关疾病方面起到重要作用。乙肝病毒（HBV）增加原发性肝癌的危险。医学统计表明，我国原发性肝癌 90% 以上都是 2 型肝炎病毒表面抗原（HBsAg）阳性的乙肝患者。在国内由 WHO 资助的抗 HBV 感染的疫苗接种，预防新生儿乙型肝炎，从而降低肝癌的发生，已在我国启动进行了几十年。

5. 防止职业癌

加强职业防护和环境保护，国家职业卫生标准对已确认的致癌物质规定了职业接触限值。应从源头预防职业病的发生，定期开展职业健康检查，改善劳动作业环境条件和职业危害防护设施，达到保护接触职业病危害因素群体健康的目的。如防止工作环境中的电离辐射、石棉等。

6. 健康教育指导

把已知的各种致癌因素和保护性措施通过电视、报纸、讲座、互联网、宣传栏、展板、社区电子显示屏等多种形式告诉广大群众，教育大家养成良好的饮食习惯、健康的生活方式，远离有害物质。起到有病早治、无病早防的作用，也可以通过健康体检把健康教育贯穿于整个体检过程中，使人们对自身健康状况和疾病预防知识的认识有所提高，从而达到促进健康的目的。

二、Ⅱ级预防

早期发现、早期诊断和早期治疗，被称为肿瘤的"三早"，其措施包括筛查和干预试验。

1. 肿瘤筛查危险信号

（1）乳腺、颈部、皮肤和舌等身体浅表部位出现经久不消或逐渐增大的异常肿块。

（2）体表黑痣和疣等在短期内色泽加深或变浅，迅速增大，脱毛、瘙痒、渗液、溃烂等，特别是在足底、足趾等经常摩擦部位。

（3）进行性加重的吞咽食物有哽噎感、胸骨后闷胀不适、疼痛、食管异物感、持久性声音嘶哑、干咳、痰中带血等，耳鸣、听力减退、鼻出血、鼻咽分泌物带血和头痛。

（4）皮肤或黏膜出现溃疡，且经久不愈，有鳞屑、出血、结痂等。

（5）持续性消化不良和食欲减退、进食后上腹闷胀，并逐渐消瘦、贫血，进行性体重减轻，无明确原因的发热、乏力等。

（6）便秘、腹泻交替出现，有下坠、里急后重感，大便变形、带血或黏液。排尿不畅或无痛性血尿。月经绝经后阴道不规则出血，特别是接触性出血。

2. 肿瘤普查和筛检

（1）子宫颈癌筛查：子宫颈检查和涂片细胞学检查已取得广泛的认同，能早期发现子宫颈癌，是降低子宫颈癌死亡率的首选方法。WHO建议18岁以上凡是有性生活的妇女，应该每年行子宫颈涂片细胞学检查1次。子宫颈癌筛查中应用基因芯片技术来检测高危型人乳头状瘤病毒能够起到很大的作用，尽可能做到早期发现，及时进行规范性治疗。

（2）乳腺癌的筛查：乳腺癌是最能做到早发现、早治疗的恶性肿瘤，筛查有三种方式：一是触摸法，通过有经验的医生进行触摸，可筛选出一部分患者。二是通过专业的B超医生，根据乳腺腺管的走行方向变化以及血管的血流的供应变化来间接地判断乳腺可能存在的异常现象。三是X线钼靶照相检查。这是国际公认的早期诊断乳腺癌比较好的手段。经过筛查，截至目前乳腺癌的早期治疗率达90%以上。因此女性最好每年定期体检，可提高乳腺癌的排查率，降低乳腺癌死亡率。向女性教授乳房自检的方法，还需要积极地咨询相关专家。

（3）结直肠癌筛查：2012美国医师协会（ACP）指南指出：普通人群进行结直肠癌筛查可以包括粪便检测、乙状结肠镜或光学结肠镜检查。高危人群可以使用光学结肠镜筛查。对于超过50岁的普通患者，推荐的筛查间隔时间是：结肠镜检查为 10 年；乙状结肠镜、模拟结肠镜、双对比钡灌肠检查间隔时间为 5 年；粪便隐血试验一年查一次。目的是发现大肠息肉、腺瘤或早期癌症。早期乙状结肠镜发现结直肠癌及时治疗，可明显降低死亡率。

（4）胃癌的普查：只有定期对无症状、自然人群进行胃癌筛查，才能提高早期胃癌的检出率，降低病死率。目前胃癌的主要筛查方法有血清学检测，如肿瘤标志物、胃蛋白酶原（Pepsinogen）、幽门螺杆菌（Helicobacter pylori，Hp）抗体、蔗糖渗透性测定；胃镜和 X 线气钡双重造影也是目前发现早期胃癌的主要手段，对于有胃病史如慢性萎缩性胃炎、胃溃疡、胃息肉、胃部分切除、异型增生者，有胃癌家族史者及胃癌高发区 40 岁以上人群均应行胃镜筛查或用于初筛后的诊断性筛查。

（5）食管癌的早期诊断和治疗：我国林县开展的内镜下碘染色加指示性活检筛查食管癌，取得了良好的效果。

（6）肺癌：胸部 X 线及痰液脱落细胞学检查作为初步诊断肺癌的方法。

3. 重视自我检查

对自我身体表浅的部位，如皮肤、乳腺、睾丸、外阴等，根据以上危险信号可通过自我检查，早期发现肿瘤或癌前病变。

三、Ⅲ级预防

Ⅲ级预防即康复预防，是指对肿瘤患者治疗后防止复发，减少并发症，防止致残，促进患者身心康复，对晚期患者施行止痛和临终关怀，使患者获得较好的生活质量。可制订个性化的综合治疗方案，采取多学科综合诊治，制订康复计划，目的是延长患者生存时间，提高生活质量。

第三节　肿瘤的诊断、分类、命名

一、肿瘤诊断

通过询问病史，检查阳性体征为最基本、最重要的肿瘤诊断手段，再通过全面、系统的体格检查及其他特殊检查，然后进行综合分析，在不影响肿瘤的转移和不对患者造成危害的情况下，尽早获得病理的诊断结果。

1. 病史及查体

（1）病史：对患者深入询问进行性的症状，如肿块、疼痛、分泌物、出血、消瘦、黄疸等，在既往史中，与癌症可能有一定关系的疾病，如胃溃疡、结肠息肉、肝硬化、乳头渗血、便血等。尤其中年以上、围绝经期前后妇女，女性患者的妊娠、生产、哺乳等也应详细询问。了解患者职业、生活环境、有无吸烟等嗜好，有无化学致癌物接触史及癌症家族史等。对曾在其他医疗单位进行过治疗的患者，应询问其治疗经过（包括手术情况和病理报告）。

（2）查体：应在全系统检查的基础上，再结合病史进行重点器官的局部检查。表浅肿瘤容易发现，深部肿瘤仔细查体或借助其他检查，方能确定。检查时必须注意鉴定是肿瘤，或是其他非肿瘤病变（如炎症、寄生虫、器官肥大等）引起的肿块；鉴别良性肿瘤和恶性肿瘤。局部检查应注意：肿瘤的部位、形态、硬度、活动度及与周围组织关系，同时进行区域淋巴结检查。例如：①根据肿瘤部位可以分析肿瘤的性质和组织来源，如甲状腺肿瘤一般可随吞咽动作上下移动。肝、肾肿瘤可随呼吸动作上下移动。使腹肌紧张的试验，可用来鉴别肿瘤位于腹壁上还是腹腔内。②根据肿瘤形态和表面情况可提示肿瘤的性质，如恶性肿瘤形态不规则，呈菜花状或凹凸不平，并可有表面溃破、充血、静脉怒张及局部温度升高等情况。③肿瘤的硬度对估计肿瘤性质有一定意义，如癌肿较硬，囊肿多为囊性感，海绵状血管瘤呈压缩性等。④活动度对判断肿瘤性质亦有价值，如膨胀性生长的肿瘤一般可推动，浸润性生长的肿瘤活动受限或固定不动。⑤与周围组织的关系，良性肿瘤因压迫或挤压，故其界线清楚，恶性肿瘤因浸润性生长而破坏周围组织，其界线多不清楚。⑥不同区域的淋巴结对不同器官和肿瘤部位的引流有重要意义，头颈部器官和肩部的淋巴引流至颈部淋巴结（包括颈深组和颈浅淋巴结）；上肢、乳腺、胸壁、背部和脐以上腹壁的淋巴引流至腋窝和锁骨下淋巴结；脐以下腹壁、腰部、臀部、外阴、肛管、下肢的淋巴引流至腹股沟淋巴结；内脏器官和乳腺的癌肿可引起锁骨上淋巴结肿大。均应详细检查，切勿遗漏。

2. 实验室检查

（1）酶学检查：多种血清酶与其同工酶的测定分析，可作为肿瘤诊断指标之一。肿瘤组织中某些酶活性增高，可能与生长旺盛有关；有些酶活性降低，可能与分化不良有关。临床应用很广泛，特别是近年采用的放免法测定新技术，已发现有些酶是可靠的癌性标记物。实验室酶学检查对肿瘤有重要辅助诊断作用。如肝癌患者血中 γ-谷氨酰转肽酶、碱性磷酸酶、乳酸脱氢酶和碱性磷酸酶的同工异构酶均可升高；骨肉瘤的碱性磷酸酶活性增强，而酸性磷酸酶活性减弱；前列腺癌的酸性磷酸酶可升高；肺鳞状细胞癌的脂酶活性随分化程度降低而减弱。酶学在血液疾病中主要用于检查红细胞酶的缺陷、出凝血性疾病的诊断、白血病的鉴别诊断及多发性骨髓瘤的辅助诊断等。

（2）免疫学和肿瘤标志物检查：由于癌细胞的新陈代谢与化学组成都不同于正常细胞，可以出现新的抗原物质。有些恶性肿瘤组织细胞的抗原组成与胎儿时期相似，如原发性肝癌患者血清中出现的甲种胎儿球蛋白（AFP），是诊断原发性肝癌的特异性肿瘤标志物，具有确立诊断、早期诊断、鉴别诊断的作用。结肠癌的血清癌胚抗原（CEA），胃癌的胃液硫糖蛋白（FSA）、胃癌相关抗原（GCAA）、α2 糖蛋白（α2GP）也可作为诊断参考。另一类免疫学检查，是用放射免疫或荧光免疫技术检测激素，如绒毛膜上皮癌和恶性葡萄胎的绒毛膜促性腺激素（HCG），小细胞肺癌检测神经元特异性烯醇化酶（NSE）。还有常见的肿瘤标志物，如鳞状细胞癌相关抗原（SCCA）、糖类抗原 199（CA199）、糖类抗原 125（CA125）、糖类抗原 242（CA242）、糖类抗原 50（CA50）、糖类抗原 153（CA153）、糖类抗原 724（CA724）、前列腺特异抗原（PSA）等。

3. 影像学检查

随着医疗诊断技术的发展，诊断仪器不断更新，各种影像学检查应用于临床，对肿瘤的诊断起着重要作用。包括 X 线透视、摄片、X 线造影、断层扫描、磁共振、超声波检查、放射性核素扫描及选择性血管造影等，为肿瘤诊断提供依据。不仅对肝、脑、肺、肾肿瘤具有诊断价值，而且对肿瘤在治疗过程中的疗效评估和随访有重要意义。

（1）X 线检查：用于确定肿瘤的大小、形状、位置等，并有助于判断肿瘤性质，但在肿瘤体积很小时，其准确率较低。检查方法有三种。①普通 X 线透视和摄片：常用于肺肿瘤、骨肿瘤，邻近肺部和侵及骨组织的其他肿瘤。②造影检查：适用于肿瘤与正常组织的 X 线对比差的部位，如消化道肿瘤可用钡餐或钡灌肠，显示肿瘤所在范围钡剂充盈缺损、黏膜破坏、管腔狭窄、管壁破坏等，需要时可用发泡剂或注气作对比，或用山莨菪碱等使平滑肌弛缓（低张），以提高影像清晰度。其他器官的造影大多用碘制剂：泛影葡胺（urografin）、碘海醇（iohcxol）、碘普罗胺（iopromide）、碘帕醇（iopamidol）、碘曲仑（iotrolan）等。以静脉注射、口服、经内窥镜插管或选择性血管插管等方法造影，可显示肾、颅内、胆、肝、胰等的肿瘤。气体也可单独作为造影剂，如气脑造影，腹膜后充气造影等诊断脑、腹膜后的肾、肾上腺肿瘤。③特殊造影：X线计算机断层摄影术和荧光摄影用于胸部肿瘤；钼靶 X 线球管的摄影用于乳腺肿瘤。

（2）电子计算机断层扫描（CT）：对深部肿瘤特别是颅内肿瘤与腹腔内实质脏器肿瘤的早期发现及定位有很大的意义。磁共振（MRI）显像具有对人体无害、无电离辐射，可多方向断层摄影，图像分辨率高等优点。数字减影血管造影（DSA）对肿瘤的定位及肿瘤的血供等有诊断价值。

（3）超声波检查：利用肿瘤组织与正常组织，或其他病变组织对声抗阻和衰减率的不同，以取得不同的超声反射波形来进行诊断，方法简便而无痛苦，常用于肝、肾、脑、子宫和卵巢等肿瘤的诊断和定位，对鉴别囊性或实性肿块有意义。可以测定胸水、腹水的量、位置，并间接测定脑中线移位情况。目前常用的灰阶超声波检查更为准确，如对肝内直径在 1.0 cm 以上的占位病变，不但容易发现肝实质异常改变，而且可看到肝静脉、肝门静脉和肝外胆道的走向、扭曲、挤压、变形等，有利于早期诊断和定位。超声多普勒（Doppler）法可精确了解肿瘤的血供情况。

（4）放射性核素扫描：是通过口服或注射某些放射性核素，使其积聚于某些特定的脏器或肿瘤内，然后用一定的仪器（闪烁扫描机和 γ 射线照相机等）在体外追踪其分布情况的方法，已成为检查肿瘤的重要手段。常用的放射性核素有[131]I、[198]Au、[99]Tc、[67]Ga 等 10 余种，目前以[99]Tc 应用最广，用[99]Tc 可以标记合成出多种供临床使用的脏器显像剂，能够进行人体大部分脏器的检查。根据检查的器官组织选择放射性核素，有的放射性核素分布于正常组织，肿瘤在扫描图上显示放射性稀疏或"冷区"（囊肿等也显示冷区）；有的放射性核素分布于肿瘤细胞组织内多于正常组织，肿瘤在扫描图上显示放射密集区。临床上常用放射性核素检查甲状腺肿瘤、肝肿瘤、骨肿瘤、脑肿瘤等。

4. 内窥镜检查

内窥镜是一种光学仪器,有金属制和纤维光束两类。由体外经过人体自然腔道送入体内,对体内疾病进行检查,可以直接观察到脏器内腔病变,确定其部位、范围,并可进行照相、活检或刷片,常用于检查鼻、咽、喉、气管、支气管、食管、胃、十二指肠、胆道、胰、直肠结肠、膀胱、肾、阴道、宫颈等部位的肿瘤;还可以检查腹腔和纵隔等。通过内窥镜可取病变部位的组织或细胞行病理形态学检查;或向输尿管、胆总管或胰管插入导管做X线造影检查,并可进行某些治疗,如内镜下胃肠道病灶早期癌黏膜切除术(EMR)及息肉切除术、胃肠道病灶早期癌黏膜下剥离术、超声内镜引导下细针穿刺活检术等,大大地提高了肿瘤的诊断准确率。

5. 病理形态学检查

(1)细胞学检查:是由于肿瘤细胞较正常细胞容易从原位脱落,故可用各种方法取得瘤细胞和组织颗粒,鉴定其性质。例如:脱落细胞学检查常用的有阴道分泌物涂片检查子宫颈癌,用浓集法收集痰、胸水、腹水或冲洗液等的细胞;痰涂片检查肺癌,胸、腹水离心后做涂片检查胸腔或腹腔的原发或转移癌,尿液离心后涂片检查泌尿道肿瘤等。用拉网法收集食管和胃的脱落细胞;用印片法取得表浅的瘤体表面细胞。还可用穿刺法取得比较深处的瘤细胞,进行细胞学检查。但在临床实践中发现有假阳性或阳性率不高的缺点,尚不能完全代替病理组织切片检查。

(2)活体组织检查:从患者身体的病变部位取出小块组织(根据不同情况可采用钳取、切除或穿刺吸取等方法)或手术切除标本制成病理切片,观察细胞和组织的形态结构变化,以确定病变性质,做出病理诊断,称为活体组织检查(biopsy)。活体组织检查是决定肿瘤诊断及病理类型准确性最高的方法,适用于一切用其他方法不能确定性质的肿块,或已怀疑呈恶性变的良性肿瘤。该检查对机体有一定的损伤,可能使恶性肿瘤扩散,因此,需要在术前短期内或手术中施行。

肿瘤组织细胞一般用巴氏染色、苏木素伊红染色法染色,还可用组织化学法,如用甲基绿和吡罗红等染料显示细胞的 DNA 和 RNA,提高辨别肿瘤细胞的准确率。

(3)新开展的检查:20 世纪 90 年代病理检查进入组化、免疫组化、分子生物学及癌基因检查。随着自然科学的迅速发展,新仪器设备和技术应用到医学中来，超微结构病理、分子病理学、免疫病理学、遗传病理学等方法也都应用到病理检查中。

二、肿瘤的分类

机体任何部位的任何组织都会发生肿瘤，肿瘤种类繁多，特性各异，有良性肿瘤和恶性肿瘤，以科学的分类和命名才能了解它长在什么部位、起源于何种组织、是良性肿瘤还是恶性肿瘤，从而进一步分析其特性，为医疗处理提供依据。

1. 按组织起源分类

肿瘤可上皮组织肿瘤、间叶组织肿瘤（结缔组织肿瘤、骨肉组织肿瘤、脉管组织肿瘤、造血组织肿瘤）、神经组织肿瘤、其他类型肿瘤等。

2. 按生长特性分类

肿瘤可分为良性肿瘤与恶性肿瘤两大类。如良性上皮组织肿瘤、恶性上皮组织肿瘤、良性结缔组织肿瘤等。

三、肿瘤的命名

肿瘤的命名原则是依据生长部位、组织起源和生长特性，主要是区分良性肿瘤和恶性肿瘤的名称。

1. 良性肿瘤

良性肿瘤命名方式为"生长部位加起源组织加瘤"。如长在背部的、由脂肪组织长出来的良性肿瘤，称为背部脂肪肿瘤，其他与此类同。

2. 恶性肿瘤

恶性肿瘤主要以癌（Carcinoma）和肉瘤（Sarcoma）来命名。癌是来自上皮组织的恶性肿瘤，根据起源不同命名方式为"生长部位加起源组织加癌"，如皮肤鳞状上皮细胞癌、膀胱移行上皮细胞癌等。其中由黏膜柱状上皮或腺上皮发生的癌，根据其分化程度的高低可分为两型：癌细胞分化较高呈腺体状排列的，称为腺癌，如胃腺癌、直肠腺癌等；癌细胞分化低不做腺体排列的，称为单纯癌。有时癌细胞和起源组织间差别很大，分辨不出究竟来源于哪一种上皮，则称为"未分化癌"。肉瘤是来自间叶组织的恶性肿瘤，根据起源不同命名方式为"生长部位加起源组织加肉瘤"，如背部脂肪肉瘤、胃平滑肌肉瘤、颈淋巴结淋巴肉瘤等。

3. 其他命名

除上述的良性肿瘤、恶性肿瘤一般命名原则和方法外，还有一些特殊的命名，起源于胚胎组织或未成熟组织的恶性瘤，称为母细胞瘤，如肾母细胞瘤。来自神经组织的某些恶性肿瘤称为××母细胞瘤，如神经母细胞瘤。此外，也有少数良性肿瘤以"母细胞瘤"的名称命名，如肌母细胞瘤等。起源于造血细胞组织的一类恶性肿瘤，习惯称为"白血病"，如髓细胞性白血病、淋巴细胞性白血病等。起源于胎盘组织的良性瘤称为葡萄胎；恶性瘤称为绒毛膜上皮癌。还有肿瘤组织一个或两个以上的胚层所分化来的多种组织，称为混合瘤；肿瘤组织由外、中、内三个胚层的异常分化组织，即形成了畸胎瘤，如睾丸畸胎瘤。

第二章　抗肿瘤药物的疗效评价

第一节　肿瘤病灶的种类

一、可测量病灶

临床或影像学可测双径的病灶。

1. 临床检查可测量的病灶

临床检查可测量的病灶如皮肤结节、浅表淋巴灶。

2. 影像学检查可测量的病灶

影像学检查可测量的病灶包括：肺内病灶，X 线胸片至少 ≥10 mm × 10 mm，CT 检查至少 ≥20 mm × 10 mm；肝内病灶，CT 或 B 超测量占位病灶，至少 ≥20 mm × 10 mm。

二、单径可测病灶

单径可测病灶如肺内病灶，可扪及的腹块或软组织肿块，仅可测单个径者。

三、可评价、不可测量病灶

可评价、不可测量病灶为细小病灶无法测径者，如肺内粟粒状或点片状病灶、溶骨性转移病灶。

四、不可评价病灶

不可评价病灶包括：①成骨性病灶；②胸腔、腹腔和心包腔积液；③曾经放射过的病灶且无进展者，为不可评价病灶，但原放射野内如出现新病灶，则可认为是可测量或可评价病灶，然而不得作为唯一可测的病灶；④皮肤或肺内的癌性淋巴管炎。

第二节　肿瘤治疗效果测量指标

在使用抗肿瘤药单药或联合化疗方案治疗后，须予以疗效评价，以评估它们在治疗中的价值。为了便于国际和地区间的交流，应该使用统一的疗效评价标准，目前在国内外，均采用世界卫生组织（WHO）制定的疗效评价标准，现介绍如下。

一、WHO 疗效测量指标

（一）可测量病灶

1. 完全缓解（complete remission，CR）

所有可测病灶完全消失，而且病灶完全消失至少维持4周后复测证实者（以下简称至少4周后复测证实或至少维持4周以上），才能评定为CR。

2. 部分缓解（partial remission，PR）

双径可测病灶，各病灶最大两垂直径之乘积总和减少50%以上，并在至少4周后复测证实。单径可测病灶，各病灶最大径之和减少50%以上，并在至少4周后复测证实。在多病灶时，PR的标准以上述"总和"的消退为标准，并不要求所有病灶均缩小50%。然而任何病灶不得增大，也不得出现新病灶，否则不能评为PR。一系列测量所依据的影像学记录或照片，必须保留以备复核。

3. 无变化（no change，NC）或稳定（stable disease，SD）

双径可测病灶，各病灶最大垂直径之乘积总和增大未超过25%，或缩小不足50%，并在至少4周后复测证实；单径可测病灶，各病灶直径的总和增大不超过25%，或缩小不足50%，并在至少4周后复测证实。然而必须无新病灶出现，并至少经2个周期（6周）治疗，才能评定为NC。

4. 进展（progression，PD）

至少有1个病灶，双径乘积或在单径可测病灶时单径增大25%以上，或出现新病灶。新出现胸、腹水，且癌细胞阳性，也评定为 PD，新出现病理性骨折或骨质压缩，不一定评为 PD。必须经 6 周以上治疗才能评为 PD，如在 6 周内出现病情进展，则称为早期进展（early progression）。脑转移的出现，如新出现脑转移，即使其他部位病灶有所消失，也应认为系肿瘤进展，但医生也可根据其他病灶有效而继续用药。

此外，在疗效评价标准中，还有报道将稳定（SD）再分为好转或微效（minimal remission，MR）和无变化（NC），其评价标准如下。①好转或微效：肿瘤病灶的两径乘积减少不足 50% 或增大不超过 25%，无新病灶出现，维持 4 周以上。②无变化（NC）：肿瘤病灶的两径乘积减少不足 25% 或增大不超过 25%，无新病灶出现，维持 4 周以上。

（二）可评价、不可测量病灶

（1）CR：所有可见病灶完全消失，并至少维持 4 周以上。

（2）PR：肿瘤总量估计（estimate）减少 50% 以上，并维持 4 周以上。

（3）NC：至少经 2 个周期（6 周）治疗后，病灶无明显变化，包括病灶稳定，估计肿瘤减少 <50% 或估计肿瘤增加 <25%。

（4）PD：出现新病灶，或原有病灶估计增加 > 25%。

（三）溶骨性或成骨性病灶

溶骨性或成骨性病灶也属于可评价、不可测量病灶。

（1）CR：溶骨性病灶消失，骨扫描恢复正常，至少维持 4 周以上。

（2）PR：溶骨性病灶部分缩小、钙化，或成骨性病灶密度降低，至少维持 4 周以上。

（3）NC：病灶无明显变化，因溶骨性病灶改变缓慢，故至少在治疗开始后 8 周以上方可评定为 NC。

（4）PD：经 X 线、CT、MRI 或骨扫描发现新病灶，或原有骨病灶明显增大，但出现骨压缩、病理性骨折或骨质愈合，不作为疗效评定的唯一依据。

（四）不可评价病灶

（1）CR：所有可见病灶完全消失，持续 4 周以上，而成骨性病灶，骨显像亦须恢复正常，并不少于 4 周。

（2）NC：病灶无明显变化，至少持续 4 周，而成骨性病灶无变化须持续 8 周以上，包括病灶稳定，估计病灶减少 <50% 或增加 <25%。

（3）PD：出现任何新病灶，或拥有病灶估计增加 25% 以上而腔内积液时，如不伴有其他进展病灶，只是单纯积液增多，则不能评价为 PD。

二、RECIST 评价标准

实体瘤的疗效评价标准（RECIST 1.0）（ Response Evaluation Criteria in Solid Tumors，RECIST ）。

（一）基本概念

只有那些在基准状态下有可测量病灶的肿瘤患者，才可以被选择进入试验，这些患者的肿瘤治疗疗效，作为临床试验的主要研究目的。

1. 可测量病灶

至少在一个径线上可以精确测量的病灶（记录为最大直径）。常规检测条件下肿瘤最大径应大于 20 mm，螺旋 CT 检测时肿瘤最大径应大于 10 mm。

2. 不可测量病灶

其他病变，包括小病灶（常规检测条件下最大径小于 20 mm，或螺旋 CT 检测时最大径小于 10 mm）和真正不可测量病灶。

3. 真正不能测量的病灶

真正不能测量的病灶包括以下情况：骨骼病变、软脑膜病变、腹水、胸腔/心包腔积液、炎性乳癌、皮肤/肺淋巴管炎、未被证实或不能被影像学随访的腹部包块、囊性病变。所有的测量数据使用标尺或卡尺测量并记录，记录结果用公制米制表示。所有的基准测量，都应该尽可能在接近治疗开始前完成，绝对不允许在早于治疗开始前 4 周完成。

4. 靶病灶

如果一个器官内可测量病灶加起来多达 5 个，或全身共有 10 个（要求描述累及器官），所有这些可测量病灶均应视为靶病灶（最新版要求最多 5 个可测量病灶），并在基线状态进行测量和记录。靶病灶的选择要根据病灶大小（有可测量的最大径）、病灶是否适合准确的重复测定（临床或影像学）。

5. 非靶病灶

所有其他病灶（或病变部位）视为非靶病灶，并在基线状态时记录，但不要求对这些病变进行测量，只需在随访全过程记录它们是存在或是消失。

（二）具体测量方法和手段

对于每一个确定的报告的病灶，基线状态和随访时均应采取同样的测量技术和评估方法。如果影像学方法和临床检查同时用来评价，前者优于后者。

1. 临床检查

只有当病灶位于表浅部位时（皮肤结节和可摸到的淋巴结），临床检测到的病变才能认为是可测量的。对皮肤病灶而言，推荐使用彩色照片来记录存档，照片中应有比例尺用来测量病灶大小。

2. X 线胸片

X 线胸片显示的位于肺实质中、边界清楚的病灶可以被接受为可测量的病变。

3. CT 和 MRI

CT 和 MRI 是目前用来作为靶病灶疗效评估最可靠，而且重复性最好的方法，常规 CT 和 MRI 以层厚 10 mm 连续扫描的方式完成，螺旋 CT 可以用层厚 5 mm 连续重建模式完成。

（1）CT：原则是最小的病灶不应该小于 2 倍的扫描层厚。除非有过敏等禁忌证，一般应给予静脉对比增强，以区别血管和软组织与邻近肿瘤组织。每次必须在相同的窗位进行病灶测量。提倡使用螺旋 CT 机。

（2）MRI：病灶的基准测量，以及随后的测量必须在相同的解剖影像平面上，尽可能使用同一机器进行扫描。

4. 超声

当做出客观疗效评价，并以此作为某一临床试验的主要研究指标时，对临床上不容易摸到的病灶，超声不能用来作为评价手段。对于表浅淋巴结、皮下病灶、甲状腺结节，超声可以作为可供选择的手段。对临床判断表浅病灶完全消失的患者，可用超声来证实。不能用超声作为肿瘤病灶客观疗效的评价。

5. 细胞学和组织学

在少部分病例中，细胞学和组织学技术，可以用来区分部分缓解和完全缓解（例如，在精原细胞肿瘤中，用来区分治疗后残存的良性病变和恶性病变）。当可测量病变达到有效或稳定的标准时，在治疗过程中出现的及恶化的任何渗出液，需要细胞学证实其肿瘤性质（因为渗出既可以是治疗的不良反应，也可以是病变进展）。当有助于肿瘤客观疗效评价的技术被证实有效时，它们将被接纳到目前的标准中来。在整个临床研究中必须使用相同的测量模式，对其进行肿瘤的测量，也必须使用相同的影像学检查模式进行临床随诊。

（三）肿瘤治疗疗效评价

1. 基线状态评价

（1）肿瘤总负荷和可测量疾病的评估：为了评价客观疗效，对基线状态的肿瘤总负荷进行评估，以便与后来测量结果进行比较。只有在基线状态有可测量病变的患者才能进入该研究方案。

（2）如果可测量病变只有一个孤立病灶，它必须有细胞学/组织学证实。靶和非靶病灶的基线状态记录，计算所有靶病灶的最长径之和，并称之为基线状态的最长径之和。基线状态的最长径之和，作为评价肿瘤治疗疗效最主要的基础指标。

2. 疗效标准

（1）靶病灶的评价。测量所有靶病灶的最长径，并计算所有靶病灶的最长径之和，与基线状态的最长径之和相比，肿瘤客观疗效评价标准如下：

完全缓解（CR）——所有靶病灶消失。

部分缓解（PR）——靶病灶最长径之和与基线状态比较，至少减少30%。

病变进展（PD）——靶病灶最长径之和与治疗开始之后所记录到的最小的靶病灶最长径之和比较，增加20%，或者出现一个或多个新病灶。

病变稳定（SD）——介于部分缓解和疾病进展之间。

（2）非靶病灶的评价。非靶病灶的评价标准：

完全缓解（CR）——所有非靶病灶消失和肿瘤标志物恢复正常。

未完全缓解/稳定（IR/SD）——存在一个或多个非靶病灶和（或）肿瘤标志物持续高于正常值。

疾病进展（PD）——出现一个或多个新病灶和（或）已有的非靶病灶明确进展。

注：尽管只有非靶病灶明确进展的情况并不多见，在这种情况下，主管医生的意见是很重要的，而且，疾病进展的状态随后应由专家组（或课题负责人）确认。

（3）最佳总疗效的评价。最佳总疗效，是指从治疗开始到疾病进展或复发之间所测量到的最小值。通常，患者最好疗效的分类由病灶测量和确认组成。

CR——完全缓解。

PR——部分缓解。

IR——未完全缓解（incomplete response）。

SD——疾病稳定。

PD——疾病进展。

注：患者在全身健康状况恶化需要中断治疗，但没有明确证据表明疾病进展时，应该归类为"症状性恶化"，即使在中断治疗后，也应该尽最大努力，记录客观的疾病进展情况。

早期进展、早期死亡和不可避免事件的条件因试验而异，应该在每一个方案中有明确的规定（依赖于治疗时间和治疗周期）。

在难以区分残存肿瘤和正常组织的情况下，评价为完全缓解时，建议在确认完全缓解前，对可疑残存病灶进行细针抽吸活检来证实。

3. 肿瘤再评价的频率

肿瘤再评价的频率在治疗中因方案而异，应该采取与治疗时间表相匹配的模式，但是，在前后连贯的Ⅱ期临床试验中，当治疗带来的好处不明了时，每隔6~8周随访一次比较合理，或者通常为治疗时间的2倍，但没有严格的界定。

4. 测量的确认／疗效的持续时间

（1）确认。在临床试验中，对客观疗效进行确认的主要目的，是避免高估有效率。这在客观疗效作为主要观察指标，在非随机对照试验中尤为重要。在这种情况下，要把患者归类为部分缓解或完全缓解，必须在肿瘤首次达到标准后不少于4周的时间内重新测定并得到证实。所以疗效的最终评价应包括疗效评价加治疗结束4周后的确认。

（2）总疗效的持续时间。总疗效持续时间，是指从测量数值达到部分或完全缓解标准，到明确地记录到第一次复发，疾病进展时的时间间隔。

总的完全缓解时间，是指从测量数值第一次达到完全缓解标准，到明确地记录到第一次复发时的时间间隔。

（3）疾病稳定的持续时间。疾病稳定的持续时间，是指从治疗开始到疾病进展时的时间间隔。

临床相关的疾病稳定持续时间，会因肿瘤的类型和分级不同而不同。因此，我们十分推荐在研究方案中，规定评价疾病稳定持续时间的最小时间间隔。这个时间间隔，应该考虑疾病稳定状态，给所研究的人群带来的预期的临床好处。

5. 疗效复阅

在以有效率为主要观察指标的临床试验中，强烈建议在研究完成时，由本研究组以外的专家或专家组，对所有的疗效进行复阅。最好同时复阅患者档案和影像学资料。

6. 结果报告

所有进入研究的患者，即使是违背主要治疗方案，以及不符合条件而退出研究的患者，都应该进行疗效评价。每一个患者均可归入以下分类中的一类：①完全缓解；②部分缓解；③疾病稳定；④疾病进展；⑤因肿瘤致早期死亡；⑥因治疗毒性致早期死亡；⑦其他原因致早期死亡；⑧无法分类（不能评价或资料不完整）。（注：因为分类⑧是一个人为的定义，在一个临床资料库中，通常要指定任何类型数据的无法分类状态。）

所有符合入选条件的患者，都应该包括在有效率的主要分析中。归入④～⑧类的患者视为治疗无效。因此，不正确的治疗计划和给药途径，不会导致患者被排斥在有效率的分析之外。④～⑧类的精确定义因研究方案而异。所有的结论都应该建立在合格患者的基础上。

在排除那些违背主要治疗方案的患者（如其他原因致早期死亡，早期中断治疗，未完成主要治疗等）后，可以对亚组患者进行分析。但是，不能从亚组分析中得出关于治疗效果的结论，而且必须明确报告把患者排除在分析之外的原因。要求提供95%的可信区间。

实体瘤疗效标准（RECIST）自2000年首次出版以来，广泛应用于抗肿瘤药物临床试验研究的疗效评价。*European Journal of Cancer*（欧洲肿瘤大会的官方杂志）公布了 RECIST 的最新修订版，用以解决自 2000 年来，临床试验疗效评价中出现的新问题。修订版主要更新如下：

（1）评价病灶数目从最多 10 个减少到最多 5 个，每个器官病灶从最多 5 个减少到最多 2 个。

（2）对以客观缓解作为主要终点的试验，确定缓解是必要的，但对随机试验是不必要的。

（3）对疾病进展的定义：包括原发灶增大 20% 及病灶 5 mm 的绝对增大。

（4）有效评价受累淋巴结的指南更新。

（5）影像学检查指南更新，包括影像学在发现新病灶中的应用，以及 PET 结果的解读。

第三节　远期疗效指标

肿瘤化疗的疗效评价包括近期疗效、缓解期和生存期。近期疗效分为完全缓解（CR）、部分缓解（PR）、好转或微效（MR）、无变化（NC）或稳定（SD）和进展（PD）。有效病例数（CR＋PR）/可评价病例数 ×100%＝有效率或缓解率（RR），按 CR＋PR 病例计算有效率，而 MR＋NC 或 SD＋PD 病例为无效病例。

一、缓解期

自出现达 PR 疗效之日起，至肿瘤复发不足 PR 标准之日为止的时间为缓解期，一般以月计算，亦有以周或日计算的。将各个缓解病例的缓解时间（月）列出，由小到大排列，取其中间数值（月）即为中位缓解期，或按统计学计算出中位数。

二、生存期

从化疗开始之日起，至死亡或末次随诊之日为止的时间，为生存期或生存时间，一般以月或年计算，中位生存期的计算方法，与中位缓解期的计算方法相同。

三、生存率

年生存率 = 生存 5 年以上的病例数/随诊 5 年以上的总病例数 ×100%。

第四节　患者生活质量的评价

治疗后患者的生活质量如何，近年来受到了极大重视。对早期病例，治疗目的不仅要提高生存率和治愈率，而且要提高生活质量。对晚期病例，在延长生存期的同时，提高生活质量也非常重要。生活质量通常以一般状况评分（performance status，简称为 PS）或体能评分来表达，常用的评分方法和标准如下。

一、卡氏评分（Karnofsky 评分，KPS 评分）

100 分——能进行正常活动，无症状和体征。

90 分——能进行正常活动，有轻微症状和体征。

80 分——勉强可进行正常活动，有一些症状和体征。

70 分——生活可自理，但不能维持正常生活或工作。

60 分——有时需人帮助，大多数时间可自理。

50 分——常需人照料。

40 分——生活不能自理，需特殊照顾。

30 分——生活严重不能自理。

20 分——病重，需住院积极支持治疗。

10 分——病危，临近死亡。

0 分——死亡。

二、Zubrod－ECOG－WHO 评分（简称为 ZPS 评分或 ECOG 评分）

0 分——能正常活动。

1 分——有症状，但几乎可完全正常活动。

2 分——有时卧床，但白天卧床时间不超过 50%。

3 分——需要卧床，白天卧床时间不超过 50%。

4 分——卧床不起。

5 分——死亡。

三、肿瘤患者生活质量评分

肿瘤患者生活质量是近年来很受重视的问题，我国于 1990 年参考国外的指标制订了一个草案，其标准如下（圆圈内为得分）：

A. 食欲：①几乎不能进食；②食量＜正常的1/2；③食量为正常的1/4；④食量略少；⑤食量正常。

B. 精神：①很差；②较差；③有影响，但时好时坏；④尚好；⑤正常，与病前相同。

C. 睡眠：①难入睡；②睡眠很差；③睡眠差；④睡眠略差；⑤大致正常。

D. 疲乏：①经常疲乏；②自觉无力；③轻度乏力；④有时轻度乏力；⑤无疲乏感。

E. 疼痛：①剧烈疼痛伴被动体位或疼痛时间超过 6 个月；②重度疼痛；③中度疼痛；④轻度疼痛；⑤无痛。

F. 家庭理解与配合：①完全不理解；②差；③一般；④家庭理解及照顾较好；⑤好。

G. 同事的理解与配合（包括领导）：①全不理解，无人照顾；②差；③一般；④少数人理解关照；⑤多数人理解关照。

H. 自身对癌症的认识：①失望，全不配合；②不安，勉强配合；③不安，配合一般；④不安，但能较好配合；⑤乐观，有信心。

I. 对治疗的态度：①对治疗不抱希望；②对治疗半信半疑；③希望看到疗效，又怕有副作用；④希望看到疗效，尚能配合；⑤有信心，积极配合。

J. 日常生活：①卧床；②能活动，多半时间需卧床；③能活动，有时卧床；④正常活动，不能工作；⑤正常活动、工作。

K. 治疗的副作用：①严重影响日常生活；②影响日常生活；③经对症治疗后可以不影响日常生活；④未对症治疗基本不影响日常生活；⑤不影响日常生活。

L. 面部表情：分①～⑤等级。

目前试用的生活质量分级：生活质量满分为 60 分，良好的为 51～60 分，较好的为 41～50 分，一般为 31～40 分，差的为 21～30 分，生活质量极差的 <20 分。

第三章　抗肿瘤药物临床应用

第一节　抗肿瘤药物的分类

抗肿瘤药物是对病原微生物、寄生虫、某些自身免疫性疾病、恶性肿瘤所致疾病的治疗药物。抗肿瘤药物能作用在肿瘤细胞生长繁殖的不同环节上，抑制或杀死肿瘤细胞。抗肿瘤药物治疗是目前治疗肿瘤的主要手段之一。

一、按刺激性分类

1. 常用发疱剂

常用发疱剂有盖诺（NVB）、阿霉素（ADM）、表阿霉素（EPI）、吡柔比星（THP）、长春新碱（VCR），外渗可引起局部组织坏死。

2. 常用刺激剂

常用刺激剂有足叶乙苷（VP‑16）、卫猛（VM‑26），外渗可引起局部疼痛。

3. 常用非发疱剂

常用非发疱剂有环磷酰胺（CTX）、甲氨蝶呤（MTX）、博来霉素（BLM）、氟尿嘧啶（5‑FU）、阿糖胞苷（Ara‑C）、顺铂（DDP）、卡铂（CBP）、异环磷酰胺（IFO）、草酸铂（L‑OHP）、氟尿嘧啶脱氧核苷（FUDR），外渗不引起局部坏死、疼痛。

二、根据药物对细胞增殖周期作用的特点分类

1. 细胞周期特异性药物

细胞周期特异性药物仅作用于细胞周期中某一时相的细胞，其特点为作用弱且疗效缓慢，用药达到一定剂量后，再增加剂量也不能增加疗效，多采

用缓慢静脉注射或肌内注射给药。

（1）M 期特异性药物：

1）长春花生物碱：长春新碱（VCR）、长春碱（VLB）、长春地辛（VDS）、长春瑞滨（NVB）。

2）喜树碱类：伊立替康（CPT－11）、拓扑替康（TPT）、10－羟基喜树碱（10－OHCPT）。

3）紫杉类：紫杉醇（PTX）、多西紫杉醇（TXT）、紫杉醇脂质体。

（2）G1 期特异性药物：门冬酰胺酶（ASP）、肾上腺皮质类固醇。

（3）G2 期特异性药物：博来霉素（BLM）、平阳霉素（PYM）。

（4）S 期特异性药物：阿糖胞苷（Ara－c）、双氟胞苷（GEM）、氟尿嘧啶（5－FU）、替加氟（FT－207）、甲氨蝶呤（MTX）、硫鸟嘌呤（6－TG）、羟基脲（HV）、健择（GEM）、泼尼松（PDN）。

2. 细胞周期非特异性药物

细胞周期非特异性药物主要作用于增殖细胞群的各期细胞，其特点为作用快而强，药物对肿瘤细胞的杀伤随剂量增加而增强，故多采用间歇大剂量给药。

（1）抗肿瘤抗生素：放线菌素 D（ACTD）、阿霉素（ADM）、表阿霉素（EPI）、柔红霉素（DNR）、丝裂霉素（MMC）。

（2）亚硝脲类：司莫司汀（Me－CCNU）、卡莫司汀（BCNU）、洛莫司汀（CCNU）。

（3）烷化剂：白消安（BUS）、苯丁酸氮芥（CLB）、环磷酰胺（CTX）、异环磷酰胺（IFO）、苯丙氨酸氮芥（L－PAM）、氮芥（HN₂）。

（4）杂类：达卡巴嗪（DTIC）、顺铂（DDP）、卡铂（CBP）、草酸铂（L－OHP）。

三、根据疗效机制分类

（1）直接作用于肿瘤细胞本身的药物。

（2）通过增强机体的免疫功能或内分泌系统等间接起效药物，如扶正中药、免疫刺激剂、激素等。

四、根据药物的作用机制分类

（1）影响核酸（RNA/DNA）生物合成的药物，作用于 S 期。

（2）直接破坏 DNA 并阻止其复制的药物，如烷化剂、丝裂霉素、博来霉素。

（3）干扰转录过程阻止 RNA 合成的药物，如放线菌素 D、多柔比星、柔红霉素等。

（4）影响蛋白质合成的药物，如长春碱类和鬼臼毒素、三尖杉酯碱（干扰核糖体功能）、L–门冬酰胺酶（干扰氨基酸供应）。

（5）影响激素平衡发挥作用的药物，如肾上腺皮质激素、雄激素、雌激素。

五、传统的分类方法

根据药物的来源和化学结构分类，对临床合理用药有很大的指导意义，但较烦琐，为了方便起见，目前一般将细胞周期非特异性药物，以及时相非特异性药物两类药物，合称细胞周期非特异性药物，包括传统分类中的多数烷化剂及抗生素；而将第三类药物称为细胞周期特异性药物，包括传统分类中的大部分抗代谢类和植物碱类。

1. 烷化剂

烷化剂直接作用于 DNA 上，防止癌细胞再生。此类药物对慢性白血病、恶性淋巴瘤、何杰金氏病、多发性骨髓瘤、肺癌、乳腺癌和卵巢癌具有疗效。

2. 抗代谢药

抗代谢药干扰 DNA 和 RNA 的合成，用于治疗慢性白血病、乳腺癌、卵巢癌、胃癌和结直肠癌。

3. 抗肿瘤抗生素

抗肿瘤抗生素通过抑制酶的作用、有丝分裂或改变细胞膜来干扰 DNA。抗肿瘤抗生素为细胞周期非特异性药物，广泛用于对癌症的治疗。

4. 植物类抗癌药

植物类抗癌药都是植物碱和天然产品，它们可以抑制有丝分裂或酶的作用，从而防止细胞再生必需的蛋白质合成。植物类抗癌药常与其他抗癌药合用于多种癌瘤的治疗。

5. 激素

皮质类固醇激素用于治疗淋巴瘤、白血病和多发性骨髓瘤等癌症。当激素用于杀死癌细胞或减缓癌细胞生长时,可以把它们看成抗肿瘤药物。性激素用于减缓乳腺癌、前列腺癌和子宫内膜癌的生长。它包括雌激素、抗雌激素、黄体酮和雄性激素。性激素的作用方式不同于细胞毒素药物,属于特殊的化疗范畴。

6. 免疫制剂

免疫制剂可以刺激癌症患者的免疫系统,更有效地识别和攻击癌细胞,它们属于特殊的化疗范畴。

第二节　抗肿瘤药物给药途径及方法

一、口服给药

口服药物相对毒副作用小,给药方便,患者容易接受。口服药物需装入胶囊内或制成肠溶性制剂,以避免对胃黏膜的刺激,防止药物被胃破坏。常用的口服抗肿瘤药物有卡培他滨等。

二、肌内注射

肌内注射给药,吸收快,适用于不能口服的患者,可以避免静脉炎,但是只有无局部刺激的药物才能使用该途径,选择长针头做深部肌内注射,且经常更换注射部位以避免产生硬结,以利于药液吸收,如博来霉素、丙酸睾酮(丙酸睾酮为油类制剂,吸收差,应制订计划、轮换部位和注射点注射)等。

三、静脉给药

静脉给药是目前大多数抗肿瘤药物的主要给药途径,吸收快且较完全,但有局部刺激作用,应尽量避免静脉炎和药物漏于血管外引起组织溃烂、坏死;由于肿瘤患者用药时间长,护士在选择血管时应注意要从远端开始,左右上下肢交替使用。必须熟练地掌握静脉穿刺技术,谨防某些药物渗至血管外,导致局部组织坏死,甚至肢体残废。

1. 静脉推注法（静推）

静脉推注法是临床应用很广泛的方法。药物直接进入血管，剂量准确。用于刺激性小的药物。采用双针头法，药液稀释排气后更换小针头，不再排气。注药时要确保针头在血管内，必要时抽回血检查。注射完毕，抽少量回血并保持注射器内有一定的负压再拔针。压迫针眼1~2 min。

2. 静脉冲入法（静冲）

使用某些抗肿瘤药物时，常要求在2~3 min迅速到达体内。用药前先输入葡萄糖或生理盐水冲管后，将抗肿瘤药物由滴管内注入，2~3 min后，再恢复原滴速。如丝裂霉素、长春新碱等药物常采用此法。

静脉冲入法也用于强刺激性药，如氮芥。方法如下：先输入葡萄糖液，待滴注通畅后再稀释药液，排气后更换小针头，夹住莫菲滴管上端输液器，用碘酒、酒精消毒莫菲滴管加药处，穿刺注入药液后，立即用葡萄糖冲管，待2~3 min后，再恢复至原滴速。因氮芥的作用时间只有5~8 min，随即氧化失效，且增加其刺激性，所以溶药后必须于2~3 min将药液注入。若同时冲入两种药物，要防止两药相混，一般间隔30~40 min。

3. 静脉点滴法（静滴）

静脉点滴法用于抗代谢药，通过干扰体内正常代谢，阻碍DNA的合成。因此，需将药液稀释后加入输液瓶中静脉点滴注入。一般用时4~8 h。须按医嘱准确掌握点滴速度，其计算公式如下：

$$每分钟滴数 = \frac{液体总量（mL）\times 点滴系数}{输液时间（min）}$$

对需较长时间注药，或晚期肿瘤患者静脉穿刺困难者，可采用静脉留置针的方法，或通过中心静脉给药。应用发疱性药物的注意事项：

（1）在通过莫菲滴管注射发疱性药物前，应抽回血来证实静脉是否通畅，每给2 mL左右液体应抽回血一次，并反复询问患者有无不适感。

（2）需要用多种药物时，应先注入非发疱性药物，如果均为发疱性，应先注入稀释量最小的那一种。两次给药之间用恰当的溶媒冲洗管道。

4. 中心静脉置管给药

对刺激性较大的药物如长春瑞滨等，采用中心静脉导管。中心静脉导管每次输液前后，用10 mL以上的注射器抽取生理盐水10~20 mL以脉冲方式进行冲管，正压封管。

5. 电子化疗泵持续静脉给药法

电子化疗泵是一种轻便、可以随身携带的输注装置，可用于持续输注抗肿瘤药物。由于药物剂量大、浓度高，对外周静脉的刺激性大，一般选用中心静脉导管。

四、动脉给药

动脉给药适用于某些晚期不宜手术或复发而局限的肿瘤。直接将药物注入供肿瘤血液的动脉，可提高抗肿瘤药物局部浓度，而且可以减轻全身毒性反应。动脉内给药要求保持导管通畅，预防气栓、血栓、缺血性坏死或感染。

（一）经肝动脉、颈动脉及股动脉插管注入抗肿瘤药物

1. 常用插管部位
（1）由甲状腺上动脉或颞前动脉插入颈外动脉。
（2）由胃网膜右动脉插入肝动脉。
（3）由股动脉插入髂外动脉或髂总动脉分叉处。
（4）经皮由肱动脉或股动脉插管，到达需要的动脉。

2. 护理措施
（1）保持导管通畅，防止堵管：
1）利用重力进行滴注时，输液瓶的高度应高于动脉压。注意不可降低压力。
2）保持持续均匀滴注，勿过缓，勿使输液管曲折或受压而停止滴注。
3）输液装置各部分需紧密连接，并经常检查包扎导管的纱布有无渗液或出血。
4）每日冲管 1～2 次，如发现堵管，可注入 1∶1 000 生理盐水肝素，关闭三通管 24 h 后，用 1 mL 注射器回抽，可使导管通畅。
（2）防止气栓、血栓：
1）每次冲管和滴注时须将空气排尽，边推边关闭三通管。
2）使用动脉泵时须严格执行操作规程，防止输液瓶流空。
3）每次冲管要先回抽注射器，以防血栓脱落，切忌盲目冲入液体。
（3）防止脱管：严密包扎、妥善固定、避免牵拉导管。经常检查导管的长度，以便早期发现脱管。

（4）预防感染：认真执行无菌技术，穿刺部位应严格按照标准进行消毒，更换敷料。防止导管相关性感染的发生。

（5）注意观察肢端血运：下肢插管时，经常检查足背动脉有无减弱或消失，肤色有无苍白及皮肤温度降低等情况，防止发生缺血性坏死。

（二）直接动脉注射

恶性肿瘤脑转移，直接颈动脉穿刺注入抗肿瘤药物。下肢恶性软组织肿瘤经股动脉穿刺给药。对手术中不能切除的恶性肿瘤如肝癌，可经暴露的肝动脉直接注入抗肿瘤药物。

五、腔内注射

腔内注射即胸腔、腹腔和心包腔内注入化疗药物，主要用于癌性胸水、腹水、心包积液、膀胱癌等，可加强对局部肿瘤的控制，减轻全身性毒性。化疗药物应为可重复使用、局部刺激较小、抗肿瘤活性好的药物，如顺铂、丝裂霉素等。每次注药前抽尽腔内积液，注药后注意观察患者的反应，根据病变位置的需要及时更换患者的体位，一般是注药后 2 h 内，每 15 min 协助患者更换体位，使药液充分扩散在病变部位。

六、肿瘤内注射

将抗肿瘤药物直接注射到瘤体内或膀胱内灌注，如膀胱癌患者，临床上常使用喜树碱，膀胱镜下做膀胱肿瘤内注射。

七、鞘内给药

鞘内化疗的药物可通过腰椎穿刺给药，主要用于治疗和预防白血病、淋巴瘤的脑脊膜侵犯。其特点为药物分布均匀，有效浓度高，复发率低。鞘内注药后应使患者去枕平卧 6 h，可明显改善药物分布，如甲氨蝶呤、阿糖胞苷、环胞苷等。

第三节　联合化疗用药顺序

一、联合化疗

（一）联合化疗一

生长快的肿瘤：处于增殖期的细胞较多。

先用周期特异性药物，大量杀灭处于增殖周期的细胞，随后用周期非特异性药物杀灭残存的肿瘤细胞，如绒毛膜癌、白血病。

（二）联合化疗二

生长慢的肿瘤：处于增殖期的细胞较少，G0 期细胞较多。

先用大剂量周期非特异性药物，杀灭增殖期及部分 G0 期细胞，驱动 G0 期细胞进入增殖周期，再用周期特异性药物杀灭，如多种实体瘤。

（三）联合化疗三

同步化：先用周期特异性药物将肿瘤细胞阻滞于某时相，再用作用于相应时相的药物大量杀灭。

二、用药顺序

（一）DDP 与 5 - FU

1. DDP
（1）与 DNA 分子形成交叉联结，直接破坏其结构和功能。
（2）分布半衰期 25 ~ 49 min，消除半衰期 58 ~ 73 h。

2. 5 - FU
（1）胸苷酸合成酶抑制剂，干扰核酸合成。
（2）在肝脏代谢，半衰期 0.5 h。

3. 联用顺序

先用顺铂静脉滴注（周期非特异性），再用 5 - FU 维持（周期特异性）。

4. 临床应用

PF 方案。

（二）MMC 与 5 - FU

1. MMC

（1）直接破坏 DNA 结构和功能，类似烷化剂。

（2）血浆半衰期 17 min。

（3）经肝脏代谢。

2. 联用顺序

先用 MMC（周期非特异性），再用 5 - FU（周期特异性）。

3. 临床应用

FAM 方案。

（三）CTX 与 MTX

1. CTX

（1）烷化剂，直接破坏 DNA 结构和功能。

（2）血浆半衰期 4～6.5 h。

（3）经肾脏排泄。

2. MTX

（1）叶酸类似物，竞争性抑制二氢叶酸还原酶。

（2）血浆消失曲线呈三相，半衰期分别为 0.75 h、3.5 h 及 2.7 h。

（3）以原形随尿排泄。

3. 联用顺序

先用 CTX（周期非特异性），9 d 后再用 MTX（周期特异性）。

4. 临床应用

CMF 方案。

（四） MTX 与 5 – FU

1. 联用顺序

序贯抑制，先用 MTX，6 h 后再用 5 – FU。

2. 临床应用

CMF 方案。

（五） VCR 与 MTX

1. VCR

（1） 抑制微管蛋白聚合，影响纺锤体形成。

（2） 分布半衰期 <5 min，消除半衰期 50～155 min，末梢消除半衰期 85 h。

（3） 随胆汁排泄。

2. 联用顺序

VCR 减低 MTX 从细胞内渗出而提高细胞内浓度，先用 VCR，再用 MTX。

（六） VCR 与 CTX

1. VCR

使细胞停滞在 M 期，6～8 h 后同步进入 G1 期。

2. CTX

对 G1 期细胞杀伤作用最强。

3. 联用顺序

先用 VCR，6～8 h 后再用 CTX。

4. 临床应用

CHOP 方案。

（七） 紫杉醇与顺铂

1. 紫杉醇

（1） 特异性结合微管蛋白使之稳定，干扰微管网的正常重组。

（2） 主要在肝脏代谢，随胆汁排泄。

2. 联用顺序

顺铂对细胞色素 P450 酶有调节作用，使紫杉醇的清除率降低 30%。先用紫杉醇再用顺铂。

3. 临床应用

TP 方案。

（八）紫杉醇与 ADM

1. ADM

（1）嵌入 DNA 相邻碱基对之间，阻碍 DNA 及 RNA 的合成。

（2）三相半衰期分别为 0.5 h、3 h 及 40 h。

（3）主要在肝脏代谢。

2. 联用顺序

紫杉醇与 ADM 通过共同途径代谢，相互竞争代谢途径。紫杉醇之后用 ADM 会增加其心脏毒性。先用 ADM 再用紫杉醇。

3. 临床应用

ATC 方案。

（九）CF 与 5 – FU

联用顺序

先用 CF，再用 5 – FU。

（十）放疗与希美纳

1. 放疗

直接或间接损伤细胞 DNA。

2. 希美纳

放疗增敏剂，将射线对乏氧肿瘤细胞 DNA 的损伤固定，增强乏氧细胞敏感性。

3. 联用顺序

$800 \ mg/m^2$ 溶于生理盐水 100 mL，30 min 内滴完，隔日 1 次，每周 3 次给药后 1 h 内行放疗。

（十一）放疗与紫杉醇

1. 紫杉醇

特异性作用于 M 期细胞，细胞周期停滞于 G2/M 期。

2. 放疗

G2/M 期细胞最敏感。

3. 联用顺序

先用紫杉醇，48 h 后行放疗。

（十二）放疗与 5 - FU

1. 放疗

引起 DNA 断裂，大部分修复，少数严重损伤导致细胞死亡。

2. 5 - FU

周期特异性药物，干扰 DNA 合成，抑制放射性损伤的修复。

3. 联用顺序

先放疗，再用 5 - FU。

（十三）放疗与顺铂

1. 顺铂

放疗增敏作用，增加自由基形成，抑制损伤修复。

2. 联用顺序

先用顺铂，再放疗。

3. 放疗 + PF 同步化疗

先用顺铂，再放疗，再用 5 - FU。

（十四）放疗与阿米福汀

1. 阿米福汀

放疗防护剂。清除自由基，减少放射性损伤。在正常组织，以及肿瘤组织分布存在差异，迅速进入正常组织，而进入肿瘤组织很慢。

2. 联用顺序

$200 \sim 300 \ mg/m^2$ 溶于生理盐水 50 mL，放疗开始前 30 min 滴注，15 min 滴完。

三、用药顺序总结

（一）总结一

先用顺铂，再用 5 - FU。

先用 MMC，再用 5 - FU。

先用 CTX，9 d 后再用 MTX。

先用 MTX，6 h 后再用 5 - FU。

先用 VCR，再用 MTX。

先用 VCR，6 ~ 8 h 后再用 CTX。

先用紫杉醇，再用顺铂。

先用 ADM，再用紫杉醇。

先用 CF，再用 5 - FU。

（二）总结二

先用希美纳，60 min 内行放疗。

先用紫杉醇，48 h 后行放疗。

先放疗，再用 5 - FU。

先用顺铂，再放疗。

先用阿米福汀，再放疗。

第四节 肿瘤内科化疗的方式

一、肿瘤根治性化疗

对化疗可能治愈的部分肿瘤，如急性淋巴性白血病、恶性淋巴瘤、睾丸肿瘤、绒毛膜上皮癌等，进行积极的全身化疗。这些肿瘤患者，除化疗外，通常缺乏其他有效治疗方法，应该一开始就采用化疗。近期的目标是取得完全缓解。根治性化疗更重要的观察指标是无复发生存率，即长期无瘤生存，表示患者取得治愈的潜在可能性。

按照抗肿瘤药物杀灭肿瘤细胞遵循的"一级动力学"的原理，根治性化疗必须由作用机制不同毒性反应各异，而且单药使用有效的药物所组成的联合化疗方案，运用足够的剂量及疗程，间歇期尽量缩短，以求完全杀灭体内的癌细胞。但是，应该注意的是，即使是化疗效果很好的恶性肿瘤，也需要综合治疗。

二、肿瘤辅助化疗

辅助化疗是指肿瘤原发灶经手术和放疗控制后给予全身化疗。由于局部治疗后，肿瘤负荷减至最小，应用化疗可提高治愈率，辅助化疗的主要目的是针对可能存在的微转移病灶，防止癌症的复发转移。事实上，许多肿瘤在手术前已经存在超出手术范围外的微小病灶。原发肿瘤切除后，残留的肿瘤生长加速，生长比率增高，对药物的敏感性增加，且肿瘤体积小，更易杀灭。辅助化疗选用的化疗方案参考晚期肿瘤化疗的疗效，是否适用辅助化疗，视单用局部治疗后平均复发危险度而定，无复发生存率是重要的终期指标。最重要的是必须经随机临床试验证实。例如，骨肉瘤手术后用辅助化疗，已被证明能明显改善疗效。对于高危乳腺癌患者，多中心随机研究的结果也证明：辅助化疗能改善生存率及无病生存率。目前，辅助化疗多用于颈部癌、乳腺癌、结直肠癌、骨肉瘤和软组织肉瘤的综合治疗。最近，证实用第三代药物联合铂类的二药联合化疗，可明显延长IB~ⅢA期非小细胞肺癌患者的生存期。

三、肿瘤新辅助化疗

肿瘤新辅助化疗是指对临床表现为局限性肿瘤，可用局部治疗手段者，在手术或放疗前先使用化疗，希望通过化疗使局部肿瘤缩小，减少手术或放疗造成的损伤，或使部分局部晚期的患者也可以手术切除。另外，化疗可清除或抑制可能存在的微转移灶，从而改善预后，又称初始化疗。现已证实新辅助化疗在部分肿瘤如肛管癌、膀胱癌、乳腺癌、喉癌、骨肉瘤、软组织肉瘤等的治疗上有应用价值，并提示以后可能在多种肿瘤包括非小细胞肺癌、食管癌、胃癌、子宫颈癌、卵巢癌、鼻咽癌及其他头颈部癌的综合治疗中产生一定的作用。

四、肿瘤姑息性化疗

日前，临床最常见的恶性肿瘤，如非小细胞肺癌、肝癌、胃癌、结直肠癌、胰腺癌、食管癌、头颈部癌的化疗疗效仍不满意，对此类肿瘤的晚期病例，已失去手术治疗的价值，化疗也仅为姑息性。主要目的是减轻患者的痛苦，提高其生活质量，延长患者的寿命。应避免因治疗过度而使患者的生活质量下降，姑息性化疗除全身性化疗的途径外，经常还使用其他特殊途径的化疗，如胸腔内、腹腔内、心包内给药治疗癌性积液，肝动脉介入化疗治疗晚期肝癌等。

五、肿瘤同步放化疗

肿瘤同步放化疗是指同时接受化疗及放射线治疗，用小剂量化疗加强放射线治疗的效果。同步放化疗，放射线治疗是每天接受短暂照射，以累积高剂量放射线达到治疗效果，每周一至周五进行，视照射单次剂量决定疗程，一般为 4~8 周。常见副作用为局部皮肤红肿、色素沉着、放射性炎症，少数有因食道黏膜上皮受损而引起恶心、呕吐、上腹部不舒服。同步化疗则是在放射线治疗的前、中、后期分别给予小剂量化疗以增加组织对放射线的敏感度，常需住院治疗（单独放射线治疗则不需住院）。

六、肿瘤研究性化疗

肿瘤化学治疗是一门发展中的学科，研究探索新的药物和新的治疗方案，不断提高疗效是很有必要的，但试验应该有明确的目的、完善的试验计划、详细的观察和评价方法，更重要的是应符合公认的医疗道德标准，应取得患者的同意并努力保障受试者的安全。研究性化疗应符合临床药物试验的药物临床试验质量管理规范原则。标准化疗方案的形成主要通过 I 期临床试验确定最大耐受剂量和主要毒性，II 期临床试验证明安全有效，III 期随机对照试验证明优越性，同时需要重复验证或 meta 分析确立肯定的疗效，形成临床共识。而标准化疗方案的建立与更替也是经 III 期随机对照研究证明新方案的优越性，可取代旧的标准方案或形成新的标准方案。

第五节 肿瘤化疗间隔合理用药及给药个体化

一、合理给药时间

CCNSA（细胞周期非特异性药物）对肿瘤细胞的作用较强而快，能迅速杀灭肿瘤细胞；CCSA（细胞周期特异性物质）一般作用较弱而慢，需要一定时间才能发挥作用。CCNSA 的剂量反应曲线接近直线，在体内能够耐受的毒性限度以内，其杀伤能力随剂量增大而提高，在浓度（c）和时间（T）关系中浓度是主要因素；而 CCSA 则不然，其剂量反应曲线是一条渐近线，即在小剂量类似于直线，达到一定剂量后不再升高，出现平坡。相对来说，在影响疗效的因素中时间是主要的，这样，一般来说，为了发挥抗肿瘤药物的最大效用，CCNSA 应静脉或动脉内一次推注，而 CCSA 则以缓慢滴注、注射或口服为宜。

二、给药个体化

多年来由于患者的机体状况不同和肿瘤的不均一性，个别对待是临床治疗的基本原则之一。化疗的剂量主要靠医生的经验，参考患者的肿瘤负荷、骨髓和肝肾功能决定。可根据药物代谢曲线的曲线下面积，具体计算患者的合适剂量，从而达到最大耐量，取得最大疗效并避免不可耐受的毒性。

第六节 肿瘤化疗的适应证、禁忌证及停止化疗的指征

一、适应证

（1）对化疗敏感的全身性恶性肿瘤，如白血病、多发性骨髓瘤和恶性淋巴瘤等患者为首选对象。

（2）已无手术和放疗指征的播散性晚期肿瘤，或术后、放疗后复发的转移患者。

（3）对化疗疗效较差的肿瘤，可采用特殊给药的给药方法，以便获得较好疗效，如原发性肝癌采用肝动脉给药，大剂量化疗加解救治疗的方法。

（4）癌性胸、腹腔和心包腔积液，采用腔内给药或静脉＋腔内同时化疗的方法。

（5）肿瘤引起的上腔静脉压迫、呼吸道压迫、颅内压增高患者，先做化疗，以减轻症状，再进一步采用其他有效的治疗措施。

（6）有化疗、内分泌药物治疗、生物治疗指征的患者。

（7）手术前后或放疗前后需要辅助化疗的患者。

二、禁忌证

（1）白细胞总数低于 $4.0 \times 10^9/L$ 或血小板计数低于 $80 \times 10^9/L$。

（2）肝、肾功能异常者。

（3）心脏病、心功能障碍者，不选用蒽环类抗癌药。

（4）一般状况衰竭者。

（5）有严重感染的患者。

（6）精神病患者不能配合治疗者。

（7）食管、胃肠道有穿孔倾向的患者。

（8）妊娠妇女，可先做人工流产或引产。

（9）过敏体质患者应慎用，对所用抗肿瘤药过敏者忌用。

三、停止化疗的指征

（1）白细胞计数低于 $3.0 \times 10^9/L$ 或血小板计数低于 $80 \times 10^9/L$，应停药观察。

（2）肝肾功能或心肌损伤严重者。

（3）感染发热，体温在 38 ℃以上。

（4）出现并发症，如胃肠道出血或穿孔、肺大咯血。

（5）用药 2 个周期，肿瘤病变恶化，可停用此方案，改换其他方案。

第七节 联合化疗遵循的原则

一、概念

所谓联合化疗，就是指在一个化疗疗程中，同时或者先后使用数种抗肿瘤药物。与之相反的是 1 个疗程仅仅使用一种药物，称之为单一用药。

二、目的

联合化疗可获得单药治疗无法达到的 3 个目的：①为在机体可耐受的每一种药物的毒性范围内及不减量的前提下，杀死的肿瘤细胞最多；②为在异质性肿瘤细胞群中杀死更多的耐药细胞株；③为预防或减慢新耐药细胞株的产生。下面几条原则，曾在许多最有效联合化疗方案的药物选择时发挥作用，当然也可用于指导组建新的化疗方案。

（1）只有当单药治疗同一肿瘤能获得部分疗效时，才可用于联合化疗。如有可能，那些能使部分患者获得完全缓解的药物，与仅产生部分缓解的药物相比要优先考虑前者。

（2）当同类药物中有几种药物可以选择且疗效相同时，应遵循其毒性不与联合化疗中其他药物的毒性叠加的原则加以选择，虽然这种选择方式使毒副反应涉及的范围更广，但可避免不同药对同一器官产生多重毒性，使致死性损伤的危险降到最低。同时，可最大限度地增加剂量强度。

（3）选择药物的最佳剂量和用法。

（4）联合化疗应定期实施，因为延长周期间歇时间会降低剂量强度，在最敏感的正常组织得以恢复的前提下，应尽可能缩短周期间隔时间。

（5）最重要的是，所设计的联合化疗方案应经严密的临床试验证明其有实用价值。

三、遵循原则

（1）为获得最佳治疗结果，选择的药物应包括最有活性的药物，这些药物在单药治疗同一肿瘤时能获得部分疗效，如有可能，应优先考虑选用疗效好的药物。

（2）避免主要毒性、作用机制、耐药机制重叠药物的联合，以最大限度地增加剂量强度。

（3）要求采用药物的最佳剂量和用法。

（4）联合化疗应按合理的间隔时间实施，在骨髓等最为敏感的正常组织得以恢复的前提下，应尽可能缩短周期间隔时间。因为延长周期间隔时间会降低剂量强度。从联合化疗中去掉一种药物，可使对此药物敏感而对其他药物耐药的细胞株过度生长，此外，随意减少某一有效药物的剂量而增加其他疗效差的药物剂量，可致使最有效的药物的剂量低于有效阈值，丧失了用联合化疗治愈某些患者的机会。

第四章 抗肿瘤药物的集中配置及安全管理

　　1984 年法国首次用气相色谱法在接触抗肿瘤药物护理人员尿液中发现了环磷酰胺，此后多项研究证实接触抗肿瘤药物护士尿液中检测到相应物质，研究者发现采取中心配药、对护理人员进行培训和使用个人防护措施后，在接触抗肿瘤药物的护理人员尿液中未发现有抗肿瘤药物。1986 年美国、英国等国家的职业防护机构和卫生管理部门陆续制定抗肿瘤药物使用法规和细胞毒性药物安全管理条例，详细阐述了有关抗肿瘤药物的防护和处理原则。静脉用药调配中心（pharmacy intravenous admixture services, PIVAS）是在符合药品生产质量管理规范（GMP）标准的操作环境下，由专业培训的护理人员按照操作规程进行包括抗菌药物、细胞毒性药物、全静脉营养液等静脉滴注药物配置的场所。1999 年我国第一家静脉用药调配中心在上海市静安区中心医院建立，先普及各肿瘤医院陆续应用，后普及综合性医院的规范应用。2010 年卫生部（现卫计委）颁发《静脉用药集中调配质量管理规范》，以保障医疗质量和医疗护理安全。2013 年 11 月 14 日，我国卫计委发布了中华人民共和国卫生行业标准《静脉治疗护理技术操作规范》，并于 2014 年 5 月 1 日起实施，其中涉及抗肿瘤药物职业防护的条款共有 6 条。由此可见，医院建立静脉用药调配中心既是医院发展的必然趋势，也是国家政策的要求。静脉用药调配中心具备科学合理的设施，配备有训练有素的护士、药师，运送的工作人员，有较好的医、护、药理论基础和较强实践操作技能，必须经过专业培训考核合格后上岗，健康状况良好。严格管理，严格执行操作流程，同时加强配药人员自我防护意识，才能有效减少抗肿瘤药物对工作人员的职业损害。

第一节　抗肿瘤药物的集中配置前准备工作

抗肿瘤药物采取集中配置管理，提高静脉输液的安全性，降低获得性感染发生率；便于药品集中管理和储存，减少药品浪费；有利于发展临床药学，建立护理与临床医师探讨合理用药良好时机；实现集中配置与药品共享，降低患者医疗费用和成本；药物集中在安全洁净的负压环境中配置，可减少对医护人员的职业损害；为临床护士节约大量时间，有利于病区护理管理及护理质量的提高。

一、物品准备

静脉用药调配中心层流间准备：各种型号的一次性注射器、聚氯乙烯手套、一次性橡胶手套、无菌纱布、面罩、护目镜、一次性低穿透性隔离衣、安尔碘、无菌棉签、75%酒精、笔、锐器盒、药物振荡器、胶水、封口器、启瓶器、避光液体瓶罩、培养皿内盛放酒精纱布砂锯、一次性口罩、一次性帽子、鞋套、一次性擦桌布、洗手液、盛放液体的工具箱、带有高危标识防渗漏医用垃圾袋、专用的带有高危标识的垃圾箱、高凳椅，另外备职业暴露处理包。

二、工作人员准备

静脉用药调配中心工作人员配置前做好各项准备工作。护士在更衣前去除饰物，修剪指甲，流动水规范洗手，清洁面部、鼻孔和耳孔，佩戴 N95一次性口罩、一次性帽子。可使用面罩和护目镜，穿合适型号的隔离衣，穿鞋套，佩戴聚氯乙烯手套外再戴一副一次性橡胶手套。

三、生物安全柜的准备

配置室配备层流工作台、生物安全柜等净化设备。配置室空气洁净达万级标准，维持 5～10 Pa 的正压。排风设备能安全排净有害气体，可经活性炭吸附过滤后排至室外。使用垂直层流生物安全柜，柜内空气洁净达百级标准，柜内压力 70～160 Pa，特有的负压操作环境，可有效防止有毒气体的溢出，没有气体的再循环过程。

工作前 30 min 打开生物安全柜紫外线灭菌灯进行柜内灭菌消毒，灭菌时应关闭前窗。20 min 后打开安全柜风机组进行自净，10 min 后关闭紫外线灭菌灯即可正常使用。在操作开始之前，打开生物安全柜排风装置，准备好所有需要的物品，各类物品必须严格有序、标准统一地放置于柜内。在开始配置前，先用无菌纱布（或 75% 酒精）擦拭安全柜的台面和四壁，安全柜内的工作台面上，放一张一面吸水一面防水的垫布，方便清洁，减少化疗药物对操作台面的污染，操作过程中防护垫一旦破损、污染应立即更换，配置工作完成后柜里的所有物品都应清除表面污染，并移出安全柜。防止药液喷溅生物安全柜，风机应 24 h 持续运转。所有设备需定期检测，确保正常使用，有效地保护操作者。

四、药品准备

抗肿瘤药物属于高危药品，由药剂师统一管理，病区内不存放抗肿瘤药物。专柜（最好单独药房）存放，有明显的高危警示标志，提醒药剂师取药时小心轻放，以免瓶碎药物溢出，注意自我防护。根据药物的性质及要求，选择适宜的储存温度和储存环境。

抗肿瘤药物注射剂型较多，需要用适宜的溶媒溶解或稀释后再使用，在配置时需用 5% 葡萄糖注射液稀释溶解的药物，如吡柔比星、紫杉醇脂质体、奥沙利铂、高三尖杉酯碱；需用 0.9% 氯化钠稀释溶解的药物，如注射用紫杉醇（白蛋白结合型）、曲妥珠单抗、环磷酰胺、丝裂霉素、放线菌素 D、盐酸博来霉素、长春瑞滨，也应考虑溶媒与容器之间的配伍是否合理，有无配伍禁忌。

某些抗肿瘤药物由于具有化学结构的特殊性，日光、高温、高湿等因素影响其稳定性，一些稳定性差的药物，常制成粉针剂并要求避光密闭保存。抗肿瘤药物在溶解稀释后，水溶液大多不稳定，光照加速药物的氧化，甚至引起光化降解，不仅降低了药物的效价，而且产生颜色变化和沉淀，影响药物的质量，甚至增加药物的毒性。在临床应用过程中，尽量避免光线、温度、水溶液对药物的影响。

（1）避光保存或滴注：静脉用抗肿瘤药物大多需要避光保存，如长春新碱、长春地辛、顺铂、卡铂、表阿霉素、达卡巴嗪等；另外，顺铂、达卡巴嗪要求避光滴注。

（2）冷藏药品：冰箱（4 ℃）内保存的药物有阿糖胞苷、硫酸长春新碱、长春瑞滨、多西他赛、紫杉醇脂质体、L－门冬酰胺酶、达卡巴嗪、异环磷酰胺等。

（3）水溶液不稳定，需现配现用的药物有环磷酰胺、异环磷酰胺、鸦胆子油乳、达卡巴嗪等。

肿瘤药物治疗的标准方案随着循证医学证据的积累而不断发展，临床上常常根据体表面积来计算抗肿瘤药物的标准剂量，根据药物特性和肿瘤类型制订联合化疗方案，单用或联合用药剂量会有所不同，治疗方案也有多种，如大剂量间歇给药、短期连续给药、序贯给药等。个别药物提示最大剂量，如甲氨蝶呤大剂量使用时监测血液浓度，硫酸长春新碱最大剂量 < 2 mg，顺铂最大剂量 < 120 mg/m²。由于药物杀灭肿瘤细胞的能力与剂量相关，一般均采用机体能耐受的最大剂量，而毒性反应程度与抗肿瘤药物剂量也有密切关系。配置中对药物的浓度有一定的要求：如培美曲塞二钠用 0.9% 氯化钠溶解至 100 mL，表柔比星 < 2 mg/mL，依托泊苷 < 0.25 mg/mL，多西他赛 < 0.74 mg/mL。因此，药剂师在发药时，指导临床医生用药的同时，还必须了解循证医学对疾病治疗采用的剂量、疗程所进行的评估，在获得最佳疗效的同时，降低毒性、延缓耐药的产生。

第二节　抗肿瘤药物的配置和输注

处理医嘱备药物。病区医生下达医嘱，护士核对执行，信息系统传递给静脉用药调配中心药房由药师审核记账，合格医嘱进行标签打印，摆药时双人复核，送往配置间，护士再次双人核对，进行配置。配置前检查药品和液体的质量、剂量、用法、浓度、时间，注意观察药物有无变质，瓶体有无裂痕，密封铝盖有无松动，输液瓶口有无松动，药液有无混浊、变色、沉淀和絮状物，并核对配置的液体是否有禁忌，如奥沙利铂不要使用含铝的注射材料，未经稀释不能使用，不得用盐溶液配制或稀释。核对准确，贴上瓶签。半衰期短的药品由病房护士配置，如长春新碱，现配现用。

1. 安瓿的操作

严格执行无菌技术操作原则。手持安瓿应轻弹安瓿颈部，使附着的抗肿瘤药物降到瓶底；用砂锯锯安瓿前后消毒；打开安瓿时应用无菌纱布围绕安瓿颈部，将安瓿头部向远离操作者方向倾斜，然后折断，可避免药液、玻璃碎片的飞溅，并防止划破手套。选择大小合适的针头和针筒，严格固定针筒上可活动部件，防止针栓和针筒分离；所抽药液以不超过注射器容量3/4为宜，防止针栓从针筒中意外滑落。如果安瓿内需要溶解粉剂药物，应将溶媒沿安瓿壁慢慢加入，以避免药物粉末的溢出。

2. 带盖玻璃瓶的操作

揭去药物瓶盖，消毒，并注意避免过多的消毒液残留于瓶盖表面；药物稀释或抽取时，选用合适的一次性注射器、适当大些的针头，把注射器的针头以45°~60°角斜向上稍用力进针，一旦针头穿过橡皮塞后，立即让针头和针筒呈垂直状态，将溶媒沿安瓿壁慢慢地注入，避免药物粉末的散出，适当的气压即可抽取药液，并且要求抽取药液后，针头在瓶内进行排气和排液后再拔针，不能将药液排于空气中。操作时应尽量小心，要避免强正压或强负压操作，以免产生药物汽雾；抽吸稀释药物时要确保用药剂量准确，需稀释的药物应完全溶解后再抽净，液态或油态药液抽吸时，按要求用稀释液冲洗药瓶，再抽吸干净（有些药物说明书上特殊注明的除外，如多西他赛）。注入液体时，抽药用的注射器应排空药液，注意加药注射器内药液的残留量。一般12号针头能容纳0.15~0.3 mL液体，因此尽量反复多次用稀释液抽吸排空，使药量在药瓶和空针内"零残存"。在操作过程中，避免挤压、敲打针头和针筒，以防药物液滴的产生。操作完毕注射器上的针头应按规范投入锐器盒中，这样可以防止药物液滴的产生，并且可以防止被针头刺伤；对于使用后的玻璃安瓿，投置于锐器盒中，盛3/4为宜，按要求处理，加药完毕后液体瓶签上注明加药时间和加药人。

在配置的过程中，剂量的合理配置是非常重要的，有些治疗方案中药物的剂量是以患者的体表面积和患者的耐受程度制定的，药物的剂量不一定是一支或每支的倍数，在配置时需要准确计算，否则造成剂量过多或过少，给患者造成不良后果，例如：0.9%氯化钠500 mL加5-氟尿嘧啶针剂0.475 g（注：5-氟尿嘧啶规格是10 mL，0.25 g），抽取多少毫升的5-氟尿嘧啶呢？0.475 g×（10 mL÷0.25 g）=19 mL，以此推算，将5-氟尿嘧啶的剂

量设为 Xg，相对应的毫升数为 Y，那么 $Y = X \times 40$；如需配置5%葡萄糖250 mL加艾恒120 mg（注：艾恒规格是粉剂50 mg），需要计算抽取20 mg一支药物稀释至20 mL，需要抽取的量是20 mg × （20 mL ÷ 50 mg） = 8 mL，即将稀释总量设为 Zg，需要的剂量为 Xg，相对应的毫升数为 Y，那么 $Y = X \times (Z \div 50)$。这种计算方法常用于临床，比较实用。

3. 整理用物

配置药物操作完毕，生物安全柜至少等待30 min药物气溶胶和汽雾吸除干净，把生物安全柜内所有物品清理取出，再清洁安全柜。用一次性擦布蘸75%酒精擦拭操作台内部和台面，防止药液残留并污染操作台；将擦拭用一次性擦布放入专用收集器内处理，并开窗通风换气，打开紫外线灯消毒30 min。脱去手套用肥皂及流动水规范洗手，个人卫生沐浴更衣等。配制过程中产生的医疗废物，如安瓿、玻璃瓶、一次性注射器及多余药液等，放置在防渗透专用袋中封闭处理，需经1 000 ℃高温焚烧处理。非一次性物品，如隔离衣、裤子等应与其他物品分开放置，经高温处理。医院处理抗肿瘤药物过程中的污水，应先在院内污水处理系统中对细胞毒性进行灭活或化学破坏后，再排入城市排水系统。

4. 装运

配置完成后由药师进行出仓核对，及时放入控制区域，用带有高危标识的塑料口袋单瓶封存，然后装箱运送至病区进行交接。

5. 输注

给药时，操作者宜戴双层手套和一次性口罩；静脉给药时宜采用全密闭式输注系统。输注护士和配液护士在输注前认真查对患者信息，包括床号、姓名、性别、年龄、诊断、药物名称、剂量、浓度、时间、方法，检查配置好的药物有无混浊、变色、沉淀、絮状物，如培美曲塞静脉滴注前观察药液有无沉淀及颜色变化，如果有异样，不能滴注；不符合要求或者标签不清楚，不可使用；核对医嘱剂量、用法等与患者病情不相符时，应与主管医生沟通重新核对，核对无误后方可执行。在《化疗药物查对登记本》上签字，注明日期、时间。抗肿瘤药物输注前，必须检查包装是否完好，输液中更换药液时，应先关闭调节器，再将输液瓶拿在手中，使输液瓶正立倾斜，液面距瓶口有一定空间，然后迅速插入输液器，再倒立挂好，使瓶内压力与外界压力保持平衡。更换抗肿瘤药物后立即洗手。澳大利亚2012年发布的一项指南中指出为了控制风险，在应用抗肿瘤药物时至少应配备如下用物：密闭式输液系统，Y形输液管路，螺旋形套管，无针输液系统，螺口鲁尔接头注射器，便携式治疗车。

药物的剂型、用量，溶液的黏稠度，溶媒的体积，药物的刺激性、副作用，患者的生理、病理因素都可能影响静脉输液的输注速度。滴注速度也是抗肿瘤药物治疗过程中不能忽视的问题。快速输注的有环磷酰胺、多柔比星、伊达比星、长春瑞滨、卡莫司汀；缓慢滴注时间 >1 h 的有奈达铂、多西他赛、阿糖胞苷（大剂量1~3 h）、安吖啶（1~1.5 h）；滴注时间 >2 h 的有奥沙利铂（2~6 h）；滴注时间 >3 h 的有紫杉醇、紫杉醇脂质体、高三尖杉酯碱、三氧化二砷、氯化钠（3~4 h）；滴注时间 >6 h 的有长春地辛、氟尿嘧啶。有特殊使用要求的药物，如大剂量顺铂需要在输入前后进行充分的水化；紫杉醇脂质体输注时间过长可能有分层现象，轻轻晃后可继续使用；使用前需做过敏试验的有 L–门冬酰胺酶（L–ASP）。

护士根据治疗方案，了解输液先后顺序，保证疗效、降低毒性。例如：紫杉醇联合顺铂化疗，通常在化疗前使用抗过敏药物预防过敏反应，使用止吐药减轻胃肠道反应，然后先缓慢滴注紫杉醇，再滴注顺铂，以此顺序进行输液治疗，毒性作用小，对肿瘤的杀伤作用大。如果先用顺铂后用紫杉醇，则会使紫杉醇的毒副作用加大；细胞周期特异性药物常呈顺序依赖性，相同药物、相同剂量，按不同顺序应用时，可产生不同疗效。例如：甲氨蝶呤与氟尿嘧啶同时使用，先用氟尿嘧啶后用甲氨蝶呤，可产生拮抗作用；如果先用甲氨蝶呤，4~6 h 后再用氟尿嘧啶则可产生协同作用。

第三节　抗肿瘤药物配置过程中污染的处理

随着人们对职业防护的重视，抗肿瘤药物职业损害越来越受到关注。伴随医学的发展、抗肿瘤药物的不断开发，应用于临床肿瘤的治疗，职业接触也大量增加。药物在杀伤和抑制癌细胞的同时，对正常的组织细胞也可导致突变性、致癌性及生殖系统的损伤等毒副作用。静脉用药调配中心工作人员每天接触各类抗肿瘤药物，参与排药、配置、审核、运送、输注、处理废物等的工作人员，不可避免地暴露于抗肿瘤药物中。可通过不同途径造成污染，引起职业危害；如药物由呼吸道吸入、与皮肤直接接触吸收、通过食品或饮料污染经口摄入、溢洒后未及时处理等对操作人员具有潜在的职业危害。虽然每天接触的剂量较小，但长期频繁的接触，可因蓄积作用产生远期危害；如骨髓抑制、脱发、消化道症状、角膜损害、皮肤过敏、肾功能损害、细胞遗传物质染色体和 DNA 的突变、月经异常、不良妊娠甚至畸形等。

在抗肿瘤药物的配置过程中，所有物品均应小心轻放，有序处理，尽量避免溅洒或溢出的发生。但并不能够绝对避免意外的发生，要做好防范和应急处理工作。

一、护士接触药物途径

护士接触药物主要有三种途径，均可发生药物接触事件：一是吸入药物的气雾和小液滴；二是药物直接接触皮肤和黏膜吸收（包括外伤、针刺伤）；三是通过受污染的食物、食物容器。如抗肿瘤药物的内外包装在生产和运输的过程中存在微量污染，配置抗肿瘤药物后手套表面常有药品污染，并且在操作过程中这种污染可以扩散到其他物体表面上。配置过程中可出现肉眼看不见的逸出，形成含有毒性微粒的气溶胶或汽雾，对环境造成污染。还有安瓿在操作时不慎打破，药液溢出，使用针头、针筒（过滤膜）转移药物时，连接物、瓶子或袋子的渗漏和破裂时，更换袋子、瓶子和管子，针筒中药物过多（绝不能超过容积的 3/4）。粉剂安瓿打开和瓶装药液抽取后拔出针头时，易出现肉眼看不见的溢液形成含有毒性微粒的气溶胶和汽雾，使用橡胶皮塞小药瓶时存在压力增加，以致药液喷出，排注射器里的空气时，药物散发到空气中，安瓿中未被使用的药液被敞置在操作台上，操作过程中有时针栓脱落，药物溢出。或用过的安瓿或瓶盖投入垃圾中或注射器内多余的药液被挤出，均可导致药液散发到空气中。或处理体液（如血液、尿液、粪便、呕吐物、腹水、胸水、汗液）不当，均可发生接触性药物事件，而致护理人员职业损伤。由于这些情况的出现，应提前做到职业防护工作。

对接触药物的配置中心、配置药房、使用抗肿瘤药物的病房、运输废弃物的所有接触人员，都要熟练掌握处理药物溅洒（溢出）流程，发生溅洒立即处理。任何时候发生抗肿瘤药物溅洒，必须按照抗肿瘤药物溅洒处理方法和流程来处理。

二、溅洒（溢出）处理

（一）物品准备

在所有细胞毒性药物准备、配发、使用、运输和废弃物丢置的地方都备有职业暴露处理包。物品包括：无渗透隔离衣 1 套、鞋套 1 双、橡胶手套 2 副、备用橡胶手套 2 副、护目镜 1 副、防护面罩 1 个、一次性小塑料簸箕 1 个（收集碎玻璃）、塑料小笤帚 1 个、清洁剂、吸收剂、一次性擦桌巾 2 块、0.9% 氯化钠 500 mL、套有带有高危标识黄色医用垃圾袋的容器、一次性海绵 2 块（一块擦除溢出液体、一块擦洗溢出物去除后的地板等）、锐器盒 1 个、大而厚的一次性垃圾袋 2 个。在输注药物的病房备有职业暴露处理箱一个，内盛放 0.9% 氯化钠 250 mL、吸收剂、无菌棉签 1 包、安尔碘 1 瓶、无菌纱布 1 包、胶布、一次性 20 mL 注射器 1 具、一次性 5 mL 注射器 1 具、弯盘 1 个。处理箱壁外面贴有处理药物溢出及皮肤、眼睛意外接触的处理流程，以备紧急情况下处理使用。

（二）溅洒（溢出）的处理流程

任何时候、任何地点发生抗肿瘤药物溢出，必须有专业人员按照化疗药物溢出处理方法和流程及时处理，不可等待。

1. 小量溢出的处理

抗肿瘤药物小量溢出是指在生物安全柜以外，体积≤5 mL 或剂量≤5 mg 的溢出。当发生小量溢出时，首先通知有经验的专业人员，准备用物，再评估暴露在有溢出物环境中的每一个人。

操作方法：①穿好工作服，戴上两副橡胶手套，戴上口罩和护目镜。②如果溢出物会产生汽化，则需要戴上防护面罩。③若为液体则用一次性海绵块吸干并用一次性擦桌布擦去，固体应用湿的一次性擦桌布擦去。在吸收剂的选择方面，一些研究显示，与高锰酸钾、过氧化氢和氯化亚铁相比，强氧化剂如次氯酸钠能更加迅速有效地中和许多抗肿瘤药物。④用小笤帚将玻璃碎片扫起或用镊子镊起并放入锐器盒内。⑤锐器盒、一次性擦布、一次性海绵块和其他被污染的物品，都丢置于专门放置有高危标识的医用垃圾袋内；

垃圾袋应封口，再放入另一个放置高危标识的垃圾袋中。所有参加清除溢出物专业人员的防护服，应放在单独的黄色袋内封口放置，并注明物品名称。⑥药物溢出的地方先用清洁剂反复清洗3遍，再用0.9%氯化钠或清水洗干净。⑦凡要反复使用的物品，由专业人员在穿戴好个人防护用品的条件下，使用清洁剂清洗2遍，再用清水洗干净。⑧记录溢出药物名称、时间、大概的溢出量、溢出原因、处理溢出的过程，暴露于溢出环境中的人员、患者及其他人员，并且填写工作人员的医疗档案，以做医学监测。通知相关人员注意药物溢出后的自我保护。

根据情况，被溢出药物污染的人员立即脱去被污染的衣服，受到污染的皮肤用流动水彻底冲洗（至少3 min），然后用肥皂清洁被污染处，避免引起皮肤刺激。如被针尖刺伤，立即用肥皂和流动的清水洗手，并挤出伤口的血液，用大量生理盐水冲洗。若眼睛被污染，则用大量生理盐水、洗眼剂或等渗溶液冲洗受污染眼睛15 min，并尽快到眼科接受治疗。

2. 大量溢出的处理

抗肿瘤药物大量溢出是指在生物柜安全以外，体积 > 5 mL 或剂量 > 5 mg 的溢出。当出现抗肿瘤药物的大量溢出时，首先通知有经验的专业人员，准备用物，再评估暴露在有溢出物环境中的每一个人。

操作方法：①必须穿戴好个人防护用品。②如果是可能产生汽雾或汽化的细胞毒性药物溢出，必须佩戴防护面罩。③处理工作应首先从污染边界开始，逐渐向污染中心进行。轻轻将吸收药物的海绵，或者是防止药物扩散的垫子，覆盖在溢出的液体药物之上，液体药物则必须使用有吸收性的海绵吸收彻底。④轻轻将湿的吸收性垫子，或者是湿毛巾覆盖在粉状药物之上，防止药物进入空气中，然后用湿垫子或毛巾将药物清理彻底。⑤将所有的被污染的物品，都放入溢出包中带有高危标识的可密封物垃圾袋中。⑥当药物完全被清除以后，被污染的地方必须用清水清洗，再用清洁剂清洗3遍，清洗范围应由小到大；再用清水彻底清洗干净。溢出地点应被隔离，应有明显的标记，提醒该处有药物溢出。其他同小量溢出的处理。

3. 生物安全柜内的溢出

在生物安全柜内体积≤150 mL 的溢出的清除过程同小量和大量的溢出。在生物安全柜的溢出 > 150 mL 时，在清除溢出药物和清洗完药物溢出的地方后，应该对整个安全柜的内表面进行另外的清洁。

操作方法：①生物安全柜内有碎玻璃，通过各种安全措施清理，放在安全柜内的防刺容器中，不能从柜门出来。②安全柜的内表面，包括各种凹槽之内，用清洁剂彻底地清洗。③当溢出的药物不在一个小范围或凹槽中时，一一单独清洗（如用特殊 pH 的肥皂来清除不锈钢上的化学物质）。④如果溢出药物污染了高效微粒气体过滤器，则整个安全柜都要封在塑料袋中，直到高效微粒气体过滤器被更换。其他同小量溢出的处理。

三、人体排泄物的安全处理

接受抗肿瘤药物治疗的患者的排泄物，需要经过安全处理，注意安全的持续时间：标准时间为 48 h，抗肿瘤药物完全清除的时间根据个人、药物的不同而不同。对于大多数患者来说，在服药后 1~6 d 药物通过尿液排泄完；在服药后 7 d 之内，药物通过粪便排泄完。

处理排泄物时应注意：①在处理患者的排泄物时，因尿、粪便中排出的药物可能直接接触皮肤，这些患者应经常清洗皮肤，操作人员应穿好工作服和戴手套。②有可能发生排泄物溢出或溅出的时候，应戴眼罩。③手套被污染后应立即脱掉，按抗肿瘤药物溅洒的处理流程处理。④如果工作服被排泄物污染，应立即丢弃。⑤护理不能自理的患者，配备有密封盖的便器，专人专用，用药后 48 h 内的排泄物弃入马桶内，需冲洗 2 次。注意其他接触物的处理。

第四节　抗肿瘤药物配置的安全管理

一、静脉用药调配中心的安全管理

静脉用药调配中心配备专用药房、办公室、准备间、配置间、成品间、淋浴房、更衣室等。办公室和配置间应有明确的分区，配制间为限制区，是独立的空间，最好是层流房间。入口处有醒目的标记，只有本区工作人员才能进入，各区设有单独的洗手设施。操作中不要在工作区内外走动，尽量避免频繁的物流及人员进出，避免将生物安全柜中的用物带入周围环境。

二、操作时安全的管理

（1）强化职业安全防护，增强防护意识，配置抗肿瘤药物时，规范操作流程，实施轮流配置抗肿瘤药物制度，尽量延长接触抗肿瘤药物的周期；医护人员在怀孕期间避免接触抗肿瘤药物。加强护士职业安全教育，护士上岗前培训抗肿瘤药物防范知识，使新护士及时掌握有效的防护措施，并定期对配置、输注接触抗肿瘤药物的相关人员进行防护知识培训、考核，对常出现的问题进行持续解决。

（2）掌握安全配药方法，正确使用个人防护设备，如面罩、护目镜，而普通眼镜不能提供足够的保护作用；鞋套或长腰橡胶鞋、一次性帽子、口罩、手术用的口罩和帽子可选择使用，但其对于配置细胞毒性药物时产生的粉雾没有保护作用；穿合适型号的隔离衣，宜穿一次性低穿透性隔离衣，有条件可选用正压连身工作服，隔离衣被污染应立即更换，配药结束后立即脱掉隔离衣，脱掉隔离衣时需要格外小心，以免污染播散；选用的一次性橡胶手套防渗透性能差，而聚乙烯手套具有防渗透功能，但由于聚乙烯手套比较薄，使用过程中容易破损且不易于精细操作，因此建议戴双层手套，在聚乙烯手套外面加戴一层橡胶手套，手套应戴在隔离衣的袖口之上；在进出生物安全柜时、手套存在裂口或明显污染时更换手套，戴手套前或脱手套后应立即洗手。

在配置时选用一次性注射器，尽量选择容积比所吸药品体积稍大的注射器，注射器中的液体不能超过注射器容量的 3/4，防止吸得太满使针栓滑脱。打开安瓿前，轻拍瓶颈和瓶身上部，开启时用无菌纱布包住瓶颈。排气时在针尖处垫上灭菌纱布。个人防护器材脱卸后，放置在位于准备区域内的防漏防刺的容器内，操作人员不得将个人防护器材穿戴出准备区域。

药剂师应穿上长袖且有弹性收口的反背保护衣，戴一次性橡胶手套 2 副，一副戴于反背衣服袖子收口下面，另一副戴于收口上面，保证没有手臂或腕部皮肤暴露。当外面手套遭到污染时应立即更换。若手套被刺破或有大片污染时，则内外两副手套均应更换。

三、操作人员预防保健

长期从事配置抗肿瘤药物的人员应定期换岗，每年至少两次体检，包括肝肾功能、白细胞及血小板的检查，建立体检档案。如果出现化疗毒副反应征象时，应立即进行人员调整。护士长合理排班，对于怀孕或哺乳期的人员应调离岗位，暂时脱离接触抗肿瘤药物的环境，避免接触抗肿瘤药物，以防胎儿畸形。要积极参加体育锻炼，增强营养，增强体质，增强机体的免疫力。在药物配置区域不允许带手机、进食、喝水、吸烟、嚼口香糖、处理隐形眼镜、化妆和储存食物。

四、生物安全柜的管理

静脉用药调配中心内配置有Ⅲ级垂直层流生物安全柜，对环境和操作者提供最大的保护，为全排封闭式，即100%气流过滤后排至室外。Ⅰ级生物安全柜只能保护工作人员和环境，而Ⅱ级和Ⅲ级生物安全柜可以同时保护工作人员、环境和产品。因此操作者必须认识到生物安全柜并不能预防污染物的形成，而且其防护效果取决于操作者的正确操作和使用技巧。

1. 定期检查生物安全柜

生物安全柜1~2年全面检查1次。在安装之后、使用之前、移动安全柜后、更换高效过滤器后必须检查。更换高效过滤器的条件：确定高效过滤器泄漏；连续使用时间超过1年。生物安全柜风机需24 h持续运转，因危险药品通常在生物安全柜中大量沉积，而工作区通常为负压，一旦关掉风机，这些危险药品便会污染环境。

2. 定期消毒、清洗生物安全柜

安全柜操作时必须离台外沿20 cm，离内沿8~10 cm，并离台面至少10~15 cm的区域内进行，任何物体都不能阻挡吸风口以保证空气流通一致性，维持相对负压。工作台面在操作前后滑门开放高度不得大于18 cm，每天配置结束后对生物安全柜进行清洗、消毒，当有喷溅物洒出或移动、检修生物安全柜后应立即消毒、清洗。消毒可采用不脱颗粒的软抹布蘸70%酒精擦拭。定期检测生物安全柜及配置室的微粒数，确保配置环境的安全。

五、医疗废物的安全管理

配制过程中产生的医疗废物有安瓿、密封瓶、一次性注射器（不需分离针头和毁形）及多余的药液、已受污染的物品、包装等，应丢弃在有高危标识的容器中。在储存、配制和应用抗肿瘤药物的所有区域都应该有专用的废弃物收集容器。这些物品应该与一般医疗垃圾分开放置在单独的带盖容器中，应该与其他废弃物有明显的区别。应该无泄漏、有盖、密封性好，并且贴上"高危药品"警示标识，以便提醒操作者注意特殊的处理要求。除了在放入废弃物时，其余时间均应合上盖子以减少气溶胶和蒸汽释放到环境中。为防止暴露，该容器不能溢出，废弃物不能机械压缩，当废弃物容积达到收集容器容积的 2/3 时封上盖子，不可再用。密闭式运送至医院定点存放处，同时建立回收污染物品登记本，定期转运至医疗废物定点处理单位进行焚化处理，合适的焚化炉应该以瓦斯为燃料，达到 1 000 ℃ 的高温焚化，使细胞毒性药物灭活。此外，在处理废弃物时同样要佩戴双层手套，脱手套后要用肥皂和流动水彻底洗手。

第二篇　常见恶性肿瘤疾病化疗及护理

第五章 抗肿瘤药物的不良反应及护理

抗肿瘤药物在杀灭或抑制肿瘤细胞的同时也损伤相当数量的正常细胞并且直接影响心、肝、肾及神经系统功能，对于增殖活跃、代谢旺盛的细胞如骨髓细胞、胃肠黏膜上皮细胞、生殖细胞的损伤尤为严重。抗肿瘤药物的种类很多，每一种药物的药理作用不同，患者用药后的不良反应也是多种多样的，对体内的系统和器官造成不同影响，因而也有着不同的临床表现。熟悉和了解抗肿瘤药物不良反应，有针对性地为肿瘤患者选择化疗方案，尤其是在联合化疗时选用毒性不重复且互不交叉耐药的药物联合应用，既可以增强疗效，也可以减少药物的不良反应。

第一节 骨髓抑制的护理

一、发生的原因

骨髓抑制通常指白细胞、血小板、血红蛋白低于正常值，骨髓抑制为放化疗的常见毒性反应。其发生原因为：

1. 恶性肿瘤因素

癌细胞直接或间接侵入骨髓组织，并与正常造血细胞竞争营养及生长空间，破坏造血系统，引起贫血、白细胞和血小板下降。

2. 化学治疗

多数抗肿瘤药物均可导致不同程度骨髓抑制。骨髓抑制较明显的药物有紫杉醇（PTX）、泰索帝（TXT）、伊立替康（CPT-11）、依托泊苷（VP-16）、长春瑞滨（NVB）、卡铂（CBP）、氮芥（HN2）、阿霉素（ADM）、表阿霉素（E-ADM 或 EPI）和异环磷酰胺（IFO）等，一般多先出现中性粒细胞减少，其次出现血小板减少。

骨髓抑制通常见于化疗后 1~3 周，持续 2~4 周可逐渐恢复。少数药物如盐酸吉西他滨、卡铂、丝裂霉素等则以血小板下降为主。化疗期间定期复查血常规，一般每周 1~2 次，如明显减少，应隔日检查 1 次，可监测骨髓抑制的程度。

3. 放射治疗

虽然放射治疗（简称放疗）属于局部治疗，但放疗借助高能量的射线破坏造血干细胞可引起骨髓功能不足，特别是高剂量或全身性放射治疗，会彻底破坏骨髓组织，导致骨髓造血功能抑制。

4. 免疫功能低下

当恶性肿瘤患者接受外科手术、麻醉、外伤，甚至在压力或承受创伤时均会引起机体免疫力下降，造成骨髓造血功能不足。因为压力的上升会导致类固醇分泌，进而抑制机体免疫功能。

5. 生物治疗

生物治疗的使用也可造成可逆性白细胞下降、贫血、血小板降低和淋巴细胞减少。

6. 营养

人体制造免疫系统的原料主要来自蛋白质，恶性肿瘤患者因治疗造成的恶心、呕吐、口腔炎、食欲减退或因疾病进展引起肠梗阻、肠胃出血或恶病质等均可造成营养和热量供给不足，导致淋巴细胞减少，T 细胞与 B 细胞功能受到影响而降低杀菌力。同样，如叶酸、维生素 B_{12} 或铁质的不足，也会导致红细胞生成受抑制。

二、处理

大多数化疗药物有不同程度的骨髓抑制，骨髓抑制造成化疗的剂量限制性毒性，常因骨髓抑制而被迫中断化疗。首先表现为中性粒细胞和白细胞总数减少，继而血小板减少，严重者可出现全血减少，应及时处理。

1. 贫血

化疗引起的严重骨髓抑制可产生贫血，有的抗癌药物亦可抑制红细胞生成。

处理：①化疗中定期检查血红蛋白、红细胞和血细胞比容。②贫血明显时应予以纠正，输注红细胞成分血。③有出血倾向者予以处理。④必要时吸氧。⑤有明显眩晕、乏力者适当休息。

2. 白细胞减少、粒细胞减少

处理：①化疗前后检查白细胞总数和粒细胞计数，每周 1~2 次，明显减少时隔日查 1 次，直至恢复正常。②必要时给予粒细胞集落刺激因子（G-CSF）。③白细胞减少时应减少化疗药物的剂量或停药。④清除感染源，注意观察感染的发生。⑤必要时给予抗生素。

3. 血小板减少

处理：①化疗前后检查血小板计数，一般每周查 1 次，必要时每周检查 2 次，直至恢复正常。②注意观察出血倾向。③避免服用阿司匹林和含阿司匹林的药物。④用软毛牙刷刷牙。⑤忌用剃须刀剃胡须。⑥避免挤压鼻子。⑦静脉穿刺拔针时，应压迫局部 3~5 min，以防皮下出血。⑧妇女月经期应注意观察出血情况，必要时用药推迟月经期。⑨给予止血药防止出血。⑩必要时输血小板成分血。⑪给予白介素-11（IL-11），使血小板增加。

4. 骨髓抑制时常用抗肿瘤药的剂量调整原则

（1）A 组抗肿瘤药：①烷化剂：HN2、CTX、BCNU、CCNU、Me-CC-NU、塞替派（TSPA）、二溴卫矛醇（DBD）。②抗代谢药：5-FU、MTX、FT-207。③抗生素：ADM、EPI、放线菌素 D（ACTD）、MMC、链脲霉素（STZ）。④植物药：VLB、VDS、VP-16、VM-26。⑤杂类：HU、甲基苄肼（PCZ）。

剂量调整：①当 WBC $\geqslant 4.0 \times 10^9/L$，PLT $\geqslant 120 \times 10^9/L$ 时，给推荐剂量的 100%。②当 WBC =（2.5~3.9）$\times 10^9/L$，PLT =（75~119）$\times 10^9/L$ 时，给推荐剂量的 50%。③当 WBC $< 2.5 \times 10^9/L$，PLT $< 75 \times 10^9/L$ 时，停用化疗药物，观察血象，待恢复正常时再用药。

（2）B 组抗肿瘤药：DDP、DTIC、六甲蜜胺（HMM）、VCR。

剂量调整：①当 WBC $\geqslant 3.5 \times 10^9/L$，PLT $\geqslant 100 \times 10^9/L$ 时，给推荐剂量的 100%。②当 WBC =（2.0~3.4）$\times 10^9/L$，PLT =（60~99）$\times 10^9/L$ 时，给推荐剂量的 50%。③当 WBC $< 2.0 \times 10^9/L$，PLT $< 60 \times 10^9/L$ 时，停用化疗药物，观察血象，待恢复正常时再用药。

三、护理

（1）加强基础护理，保持床铺干燥、清洁。衣服应柔软，勤换洗。保持口腔清洁，必要时行口腔护理。经常沐浴、洗头、修剪指甲。加强营养，鼓励进食，以提高免疫功能，多吃鱼类、蛋类及含铁较多的食物，多吃新鲜蔬菜、水果。鼓励患者摄取大量水分，每天约 3 000 mL。不能进食的患者必要时给予静脉营养。

（2）预防继发性感染，认真执行消毒、隔离制度，并监测患者体温变化。

（3）常规每周或每次注药前检查血象，若白细胞低于 $3 \times 10^9/L$，血小板低于（50~80）$\times 10^9/L$，或发现血象骤降，需暂停药，给予升血药物。

（4）严密观察病情及血象变化，避免让患者暴露于易感染的环境中。

（5）保持大便通畅，必要时给予缓泻剂以预防便秘，避免灌肠或肛塞剂损伤黏膜。

（6）对贫血患者，指导采取渐进式活动方式，由平卧后慢慢坐起，挪到床沿后再坐片刻，慢慢站起，站稳后再开始活动。注意保暖，以促进血液循环。

（7）白细胞减少时的护理：

1）白细胞减少时患者易疲倦，治疗和护理应集中进行，使患者能够保证充足的睡眠和体力。

2）根据患者血常规结果采取保护性措施，分为一般性保护隔离和无菌性保护隔离。当白细胞降至（1~3）$\times 10^9/L$、中性粒细胞降至 $1.5 \times 10^9/L$ 时应采取一般性保护隔离；当白细胞低于 $1 \times 10^9/L$、中性粒细胞低于 $0.5 \times 10^9/L$ 时必须采取无菌性保护隔离。

一般性保护隔离：限制来访，患者戴口罩并每日更换。进入病室的所有人员必须戴口罩，带菌者或上呼吸道感染者禁止接触患者，定时对病房用三氧机进行空气消毒，定时通风，有条件者使用空气净化器。保持患者体表、床单元、衣裤干净，陪护人员也应戴口罩并更换干净衣裤、鞋。

（8）血小板减少护理：

1）观察有无牙龈、鼻腔出血，皮肤瘀斑等，以及有无血尿、便血等。

2）保持室内一定湿度，鼻黏膜、口唇可涂液状石蜡防止干裂，并嘱患者不可用手挖鼻孔。

3）忌用剃须刀剃胡须，防止损伤皮肤。

4）避免注射，必要时慎用止血带。

5）注射完毕，压迫针眼 5 min。

第二节　胃肠道反应的护理

　　胃肠道反应是化疗最常见的不良反应，尤其对 DDP 引起的胃肠道反应，部分患者反应严重，可使化疗难以进行，也给患者带来很大痛苦。这就要求经治医务人员认真负责，做好事前的解释工作，用药后经常巡视患者，密切观察反应情况。根据病情状况、患者心理状态和药物反应程度，给予适时和恰当的处理，常可取得良好效果，减轻患者的烦恼。

一、恶心呕吐

　　临床上引起恶心呕吐的原因很多，多数抗肿瘤药、吗啡类镇痛剂刺激呕吐中枢化学感受器，是引起呕吐的重要原因。引起呕吐程度最重的药物为顺铂，其次为 HN2、环磷酰胺、ADM、EPI、CBP、阿糖胞苷（Ara－C）、VP－16、氟尿嘧啶（5－FU）、长春新碱（VCR）等。恐惧和焦虑对高级神经中枢的刺激，也可引起恶心和呕吐。化疗患者出现恶心呕吐的时间和程度各不相同，与所用药物、剂量、个体差异有关。如氮芥，一般用药 3～4 h 开始反应，也有患者即刻出现恶心呕吐，属于条件反射性呕吐。

　　护理措施：

　　（1）少量多餐，尽量吃一些干的食物，与汤和饮料分开。

　　（2）避免进过甜、油腻食物，肉类食品宜冷食以减轻气味。

　　（3）如可能饭前和饭后适当散步。

　　（4）呕吐时侧卧以防误吸。呕吐后协助患者漱口。观察呕吐物的性质，如有异常，留标本送检，并记录呕吐量。

　　（5）化疗时呕吐较重的患者可安排在晚饭后睡眠前给药，以免影响患者白天进食。

　　（6）呕吐频繁时需补液，以维持水、电解质平衡。

　　（7）持续呕吐可见于肠梗阻，喷射性呕吐见于脑膜刺激，应及时报告并给予处理。

二、食欲减退

食欲减退是仅次于恶心呕吐的胃肠道反应，因患者不思饮食，影响营养摄取，使患者身体衰弱，降低对化疗的耐受性，而影响治疗的进行。

护理措施：

（1）给予合适的止吐药物，使恶心呕吐减少到最低程度，相应改善患者的食欲。

（2）必要时于化疗同时给予甲地孕酮或甲羟孕酮，可增进食欲，减少化疗反应，提高对化疗的耐受性。

（3）少吃多餐，给予患者喜欢的食物。

（4）给高蛋白、富含维生素、易消化的饮食，要少而精，多变换品种，以增进患者的食欲，增加热量，改善营养状况。

（5）提供有利于进餐的环境，避免接触烹调异味。

（6）调整电解质平衡。

（7）检测血浆蛋白水平。

（8）营养不良患者宜适当减少抗肿瘤药物的剂量。

（9）必要时给予经肠道内（口服或鼻饲全营养素）或肠道外（通过中心静脉穿刺）经静脉补充营养。

三、便秘

（一）便秘的概述

便秘是指正常的排便形态改变，排便次数减少，每 2～3 d 排便或更长时间排便一次，无规律性，排出过干过硬的粪便，且排便不畅、困难。便秘是晚期恶性肿瘤患者较痛苦的症状之一。因化疗药物所致神经毒性作用于胃肠道平滑肌，使之蠕动减弱，进而可出现肠麻痹。便秘可造成患者腹痛、腹胀，食欲减退，恶心、呕吐，肛门裂伤或撕裂、痔疮加重或发炎，导致生活质量下降。

（二）便秘的原因

（1）衰弱、乏力、活动减少，使肠道蠕动受到抑制。

（2）水分摄入不足和饮食中缺少纤维素。

（3）排便习惯不良，排便时间受限制。

（4）代谢失调，如缺钾、高钙血症、甲状腺功能减退、尿毒症等。

（5）肠道恶性肿瘤或肠道外受压迫引起肠梗阻。

（6）某些药物引起的便秘。如长春碱的毒性可引起肠麻痹和便秘；止吐药、大剂量甲氧氯普胺也可引起一定程度的便秘；抗乙酰胆碱药物如吗啡、可待因；其他减弱胃肠道蠕动的药物如麻醉药、抗惊厥药、镇静药、肌肉松弛剂等也可引起便秘。

（7）骶丛神经受癌细胞的浸润等。

（三）便秘的护理

（1）鼓励患者尽可能下床活动，进行力所能及的日常活动。

（2）膳食中应含有适量的高纤维素，多吃新鲜蔬菜、水果和一些粗粮，并鼓励多饮水。每日饮水 2 000～3 000 mL。

（3）养成定时排便的习惯，每日按时如厕，进行有规律的腹部按摩，即每天起床前用双手顺时针方向及逆时针方向按摩，有利于促进肠蠕动及排便。

（4）观察患者的排便情况，根据患者进食情况，2 d 无大便者，应进行处理，3 d 无大便必须进行积极处理。给缓泻剂以软化大便，一般给予开塞露、缓泻剂等，大便嵌塞时可行油类保留灌肠，或戴手套将干结的粪便抠出。

（5）控制使用 5－HT3 拮抗剂止吐药的次数，减少化疗药物剂量或停用引起便秘的抗肿瘤药物。

（6）必要时做腹部 X 线检查，以了解肠道功能状况。

四、腹泻

（一）腹泻的概述

正常排便形态改变，大便变为水性，每日大便多于 300 mL 及 24 h 内排便超过 2～3 次。以上未成形的排便为腹泻。轻者每日 2～3 次，重者腹泻每日 10 次以上，大多伴里急后重。

对恶性肿瘤患者来说，放疗、化疗都可导致腹泻。与恶性肿瘤或恶性肿瘤治疗有关的腹泻，其发病率占全部住院患者的6%。在晚期恶性肿瘤患者中腹泻发病率为10%，在接受腹盆腔放疗的患者中，有20%～49%的患者发生腹泻。接受氟尿嘧啶和拓扑异构酶治疗的患者，腹泻发生率为50%～87%。骨髓移植的患者腹泻发生率为43%。另外，接受鼻饲营养和长期接受抗生素治疗的患者，也会发生腹泻。腹泻发生的原因为恶性肿瘤本身及相关因素，如化疗、放疗、感染或饮食不当等。因化疗药物使胃肠道上皮细胞损伤，增加肠管蠕动，影响水分和营养的吸收，而发生腹泻。常见引起腹泻的抗肿瘤药物有草酸铂（L－OHP）、CPT－11、5－FU等。

（二）腹泻的治疗

（1）支持对症治疗：输液疗法，补充水、电解质及葡萄糖等。

（2）药物治疗：给予止泻药如蒙脱石散、诺氟沙星等。

（3）腹泻严重时应禁食，给予静脉营养支持。

（4）病因治疗：必要时停止放疗、化疗。

（三）腹泻的护理

（1）注意饮食卫生，预防胃肠道感染。宜进少渣、低纤维、高蛋白食物和补充足够液体。避免吃易产气的食物如糖类、豆类、碳酸饮料，对胃肠道有刺激性的食物。鼓励进食富含营养、有足够热量的流质或半流质饮食，以满足机体代谢需要。鼓励多饮水，每日3 000 mL以上。

（2）严重腹泻时需暂停治疗，指导患者卧床休息，需要时静脉补充液体和电解质。给予腹部保暖，减少肠蠕动。给予要素饮食或完全胃肠外营养。注意观察大便的次数和性质，如有异常留标本送检。

（3）密切观察腹泻情况，严重者及时报告医生考虑是否停止放、化疗，注意监测血液生化结果，及时纠正水、电解质紊乱。疑有感染者，行大便常规及大便培养检查，控制肠道感染。

（4）给予止泻药，可口服止泻药如蒙脱石散冲剂、整肠生胶囊等，严重者用洛哌丁胺。

（5）讲解疾病和治疗相关知识，减轻患者焦虑。保持会阴部清洁，便后用温水洗净肛周皮肤,轻轻沾干,必要时涂氧化锌软膏,指导患者穿棉质松软内衣,减少衣物对皮肤的摩擦。

(6)密切观察,早期发现肠出血和肠穿孔的表现。

五、口腔黏膜炎

(一)概述

抗代谢药对增殖旺盛的口腔黏膜有抑制作用,特别是大剂量应用时,可引起黏膜炎,发展成疼痛性溃疡,极度衰弱的患者由于免疫功能低下,易发生黏膜感染。患者常常自第 3~5 天开始出现口腔黏膜萎缩、变薄、脆性增加,继而发炎、疼痛、溃疡,形成口腔炎。常见引起黏膜炎的抗肿瘤药物如甲氨蝶呤、氟尿嘧啶、Ara-C、ADM、EPI、THP 等,尤其是较大剂量使用时可出现黏膜溃疡。根据抗肿瘤药物引起口腔炎作用机制不同,分为直接性口腔黏膜炎和间接性口腔黏膜炎。

1. 直接性口腔黏膜炎

直接性口腔黏膜炎为抗肿瘤药物直接作用于口腔黏膜细胞所致。对口腔黏膜细胞有直接作用的抗肿瘤药物是抗代谢药、抗恶性肿瘤抗生素、烷化剂,其中甲氨蝶呤和氟尿嘧啶引起口腔黏膜炎最常见。

2. 间接性口腔黏膜炎

抗肿瘤药物抑制骨髓造血功能继发口腔黏膜炎。细胞毒性抗肿瘤药物都会抑制骨髓造血功能,导致血小板和白细胞下降,中性粒细胞减少,破损的黏膜会成为微生物可能的侵入口,引起局部炎症反应。严重中性粒细胞减少症的特征之一即为口腔溃疡。口腔黏膜炎的发生不仅与中性粒细胞较少有关,还与其下降的速度、幅度和持续时间有关。

(二)WHO 抗肿瘤药物口腔急性及亚急性毒性反应分级标准

(1)0 级:口腔黏膜无异常。

(2)Ⅰ级:口腔黏膜有红斑、疼痛。

(3)Ⅱ级:口腔黏膜有红斑、溃疡,可进干食。

(4)Ⅲ级:口腔黏膜有溃疡,仅能进流质饮食。

(5)Ⅳ级:不能进食。

（三）护理措施

（1）了解患者的口腔情况，每天检查和评估患者口腔卫生情况、饮水量、机体状况。治疗前如有易引起口腔黏膜炎的问题，如龋齿、牙周疾病等，先治疗口腔疾病，必要时做细菌培养和药敏试验。

（2）每日饭后及睡前刷牙漱口，做好口腔护理，保持口腔清洁；不使用不合适的牙托或假牙。

（3）鼓励患者进食营养丰富的食物，如高蛋白质、高热量及富含维生素 B、维生素 C，无刺激的温凉软食，如肉、鱼、鸡蛋、牛奶、蔬菜及水果汁，以维持良好的营养状况，摄取足量液体。多饮水，少量多餐，忌进过硬、过粗、过冷、过热和辛辣的食物。

（4）口唇涂油膏，保持滑润。

（5）禁忌烟酒。

（6）对口腔溃疡者给予保护黏膜药物和局部止痛药；必要时应用抗炎、抗真菌药物；预防性口腔用药，如以漱口液含漱，化疗期间口含碎冰或颊部冰敷，以减少口腔黏膜炎的发生。

（7）向患者及其家属讲解口腔溃疡的预防和观察方法、营养支持的重要性、如何促进口腔溃疡愈合，消除患者焦虑情绪，鼓励坚持治疗。

第三节 凝血功能障碍的护理

一、概述

恶性肿瘤患者是凝血功能障碍致出血的高危人群。据报道，约有50%的恶性肿瘤患者在其患病过程中发生凝血功能障碍，包括弥散性血管内凝血、血栓、出血等问题，是导致恶性肿瘤患者死亡的原因之一。

恶性肿瘤患者因疾病本身或化疗导致骨髓抑制，营养不良或肝脏病变造成凝血因子产生减少，药物引起纤维蛋白分解，高凝状态或合并感染等因素，可导致血液系统的恒定受到破坏，凝血功能发生异常，极易导致出血倾向。

二、护理

(一) 预防出血

预防胜于治疗，若尽早监测到患者有出血倾向而采取相应措施，可将发生严重并发症的危险性降至最低。

(1) 指导患者掌握可以避免身体损伤的方法：如防止跌倒和受伤，将桌椅等设施的尖角包裹起来。活动及床上移动时动作轻柔，使用护栏，走路时穿防滑鞋，夜间起床时照明要清楚，减少室内一切可能使患者身体损伤的因素。

(2) 去除可能引起出血的因素：对此类患者尽量避免进行侵入性检查和治疗，如血管穿刺、灌肠、导尿、肛门塞剂、肌内注射及动脉穿刺。若必须进行操作时，应检查血小板及凝血时间，有血小板缺乏或凝血时间延长，则应先补充血小板，改善凝血时间。进行不可避免的各种穿刺时，应按压10～15 min，并观察渗血情况。尽可能选用小号针头，避免使用止血带。

(3) 留置各种导管时，选择小号导管并应充分润滑。对留置中心静脉导管的患者，更换敷料后至少按压10～15 min以减少出血，最后穿刺点使用明胶海绵止血，即使出血停止也不要立即移走明胶海绵，让其自然脱落，以免引起再次出血。

(4) 避免使用可能引起出血的药物，如阿司匹林等。

(二) 控制患者的出血

当出血无法避免时，立即压迫出血部位或局部冰敷。遵医嘱给予抗凝血剂、凝血因子、成分输血或抗纤溶药物治疗。

(1) 患者绝对卧床休息，保持镇静，必要时给予患者镇静剂，陪伴患者身边，适时给予心理安慰，以缓解患者恐惧情绪及降低组织细胞耗氧量。

(2) 肺部出血发生咯血时，使患者处于头低足高患侧卧位，保持呼吸道通畅，防止血块堵塞气道，必要时用电动吸引器吸出口腔及气管内的血块；消化道患者呕血时患者取侧卧位或头偏向一侧，立即建立静脉通道，遵医嘱给予输血、输液，同时根据患者病情给予氧气吸入，配合医生进行急救。

(3) 表浅部位出血时，在出血点加压止血，抬高患部并冷敷，防止冻伤。

（4）微循环衰竭的护理：

1）意识障碍者给予安全保护措施，使用床栏或约束带，保持呼吸道通畅，给予氧气吸入，改善缺氧症状。

2）定时测量生命体征，观察尿量及颜色。

（三）一般护理

（1）按原发疾病护理常规护理，卧床休息。保持病室环境安静清洁，保证足够的睡眠。

（2）给予高营养、易消化食物，应根据原发病调整饮食。

（3）正确采集各种标本，协助实验室检查以判断病情变化及治疗效果。

（4）病情观察：

1）定时测量生命体征，观察患者意识状态，观察原发性疾病的病情变化。

2）观察出血症状：广泛自发性出血时，可见皮肤黏膜瘀斑，伤口及注射部位渗血或内脏出血等，注意观察出血的部位及出血量。观察有无高凝及栓塞症状。观察有无内脏栓塞引起的相关症状。

3）观察有无微循环障碍，如皮肤黏膜缺氧发绀、尿少尿闭、血压下降等。

4）了解实验室检查结果，如血小板计数、凝血酶原时间、血浆纤维蛋白含量、3P实验等，并配合医生进行相应处理。

第四节　肾及膀胱毒性的护理

一、概述

许多抗癌药物及其代谢产物经肾及膀胱排泄，并同时对肾及膀胱产生毒性造成损害。当大剂量应用时，其代谢产物可溶性差，在酸性环境中，易形成黄色沉淀物，化疗患者由于癌组织迅速崩解，易产生高尿酸血症，严重时，形成尿酸结晶，堵塞肾小管，导致肾功能衰竭。临床表现为：轻度损害时临床上可无明显症状，出现血肌酐升高、轻度蛋白尿、镜下血尿，严重则可出现尿少、无尿、急性肾功能衰竭、尿毒症甚至致命。因此，对大剂量化疗患者应保持水化和尿的碱化性，以减轻对肾脏的毒性。常可引起肾及膀胱毒性的药物有顺铂、甲氨蝶呤、链脲霉素、环磷酰胺、异环磷酰胺、丝裂霉素等。

顺铂的主要限制性毒性是肾毒性，可直接与肾小管细胞结合破坏肾功能。约45%于4 d内由尿液排出。主要经肾小球滤过及肾小管排出，其毒性主要损害肾小管及其功能。

环磷酰胺由肾脏排出，若液体入量不足易引起出血性膀胱炎。

甲氨蝶呤以原尿及代谢物形式，经肾小球滤过及肾小管分泌。大剂量MTX，特别是pH < 5.7的酸性环境下，MTX溶解度降低可沉积于肾小管，引起肾功能障碍。

异环磷酰胺、链脲霉素等亦可造成肾小球及肾小管损伤。异环磷酰胺、大剂量环磷酰胺4 - 羟基代谢产物主要是丙烯醛，其可损伤尿路上皮尤其是膀胱上皮，可引起出血性膀胱炎、尿频、尿急、血尿。

肾功能异常时抗肿瘤药的剂量调整：①肾小球滤过率（GFR）：≥50 mL/min，DDP、MTX、亚硝脲类、MTH、BLM给常用剂量的100%；GFR为10~50 mL/min时，MTH、BLM给常用剂量的75%，DDP、MTX给50%剂量；当GRF < 10 mL/min时，MTH、BLM、CTX给50%剂量。②当肌酐清除率 > 70 mL/min、血清肌酐 < 132.6 μmoL/L、BUN < 7.2 mmoL/L时，DDP、STZ、MTX及其他药物（包括BLM、VP - 16、VM - 26、MEL、CTX、PCZ、MMC、DTIC、HMM）均给常用剂量的100%；当肌酐清除率为50~70 mL/min、血清肌酐为132.6~176.8 μmol/L、BUN为7.2~14.3 mmol/L时，DDP、STZ、MTX给50%剂量，其他药物（同上）给75%剂量；当肌酐清除率 < 50 mL/min、血清肌酐 > 176.8 μmol/L、BUN > 14.3 mmol/L时，MTX给20%剂量，其他药物（同上）给50%剂量。

上述剂量调整仅供参考，应结合患者情况区别对待，肾功能异常应积极处理，及时减量或停药；当血清肌酐是肾功能的唯一参考数据时，对老年患者的药物剂量应进一步减少；当尿蛋白≥3 g/L时亦应调整剂量。

二、护理

（一）预防

（1）治疗前全面评估患者的肾功能状况，对肾功能不全者禁用有肾毒性的药物，老年患者及有肾病史者慎用。

（2）为预防肾损伤的发生，MTX 主要采用大量输液和尿液碱化。DDP 主要为水化利尿，除水化和碱化尿液以外，给予利尿剂如 20% 甘露醇注射液或呋塞米注射液，以预防其毒性。应用异环磷酰胺及大剂量 CTX 除应当注意适当水化、碱化尿液外还需给予泌尿道保护剂巯乙磺酸钠注射液（美司钠），以降低膀胱毒性。亚硝脲类应限制药物剂量或停药。

（3）应用肾毒性药物要注意药物间相互作用，如氨基苷类抗生素可增加顺铂肾损害。头孢菌素类、水杨酸制剂、磺胺类可减慢肾对 MTX 的排泄而增加肾毒性。

（4）重度尿毒症时则需肾透析。

（二）护理措施

（1）化疗前的准备：测量患者身高、体重，以便准确给药。化疗前 2 d 开始口服碳酸氢钠 1.0 g，每日 1 次，连续 5 天。

（2）化疗中的准备：每日入量维持在 5 000 mL 以上，尿量 3 000 mL 以上，并输入碳酸氢钠和服用抑制尿酸形成的别嘌醇。

（3）严格掌握正确的滴速，当输液速度过慢影响解毒药物正常使用时，必须按照输液给药计划准确执行，记录用药时间、完成时间。

（4）为减轻大剂量 MTX 的毒性，于药物滴完 2 h 开始给亚叶酸钙 6~9 mg 肌内注射，每 6 h 一次，一般共 12 次。

（5）患者每次排尿后留尿测 pH 值，应大于 6.5~7，如低于 6.5 时立即报告医生，增加碳酸氢钠的用量。

（6）准确记录出入量，如入量已足够但尿量少者，给予利尿剂以加速体内潴留药物的排出。

（7）指导患者学会自我监护，让患者真正理解补充足够液体，以及维持足够尿量的重要性。

第五节　心脏毒性的护理

一、概述

蒽环类抗肿瘤药可引起心肌病，严重者可发生心力衰竭。其发生率与药物的总剂量有关，ADM 总量 $< 550\ mg/m^2$ 时很少发生，总量 $> 600\ mg/m^2$ 为 30%，总量 $> 1\ 000\ mg/m^2$ 为 50% 左右，儿童心毒性更易发生。纵隔放疗患者可增加危险性，在累积剂量 $450\ mg/m^2$ 时即可出现心毒性，但 EPI 和 MIT 的心毒性发生较少。使用大剂量 CTX 和 5 - FU 的少数患者可发生心肌损伤。

ADM 所致心脏毒性的临床表现：心肌病，Lenaz 等（1976）报道 3 461 例用 ADM 治疗中 59 例（1.7%）发生心肌病，34 例（1%）死亡。累积剂量 $> 550\ mg/m^2$ 者明显增加。Praga 等（1979）治疗 1 273 例中 22 例（1.7%）发生心肌病，8 例（0.6%）死亡。临床表现为无力、活动性或发作性呼吸困难，心衰时可有脉快、呼吸快、肝大、心脏扩大、肺水肿、水肿和胸水等。心衰出现的时间在 ADM 给药后第 9 ~ 192 天（平均 34 d）。心电图改变为阵发性室上性心动过速、室上性或室性期前收缩、室内传导障碍、非特异 ST - T 改变和 QRS 降低，心电图异常的出现率为 14%。

二、护理

护理主要以预防为主，限制 ADM 的累积剂量在 $450 ~ 550\ mg/m^2$，如与 VCR、BLM、CTX 合并使用或纵隔放疗，应减量到 $300 ~ 450\ mg/m^2$。有报道称与洋地黄并用可提高使用 ADM 的安全性。延长 ADM 的滴注时间可以降低心毒性。Hortodagyi 等（1989）对 274 例晚期乳腺癌用 5 - FU + ADM + CTX + TAM 治疗，I 组 133 例 ADM 1 次静脉给药；II 组 141 例 ADM 通过中心静脉导管给药，连续滴注 48 h 或 96 h，结果两组的有效率、缓解期和生存期无差别，而连续滴注组的心毒性较 1 次给药组降低，ADM 累积量 450 mg/m^2 以上病例，充血性心力衰竭的发生率减少，同时恶心呕吐也减轻，但黏膜炎的发生率增加。心肌病的治疗可给洋地黄、利尿剂，少盐饮食并卧床休息。

第六节　肺毒性的护理

一、概述

常引起肺毒性的抗肿瘤药物为博来霉素、甲氨蝶呤、白消安、BCNU、环磷酰胺、丙卡巴肼、丝裂霉素等。临床表现：常成隐匿、缓慢发展、咳嗽、呼吸短促、早期肺部可闻小水泡音。血气分析动脉低氧血症，胸部 X 线显示弥漫性肺间质浸润和片状浸润，晚期可呈不可逆肺纤维化改变。

少数患者应用博来霉素或甲氨蝶呤时，可发生急性肺毒性反应，发热、咳嗽、呼吸困难、肺弥漫性浸润。应用皮质激素治疗有效。

博来霉素肺毒性与剂量有关，总量超过 450 mg 时肺毒性发生率为 10%～20% 以上，且病情严重可以致命。70 岁以上、纵隔及肺部放疗、慢性肺疾患史均为高危因素。

甲氨蝶呤肺毒性与用药频率有关，连续用药较间歇用药易发生。

白消安肺毒性主要为肺纤维化，多发生于长期服药的慢性粒细胞白血病患者，常见于用药 3～4 年。

卡莫司汀（BCNU）肺毒性发生时间为用药后 5 d～5 年，与总剂量有关。

二、护理

（1）注意控制药物的总剂量，且单次用药剂量不宜过大。老年患者和有胸部照射史、慢性肺疾患史患者慎用或少量用药。MTX 宜间歇用药。

（2）用药期间密切观察患者有无呼吸道症状，定期进行胸部 X 线检查及肺功能检查，发现异常应及时停药。

（3）出现肺毒性反应可试用泼尼松等皮质激素治疗，发热宜加用抗生素治疗，对症支持治疗。

第七节　神经毒性的护理

一、概述

神经系统损害也是抗肿瘤药物常见毒性反应，常见引起神经毒性反应的抗癌药有长春花植物碱类、顺铂、5－氟尿嘧啶、甲氨蝶呤、甲基苄肼、门冬酰胺酶等。长春花植物碱类尤其是长春新碱，以及顺铂常引起末梢神经病变。

临床表现为早期腱反射减低、消失，肢端麻木、疼痛、肌无力、肌萎缩，自主神经病变可产生便秘，甚至麻痹性肠梗阻、尿潴留、体位性低血压。颅神经损害可致复视，偶有面瘫。可有肌痉挛、急性下颌或腿部肌肉疼痛。顺铂还易发生听神经毒性，耳鸣、听力下降或丧失。长春花植物碱类毒性与用药剂量相关。5－FU可引起小脑共济失调。甲基苄肼可引起抑郁、不安及末梢神经损害，门冬酰胺酶可引起精神障碍、定向力障碍、昏睡等。鞘内注射甲氨蝶呤或阿糖胞苷偶可引起化学性脑炎、截瘫及器质性病变，临床表现为鞘内注射后出现头痛、呕吐、嗜睡、脑膜刺激征，数小时或几周后出现截瘫，可有腰腿及腹部疼痛。少数患者偶见白质脑病，发生记忆力丧失、痴呆、癫痫、语言障碍、共济失调等，严重者昏迷死亡；病理表现为白质脱髓鞘及海绵性改变，或多灶凝固性坏死的白质脑病。

二、护理

（1）患者对抗癌药物神经毒性反应，有较大个体差异，用药时应密切观察毒性反应，及时调整用药剂量。

（2）抗癌药物神经毒性缺乏有效治疗方法，一旦出现毒性反应应及时停药，防止严重毒性反应发生。及时停药后神经毒性常常是可逆的，经数天至数月可能恢复。

（3）鞘内用药要正确掌握用药剂量，避免药物浓度过高，用药间隔不宜过短，谨防药物外渗至硬膜外。注意脑脊液循环有部分梗阻时，可能造成药物局部浓度过高。

第八节　皮肤毒性的护理

一、概述

抗癌药物常引起全身皮肤毒性反应，表现为脱发、皮肤色素沉着、角化过度及皮疹。

（1）脱发：许多抗癌药物如阿霉素等蒽环类药物、环磷酰胺、放线菌素D、MTX、5－FU等均可引起脱发。脱发通常是可逆的，停药1～2个月后毛发可再生、恢复。

（2）皮肤色素沉着：放线菌素 D、MTX、5 – FU、博来霉素等均有使皮肤对阳光增敏的作用，使皮肤易于晒黑。白消安则可使黑色素量增加，而使皮肤色素沉着。

（3）博来霉素可使皮肤增厚、角化、色素沉着。

二、护理

（1）脱发的护理：应向患者说明，停止化疗后毛发常可以再生、恢复。

1）化疗前告诉患者脱发是暂时的，可以恢复。

2）脱发前让患者准备假发或帽子。

3）用药后避免过分洗发和用力梳头。

4）使用温和的洗发液和护发液。

5）不用电吹风过分吹干头发。

6）避免在头发上使用不适当的化学用品。

7）在用药前给患者戴冰帽，使头皮冷却，血管痉挛以减少药物到达毛囊而减轻脱发。

（2）化疗患者应避免日晒，皮肤角化及色素沉着停药后多可恢复。

第九节　疲乏的护理

一、概述

疲乏是恶性肿瘤患者最常见的症状之一。由于恶性肿瘤本身或其治疗导致的疲乏，称为癌因性疲乏（cancer related fatigue，CRF）。疲乏极大地影响恶性肿瘤患者的自理能力，降低患者生活质量。疲乏又称疲劳，具有两层含义：一是因体力或脑力消耗过多需要休息；二是因刺激过强或运动过度，细胞、组织或器官的技能或反应能力减弱。《国际疾病分类标准》（第十版）将癌因性疲乏描述为非特异性疲乏、虚弱、精疲力竭、全身衰竭、嗜睡、疲劳。

二、疲乏的原因

（一）恶性肿瘤本身所致

恶性肿瘤自身代谢产物的蓄积，恶性肿瘤引起的疼痛，肿瘤与机体竞争营养物质，机体处于高代谢状态使机体对能量的需求增加，同时食欲减退、恶心呕吐、腹泻等原因使机体对能量的摄入减少而导致营养缺乏，瘤体迅速增长或因感染、发热及贫血、气短引起的有氧能量代谢障碍都可引起疲乏。

（二）恶性肿瘤治疗

疲乏常伴随手术、放疗、化疗、生物治疗而产生。

1. 手术

恶性肿瘤患者术后感到极度疲乏，大多数患者术后经历 1 个月，才能恢复到术前的精力水平，有时需要 3~6 个月。

2. 化学治疗

疲乏与贫血或细胞破坏后终末产物积累有关。有潜在神经毒性的细胞因子，可通过中枢机制引起患者疲乏，恶性肿瘤坏死因子（TNF）可使骨骼肌蛋白的储存减少。患者在日常活动时额外需要大量的能量，使肌肉产生足够的收缩力，而产生严重疲乏感。

3. 社会心理因素

恶性肿瘤所致的心理反应如焦虑、抑郁、忧伤、失眠、失落感都会导致患者消耗精力出现高度疲乏。同时社会和环境因素（是否获得社会支持、是否感受生活的意义和目的等）及患者的性别、教育水平、职业、家居等都与疲乏有关。

三、疲乏的临床特征

（1）癌因性疲乏的特点是起病快、程度重、能量消耗大、持续时间长、不可预知，与一般性的疲乏相比，通常不能通过休息或睡眠缓解。

（2）疲乏是一种由客观刺激引起的主观感受。疲乏有两层特征。

主观感受以体力、精力下降为特征，包括三方面：

1）躯体感受：虚弱、异常疲乏、不能完成原先胜任的工作。

2）情感疲乏：缺乏激情、情绪低落、精力不足。

3）认知感受：注意力不能集中、缺乏清晰思维。

客观表现为体力与精力不足。

四、护理

疲乏被认为是患者持续时间最长的伴随症状，而且是维持正常生活的一大障碍。因此，加强疲乏患者的护理，有助于提高患者的自理能力及生活质量。

1. 帮助患者正确认识疲乏，促使患者更好地应对疲乏

治疗前护士应提供患者疲乏的有关信息，如疲乏生理感受（疲乏的感觉与疼痛、恶心呕吐等其他生理症状的关系）、时间规律（疲乏开始时间、持续时间、何时最严重等）、环境特征（活动、休息和睡眠、饮食和集中注意力的方法等）、疲乏产生的原因（如过多活动或休息）。告知患者癌因性疲乏不同于一般的疲乏，给予正确充分的教育干预，才能提高患者的自我调整能力，积极应对。

2. 提供心理社会支持

疲乏、焦虑和抑郁常同时发生，护理人员要灵活应用沟通技巧，了解患者心理状态和个性特征，鼓励患者寻求帮助，倾听患者的苦恼，为患者提供更多的情感和精神支柱，有助于减轻疲乏。对抑郁、焦虑较重的患者，可采取冥想、放松疗法等心理行为干预，调整心态，改善疲乏症状。

3. 合理的营养摄入

合理的营养摄入对消除疲乏感、恢复体力非常重要。恶性肿瘤及治疗均会影响食物摄入，应注意监测患者的体重及水、电解质的平衡。改进患者的营养状况，增进能量的摄入。按照少量多餐原则摄取营养价值高、易咀嚼和吞咽、消化的食物。蛋白质能构建和修补人体组织，如禽蛋、肉类、鱼类、虾、大豆、牛奶等食物对维持体力、缓解疲乏有重要作用。含铁质丰富的食物如蛋黄、糙米、谷类制品、精肉、禽肉、动物肝脏等可改善贫血。维生素C能促进铁质吸收，如柑橘、香蕉、梨、桃子、瓜类等。还需要多吃各种蔬菜，如卷心菜、番茄、香菇、胡萝卜、菠菜等。鼓励多饮水，以促进代谢物的排出。

4. 提高睡眠质量

生物节律在维持生理功能、社会功能和生活质量方面起重要作用。生物节律紊乱则导致患者疲乏、食欲减退、情绪低落。所以在治疗康复阶段，护士应关心并帮助患者制订作息计划，提高睡眠质量。如养成良好的作息习惯，临睡前用热水泡脚、喝热牛奶或指导自我催眠、放松疗法，促进睡眠，提高睡眠质量。减轻患者身体不适如疼痛、恶心、便秘等。

5. 鼓励适当的有氧运动

研究表明，化疗期间活动与疲乏呈负相关，化疗患者每天进行有规律的、低强度的体育锻炼，锻炼坚持时间越长，化疗相关的疲乏程度就越低。过多的休息并不利于疲乏的缓解。有氧运动可刺激垂体分泌 β - 内啡肽，后者不仅能提高中枢神经系统的反应能力，而且能提高机体对强刺激的耐受力，同时它还是最好的生理镇静剂。有氧运动可提高患者的自控、自理能力，使自我评价更加客观，增强患者的自信心，使他们更好地具备社会活动能力，减少焦虑及恐惧。有氧运动包括步行、做操、打太极拳、上下楼梯、骑自行车等。护士要结合患者实际情况，对活动内容、强度、持续时间和频率加以限定，活动具体方式因人而异，教会患者通过对运动时脉搏、心率的自我监控调节活动量。

第十节　药物过敏反应的护理

一、概述

许多抗癌药物和其他药物一样，可因药物过敏引起多种皮疹，停药后可消失。少数抗癌药物如门冬酰胺酶、紫杉醇、博来霉素（包括平阳霉素）、替尼泊苷可发生严重速发性过敏反应。临床表现为胸闷、呼吸困难、喘鸣、皮疹、血管水肿、青紫、低血压、休克，抢救不及时可致死。

二、护理

（1）对于可能发生严重速发过敏反应的抗癌药物，应用时要密切观察，特别在注药 2 h 内密切观察患者反应、脉搏、呼吸及血压。

（2）门冬酰胺酶用药前应做皮肤试验。门冬酰胺酶及紫杉醇用药前，常规应用地塞米松及抗组织胺类药物。

（3）一旦发生过敏性休克应立即给予肾上腺素、地塞米松、吸氧、升压药等进行抢救。

第十一节　远期毒性的护理

一、概述

抗癌药物还具有远期毒性。主要表现为性腺机能障碍、致畸胎作用及第二肿瘤（secondary cancers）。

常见引起第二肿瘤的抗癌药物主要为烷化剂和亚硝脲类及替尼泊苷、依托泊苷、丙卡巴肼等。引发第二肿瘤与用药总量及增加用药时间相关。

1. 性腺功能障碍

性腺功能障碍表现为不育和妇女闭经。已知引起生殖腺功能障碍的药物主要为烷化剂氮芥、环磷酰胺、苯丁酸氮芥、亚硝脲类、塞替派、白消安、美法仑等。其毒性与药物剂量相关。霍奇金淋巴瘤患者接受 MOPP 方案化疗（HN2、VCR、PCZ、PDN），男性 80% 精子缺乏，女性 40%～50% 发生卵巢功能障碍。长期大剂量应用烷化剂及含烷化剂的联合化疗常可造成永久性不育。

2. 第二肿瘤

第二肿瘤是化疗重要的远期毒性并发症。发病率为 6%～15%。比一般人群高 20～30 倍。发病出现在停止治疗后 2～10 年，发病高峰在 5 年左右。

化疗引起的第二肿瘤，最常见的是急性非淋巴细胞白血病，其他如骨肉瘤、膀胱癌（常由环磷酰胺引起）、乳腺癌等也有报告，但较少见。据 1 507 例霍奇金淋巴瘤治疗缓解后随诊 15 年，第二肿瘤发生率 17.6%，其中化疗有关白血病占 11.5%。已知烷化剂有关的急性非淋巴细胞白血病（ANLL）常见于 40 岁以上患者，2/3 发现白血病前表现骨髓增生异常综合征，71%～94% 具有第 5 号及第 7 号染色体丢失或长臂缺失。临床治疗疗效差，平均生存 8 个月，预后不良。有报告药物作用靶点在拓扑异物酶Ⅱ，引起的

ANLL 患者较年轻，发病潜伏期短（1～2 年），罕见骨髓增生异常综合征，染色体异常表现常见为第 11 号及第 21 号染色体移位，治疗反应较好。

二、护理

现代化疗及肿瘤综合治疗发展使疗效不断提高。患者长期生存率、治愈率不断提高。化疗的远期毒性日益受到重视。远期毒性的处理主要在于预防。目前要重视正确掌握化疗包括辅助化疗的适应证，避免盲目扩大适应证，不适当地长期维持治疗。注意合理制订和选择化疗方案，如霍奇金淋巴瘤的 ABVD 方案（ADM、BLM、VCR、DTLC）对生殖腺毒性较低，罕见引起第二肿瘤。医生在患者治疗初始阶段，就应考虑到在保持和提高现有疗效的前提下，选择远期毒性较小的方案。防止和减少远期毒性并发症，现在已是临床和实验研究面临的重要课题之一。

第六章　恶性肿瘤的化疗及护理

第一节　原发性脑肿瘤及脑转移瘤化疗及护理

【概述】

脑肿瘤即各种颅内占位性病变，是神经系统中常见的疾病之一，对人类神经系统的功能有很大的危害。一般分为原发和继发两大类。原发性颅内肿瘤可发生于脑组织、脑膜、脑神经、垂体、血管残余胚胎组织等；继发性颅内肿瘤，是指身体其他部位的恶性肿瘤转移或侵入颅内，形成的转移瘤。

【临床表现】

视其病理类型、发生部位、进展速度的不同差异很大，其共同特征有三个。

1. 颅内压增高症状

颅内压增高症状在90%以上脑瘤患者中出现，其表现为：

（1）头痛、恶心、呕吐：头痛多位于前额及颞部，为持续性头痛阵发性加剧，常在早上头痛更重，间歇期可以正常。

（2）视神经乳头水肿及视力减退。

2. 精神、意识障碍及其他症状

头晕、复视、一过性黑蒙、猝倒、意识模糊、精神不安或淡漠，可发生癫痫，甚至昏迷。

3. 生命体征变化

中度与重度急性颅内压增高时，常引起呼吸、脉搏减慢，血压升高。

【局部症状与体征】

局部症状与体征主要取决于肿瘤生长的部位，因此可以根据患者特有的症状和体征做出肿瘤定位诊断。

1. 大脑半球肿瘤的临床表现

精神症状：多表现为反应迟钝，生活懒散，记忆力减退，甚至丧失，严重时丧失自知力及判断力，亦可表现为脾气暴躁，易激动或欣快。

癫痫发作：包括全身大发作和局限性发作，以额叶最为多见，依次为颞叶、顶叶，枕叶最少见，有的病例抽搐前有先兆。如颞叶肿瘤，癫痫发作前常有幻想、眩晕等先兆，顶叶肿瘤发作前可有肢体麻木等异常感觉。

锥体束损害症状：表现为肿瘤对侧半身，或单一肢体肌力减弱或瘫痪或病理征阳性。

感觉障碍：表现为肿瘤对侧肢体的位置觉、两点分辨觉、图形觉、重量觉、实体觉的障碍。

失语：分为运动性失语和感觉性失语。

视野改变：表现为视野缺损，偏盲。

2. 蝶鞍区肿瘤的临床表现

视觉障碍：肿瘤向鞍上发展压迫视交叉神经引起视力减退及视野缺损，常常是蝶鞍肿瘤患者前来就诊的主要原因，眼底检查可发现原发性视神经萎缩。

内分泌功能紊乱：如性腺功能低下，男性表现为阳痿、性欲减退。女性表现为月经期延长或闭经，生长激素分泌过剩在发育成熟前可导致巨人症，发育成熟后表现为肢端肥大症。

3. 松果体区肿瘤临床症状

四叠体受压迫症状：集中表现在四个方面：

（1）眼征：肿瘤压迫四叠体上丘可引起眼球向上、下运动障碍，瞳孔散大或不等大等。

（2）听力障碍：肿瘤体积较大时可压迫四叠体下丘及内侧膝状体而出现双侧耳鸣和听力减退。

（3）小脑征：肿瘤向后下发展可压迫小脑上脚和上蚓部，故出现躯干性共济失调及眼球震颤。

（4）下丘脑受损症状表现为：尿崩症，嗜睡，肥胖，全身发育停滞，男性可见性早熟。

4. 颅后窝肿瘤的临床症状

（1）小脑半球症状：主要表现为患侧肢体共济失调，还可出现患侧肌张力减弱或无张力，膝腱反射迟钝，眼球水平震颤，有时也可出现垂直或旋转性震颤。

（2）小脑蚓部症状：主要表现为躯干和下肢远端的共济失调，行走时两足分离过远，步态蹒跚，或左右摇晃如醉汉。

（3）脑干症状：临床表现为交叉性麻痹，如中脑病变，多表现为病变侧动眼神经麻痹；脑桥病变，可表现为病变侧眼球外展及面肌麻痹、同侧面部感觉障碍及听觉障碍；延髓病变可出现同侧舌肌麻痹、咽喉麻痹、舌后1/3 味觉消失等。

（4）小脑脑桥角症状：常表现为耳鸣、听力下降、眩晕、颜面麻木，面肌抽搐，面肌麻痹及声音嘶哑，饮水呛咳，病侧共济失调及水平震颤。

肿瘤早期可不出现压迫症状，随着瘤体的增大，临床常表现不同程度的压迫症状，根据肿瘤生长部位及恶性程度的高低，肿瘤增长的速度快慢不同，症状进展的程度亦有快有慢。

【治疗方法】

手术治疗；放疗；化疗；中药治疗。

【化疗方案】

（1）替莫唑胺 150～200 mg/m^2，口服，第 1～5 天。每 4 周重复。

（2）卡莫斯汀 200 mg/m^2，静脉注射，第 1 天。每 8 周重复。

（3）尼莫斯汀 80～100 mg/m^2，静脉注射，第 1 天。每 5～8 周重复。

【症状的观察及护理】

脑转移瘤侵犯的部位不同，临床表现各异，如意识障碍、头痛、恶心、呕吐、视神经乳头水肿等颅内压增高征象，以及癫痫、眩晕、偏瘫等。

1. 颅内压增高时的观察及护理

脑转移瘤患者随着病情发展，颅脑容积不断加大，颅内压逐渐升高，颅内痛觉敏感组织如脑膜、血管等受牵连、扩张、挤压，患者出现剧烈头痛，呈喷射的频繁呕吐等，严重时还会发生脑疝，危及生命。因此要严密观察病情，发现异常，及时与医生联系，严防意外。

（1）绝对卧床休息，取头高足低位，头部抬高 15°～20° 为宜，使颅内压有所下降，减轻头痛；避免和减少咳嗽及大幅度转头，保持病房安静，以免不良刺激加重头痛。

（2）恶心、呕吐者，注意观察呕吐的次数、呕吐物的性状及伴随症状，及时做好口腔护理，保持口腔清洁，防止患者将呕吐物吸入呼吸道发生窒息或引起吸入性肺炎。

（3）合理应用脱水剂。按照医嘱采取有效的脱水疗法，一般常用 20% 甘露醇 250 mL 快速静脉滴注，每日 1～2 次，要求 20～30 min 滴完；否则效果不明显。同时注意不得外渗，长期应用者注意监测有无电解质紊乱。

（4）控制液体入量，防止水分过多进入体内，加重颅内高压。

（5）保持大便通畅。便秘时可给予番泻叶、果导片等口服，亦可用开塞露等润肠协助排便，避免因用力排便导致颅内压力升高，加剧头痛。

2. 意识障碍的观察及护理

脑转移瘤患者典型临床表现除颅内压增高症状外，多存在不同程度的意识障碍，当脑转移瘤患者出现神志不清时表明患者即将进入临终阶段，所以，护理人员应密切观察全身情况，及时与医生联系，积极预防并发症。

（1）将患者安置在备有抢救设备的危重病室，保持室内空气清新，温湿度适宜；颅内压增高者取头高脚低位，昏迷患者取仰卧位，头偏向一侧，使口腔分泌物自口角流出，以防吸入呼吸道，引起窒息。

（2）按时测量体温、脉搏、呼吸、血压，观察意识、瞳孔变化，病情危重时，应设专人护理，随时观察，待病情稳定后，可减少观察次数。

（3）保持呼吸道通畅，随时清除患者口、鼻腔分泌物，吸痰时动作轻柔，防止损伤黏膜。持续氧气吸入，保持氧气管道通畅。

（4）做好口腔护理：对于张口呼吸的昏迷患者应用两层湿纱布敷于患者口、鼻部，口唇部涂液状石蜡，避免口唇干燥。做好口腔护理，每日两次，观察口腔黏膜变化，预防口腔溃疡发生。

（5）加强皮肤护理，预防褥疮。做到勤观察、勤翻身、勤擦洗、勤按摩、勤整理、勤更换，保持床铺平整、干燥，严格交接班等措施。正确使用便盆。避免因便盆使用不当擦伤皮肤。同时，根据医嘱加强全身营养。

（6）做好大小便护理。对于尿潴留和尿失禁患者应留置导尿管，长期置尿管者，1~2周更换一次，给予膀胱冲洗一日2次，病情允许时，鼓励患者多喝水，预防逆行尿路感染。大便失禁者，做好肛周皮肤护理，及时应用温水擦洗，保持肛周皮肤清洁、干燥。便秘者，酌情给予缓泻剂或开塞露，保持大便通畅，避免因用力排便导致颅内压迅速增高。

（7）保持静脉输液通畅，保证营养供给，维持水、电解质及酸碱平衡。同时通过检测电解质浓度、血气分析，适当控制输液速度和成分。

3. 眩晕的护理

当肿瘤侵犯脑干、前庭系统使维持机体平衡的协同作用发生障碍，使机体平衡紊乱而发生眩晕。

（1）卧床休息，避免声、光刺激。

（2）做好心理护理，安慰患者减轻恐惧心理，必要时遵医嘱应用镇静剂。

（3）协助患者家属做好生活的护理，减少不必要的活动，严防摔伤。

（4）眩晕患者常伴有恶心、呕吐，做好呕吐患者的护理。

【治疗时的护理】

脑转移患者主要治疗手段是放疗和化疗，其次是内分泌治疗和免疫治疗等，这里主要谈一下化疗时的护理。

脑转移的化学治疗一般采用环己亚硝脲（CCNU）、替尼泊苷（Vm-26）等易通过血脑屏障的药物加上其他对原发肿瘤有效的药物组成的联合化疗方案，化疗时应做好以下护理：

（1）按要求按时给药，CCNU 200 mg 于晚上睡前口服，一般同时服用甲氧氯普胺20 mg 或多潘立酮20 mg、艾司唑仑2 mg。目的是减轻胃肠道反应。

（2）Vm-26用法：替尼泊苷每个疗程总剂量为300 mg/m²，在3~5d期间给予，每3周或待骨髓恢复后可重复一个疗程。护士应按医嘱及时准确给药。

（3）治疗原发肿瘤的药物有许多种，如环磷酰胺（CTX）、氟尿嘧啶

（5－FU）、盖诺（NVB）、紫杉醇（TAXEL）、阿霉素（ADM）等，用药时根据不同的不良反应做好相应的护理，确保患者顺利完成化疗。

第二节　鼻咽癌化疗及护理

【概述】

　　鼻咽癌是发生在鼻咽部的一种恶性肿瘤，尤以我国南方及东南亚地区为多见。鼻咽部位于面部中央，口腔后部悬雍垂上方，其上方紧贴头颅的底部，后面紧贴脊椎骨。鼻咽腔是一个立方体，有6个壁。前壁为后鼻孔、鼻中隔后缘；顶壁与后壁不易分开而称为顶后壁，为蝶窦底、斜坡；底壁为软腭、口咽；两侧壁为咽鼓管隆突，咽鼓管开口。前、后壁长 2～3 cm，上、下径 3～4 cm，左、右径 3～4 cm。

【临床表现】

　　1. 颈部淋巴结肿大

　　颈部淋巴结肿大是最常见的症状。患者往往在无意中摸到颈部有一个肿块，或照镜子时发现两侧颈部不对称，或被别人发现肿块。它位于颈深淋巴结的上群，即乳突尖下方或胸锁乳突肌上段前缘处。肿块常较硬，触之无疼痛，活动常较差。具有转移早、转移率高的特点。病情晚期时其淋巴结转移可累及锁骨上，甚至到腋窝、纵隔。鼻咽癌淋巴结很少转移到颌下、颏下、枕部淋巴结等。

　　2. 回缩性血涕

　　回吸鼻腔后，从口腔吐出带涕血丝，尤以早晨起床后为甚。可以持续一段时间，为肿瘤血管破裂出血所致，是鼻咽癌的一个早期症状。

　　3. 耳鸣或听力减退

　　耳鸣、耳部闷胀，或者耳聋，听力下降。因为鼻咽部肿瘤生长在侧壁上，压迫或堵塞咽鼓管开口，或肿瘤直接侵犯破坏咽鼓管周围组织，或直接向咽鼓管内浸润，或引起咽鼓管周围组织水肿等，均可引起耳部症状。部分患者可以出现分泌性中耳炎，检查可见鼓膜内陷或有液平面，穿刺抽液后很快复发，是鼻咽癌的一个较早症状。

4. 头痛

常表现为枕部或颞部的疼痛，常为钝痛。早期可能为神经血管反射性头痛，常为间歇性；晚期多为肿瘤破坏颅底骨或脑神经、肿瘤感染、颈淋巴结转移压迫血管与神经等，常为持续性。鼻咽癌患者放疗后出现头痛，可能与肿瘤复发或放疗后感染有关。

5. 鼻塞

鼻塞可为单侧或双侧。与肿瘤的部位、大小和类型有较大的关系。为肿瘤阻塞后鼻孔或侵犯鼻腔，导致鼻腔通气不畅。有些患者可鼻腔完全堵塞，并且有较多的分泌物，可有血丝。

6. 面部麻木

面部麻木为肿瘤侵犯或压迫三叉神经所致，可以是感觉减退、痛觉过敏或者是痛觉缺失。三叉神经是支配整个面部的感觉神经，分为 3 支，分别支配额部、脸颊部和下颌，其运动支受侵犯可引起张口时下颌骨的偏斜。

7. 岩蝶综合征

岩蝶综合征亦称海绵窦综合征。鼻咽癌好发在顶前壁，极易向两侧咽旁或顶后壁黏膜下浸润进展，肿瘤沿着颅底筋膜达岩蝶裂区周围的蝶骨大翼、破裂孔、岩骨等。脑神经受损次序为第 Ⅴ、Ⅵ、Ⅳ、Ⅲ、Ⅱ 对，最后出现麻痹性视野缺损。病变发生在颅内鞍旁海绵窦者，突眼不多见。

8. 垂体 – 蝶骨综合征

鼻咽癌直接向上侵犯蝶窦、垂体、视神经，引起视力障碍。还可进一步扩展到海绵窦，产生第 Ⅲ、Ⅳ、Ⅴ、Ⅵ 对脑神经损伤症状。鼻咽癌侵犯垂体和蝶窦常为首发症状。

9. 眼眶综合征

鼻咽癌转移至眼眶或肿块压迫眼球运动神经周围分支，可引起眼球运动神经瘫痪，如三叉神经眼支或视神经均可受累。

10. 颈交感受损的 Horner 综合征

肿瘤侵犯或肿大淋巴结转移，累及压迫颈交感神经节，可引起同侧瞳孔缩小、眼球内陷、眼裂缩小及同侧面部皮肤无汗。

【病理】

世界卫生组织的鼻咽癌病理形态学描述分为：

1. 角化性鳞癌或鳞癌

①分化好的和中等分化的角化鳞癌；②分化差的鳞癌。

2. 非角化性鳞癌

此型在高发区占95%以上，与EB病毒的关系更密切，绝大多数非角化性鼻咽癌患者，血清EB病毒抗体水平高。又可分为：①分化型非角化癌，与EB病毒的关系密切；②未分化癌或鼻咽型未分化癌，以前又称淋巴上皮癌，泡状核细胞癌或大圆形细胞癌是其中的亚型之一。

【治疗方法】

鼻咽癌综合治疗原则以放疗为主，辅以化疗及手术治疗。

1. 初诊鼻咽癌的综合治疗

（1）早期鼻咽癌（Ⅰ/Ⅱ期）：单纯放疗，包括外照射或外照射加腔内后装治疗。

（2）中、晚期病例：可选用放疗或化疗的综合治疗，包括同期放化疗、诱导化疗或辅助化疗。

（3）有远处转移的病例：应选用化疗为主，辅以放疗。

2. 复发鼻咽癌的综合治疗

（1）放疗后1年以内鼻咽癌复发者，尽量不采用常规外照射放疗。可以选用辅助化疗、近距离放疗或适形调强放疗。

（2）放疗后颈部淋巴结复发者建议手术治疗，不能手术者可采用化疗。

（3）放疗后1年以上鼻咽或颈部淋巴结复发者可做第2周期根治性放疗。

（4）复发鼻咽癌再程放疗：只照射复发部位，一般不做区域淋巴结引流区的预防性照射。

3. 化疗方案

目前常用的化疗方案有顺铂 + 氟尿嘧啶、顺铂 + 氟尿嘧啶 + 亚叶酸钙、顺铂 + 博来霉素注射液 + 多柔比星，近年来紫杉醇、多西紫杉醇、吉西他滨也用于鼻咽癌的治疗。

【症状的观察与护理】

鼻咽癌是发生在鼻咽部的恶性肿瘤，临床表现较为明显，如头痛、涕中带血、鼻塞、面部麻木、颈部淋巴结转移、耳鸣或听力减退、眼眶综合征等。

1. 头痛的观察与护理

常表现为枕部或颞部的疼痛，常为钝痛。初诊鼻咽癌时，大约70%的患者有头痛症状。鼻咽癌的头痛症状常表现为偏头痛、颅顶枕后或颈项部疼痛。鼻咽癌头痛大多与癌组织侵犯颅底骨质、神经和血管有关。

（1）卧床休息，避免剧烈活动，减轻头痛，保持病房安静舒适，避免情绪激动，以免不良刺激加重头痛。

（2）疼痛剧烈的患者应注意观察其神志及生命体征，预防脑血管意外的发生，必要时可遵医嘱适当地给予止痛药物，观察患者的疗效及不良反应，做好记录，认真交接班。

（3）保持大便通畅。便秘时可给予番泻叶、乳果糖等药物口服，也可用开塞露灌肠，避免用力排便导致颅内压升高，加剧头痛。

（4）做好心理护理，安慰患者减轻恐惧心理。

2. 鼻塞的观察与护理

鼻塞是鼻咽癌另一个早期表现。大多表现为单侧鼻塞。当鼻咽肿瘤增大时，可能出现双侧鼻塞。另外，鼻咽癌放疗后鼻腔黏膜腺体减少而干燥，鼻塞是鼻腔干燥结痂痂块堵塞的结果，经常冲洗鼻腔就好些，应多注意观察。

（1）保持口腔及鼻腔的清洁，保持呼吸道通畅，患者如感觉胸闷、呼吸不畅，可给予氧疗，可根据医嘱用药，减轻患者鼻塞症状。

（2）引起鼻咽癌的原因主要有环境因素、遗传因素、饮食习惯等。鼻咽癌患者经过治疗后，目前生存期还是比较不错的。治疗期间要增加饮食营养，提高自身免疫功能。预后要多复查，注意平时生活规律，特别是饮食规律。

（3）鼻塞严重的患者可进行鼻腔冲洗，每日1~2次，或者用呋喃西林滴鼻，保持通畅，缓解鼻塞症状。

（4）尽量避免有害烟雾吸入，如煤油灯气、杀虫气雾剂等，并积极戒烟、戒酒。

3. 涕中带血的观察与护理

鼻咽癌放疗后鼻出血的主要原因是肿瘤复发侵犯血管及大剂量放疗对鼻咽部组织损伤所致。分析其原因为：大剂量放疗后鼻咽部黏膜坏死严重，组织修复困难，形成溃疡经久不愈，咽旁主要血管裸露，管壁变硬，侵及血管的肿瘤接受治疗后逐渐消退、崩解，血管壁不能有效修复及闭塞，血管破溃发生大出血。

（1）少量涕中带血时，局部可用麻黄素止血；中量出血时，可局部用麻黄素、肾上腺素纱条或鼻棉填塞止血、肌内注射止血药；大量出血时，嘱咐患者不要咽下流血，保持镇静，及时报告医生进行抢救。

（2）使患者平卧；输液、输血，备好氧气和吸痰器。

（3）鼻上放置冰袋，鼻咽腔用凡士林油纱填塞鼻后孔压迫止血。

（4）静脉滴注大量止血剂，并严密观察血压、脉搏、呼吸的变化。

【治疗时的护理】

鼻咽癌的主要治疗手段是放疗和静脉化疗，下面主要谈一下化疗的护理。

1. 饮食指导

由于鼻咽癌患者受其疾病的影响，心理负担重，食欲差，抵抗力低，所以要指导家属鼓励患者进食，且给予高蛋白、高维生素、低脂肪、易消化的食物。如豆类、牛奶、木耳、胡萝卜等。告诉患者戒烟酒、忌生冷和硬食、忌辛辣、忌食霉变食物。同时指导家属要为患者创造一个清洁、舒适的进食环境，注意饮食的色香味，为患者提供可口的食品，为患者提供丰富的营养。

2. 用药指导

告诉患者及其家属化疗期间随时与医生联系，多数患者会出现恶心、呕吐，轻者可根据医嘱给予健胃、镇静药，症状重者要及时与医生联系，必要时根据医嘱给予补液治疗。教会家属掌握白细胞计数（WBC）、红细胞计数（RBC）、血小板计数（PTL）的正常值，化疗期间每 3～4 d 查血常规一次，如有异常及时与医生联系，必要时停止化疗或遵医嘱给予升白细胞药物治疗。

3. 口腔清洁

鼻咽癌患者在治疗期间由于唾液腺分泌的减少，口腔的自洁功能消失，导致咽干、咽痛、口腔溃疡、吞咽困难，甚至还会影响到患者进食，所以告诉患者及其家属口腔清洁的重要性。具体措施：晨起、睡前、饭后用软毛牙刷刷牙，饭前用清水或生理盐水漱口。口干时用1%甘草液漱口或用麦冬、金银花、胖大海泡服。口腔溃疡者局部用西瓜霜喷剂或双料喉风散喷剂喷涂，并做张口运动，使口腔黏膜皱襞处充分进行气体交换，破坏厌氧菌的生长，防止口腔继发感染。咽痛者可在餐前30 min用维生素B溶液加2%利多卡因稀释后含2~3 min，可减轻疼痛，增进食欲。

第三节　肺癌化疗及护理

【概述】

肺癌是我国最常见的恶性肿瘤之一。据统计，在发达国家和我国大城市，肺癌发病率已居男性肿瘤首位。近年来，女性肺癌发病率也明显升高。发病年龄大多在40岁以上。临床上肺癌的发生和发展，大体可分为3个阶段：细胞间变阶段一般无特殊临床症状，但痰中可发现间变细胞；经数月或数年之后，间变细胞可逐渐演变为发展的原位癌，此时痰液脱落细胞检查可找到癌细胞，但无其他阳性体征；以后逐渐出现临床症状及体征，其症状与体征取决于原发病灶的部位和大小、转移灶的部位及副瘤综合征的出现等。不同类型的肺癌其症状和体征往往亦有所差别。根据世界卫生组织（WHO）下属机构，国际癌症研究机构报道，2002年，世界人口调查肺癌男性发病率为42.4/10万，死亡率为33.21/10万。女性发病率为19.0/10万，死亡率为13.45/10万。

【临床表现】

肺癌的临床表现多种多样，最常见的有咳嗽、咯血、气短、胸痛及发热等。

咳嗽：常为阵发性干咳或呛咳，合并感染时有浓痰。

咯血：多为反复发作的痰中带血，严重时有大咯血。

胸痛：初发时呈弥散不固定的隐痛，后期呈固定剧烈疼痛。

气短：由于癌肿阻塞支气管腔，或胸水压迫肺脏而引起呼吸困难。

发热：早期由继发感染引起，应用抗生素有效；晚期为坏死吸收热，应用抗生素无效，且呈持续性，并伴有乏力消瘦。

其他：晚期肺癌，可有肿瘤压迫或转移引起的症状，如声音嘶哑、吞咽困难、腹水、黄疸等。

【主要检查】

X 线检查、CT 检查、脱落细胞学检查、纤维支气管镜等检查。

【病理】

肺癌起源于支气管黏膜上皮和肺泡上皮。右肺癌多于左肺癌，上叶多于下叶。起源于主支气管、肺叶支气管的肺癌，位置靠近肺门者，称为中央型肺癌；起源于肺段支气管以下的肺癌，位置在肺的周围部分者称为周围型肺癌。

肺癌主要分为两大类：小细胞肺癌和非小细胞肺癌。非小细胞肺癌又分为三种主要组织学类型：鳞状细胞癌、腺癌和其他类型癌。

【治疗方法】

肺癌的生物学行为相差颇大，在各类组织学分型中，小细胞肺癌为一类特殊类型的肺癌，其生物学行为显著不同于其他组织类型，因此对非小细胞肺癌和小细胞肺癌治疗原则不同。

1. 非小细胞肺癌治疗

Ⅰ期患者，无手术禁忌，应接受手术治疗。对ⅠA期患者，不建议做术后化疗，对有高度治疗失败危险的患者，可考虑做术后辅助化疗。对ⅠB期患者，做术后辅助化疗可能提高患者生存获益。

Ⅱ期患者，治疗原则为采用手术治疗，术后辅助治疗，根据具体分期患者，加或不加放疗或化疗。

Ⅲ期患者，对能手术的ⅢA期患者，应根据手术情况及具体淋巴结情况选择术后相应辅助放化疗。对不能手术的ⅢA期、ⅢB期患者，放化疗结合治疗是首选。

Ⅳ期患者，全身化疗是主要的治疗手段。常用化疗方案有吉西他滨＋铂类，紫杉醇＋铂类，多西紫杉醇＋铂类，长春瑞滨＋铂类，培美曲塞＋铂类等。随着基因检测水平的提高，靶向治疗在肺癌中的作用逐渐受到重视。靶向治疗非小细胞肺癌中应用较多的是 EGFR 拮抗剂，包括吉非替尼和厄洛替尼及埃克替尼。其他靶向药物包括抗血管内皮生长因子单克隆抗体（贝伐珠单抗）、重组血管内皮抑素（恩度）等。

2. 小细胞肺癌治疗

根据肿瘤分期行化疗、放疗或同步放化疗。对于局限期患者，化疗联合局部放疗是目前公认的标准治疗方法。对于广泛期、有脑转移症状者，建议先放疗后化疗，无脑转移症状者建议先化疗后放疗。常用一线化疗方案为 EP 方案，二线用药有异环磷酰胺、紫杉醇、多西紫杉醇、伊立替康等。

【化疗方案】

1. NP 方案

长春瑞滨 25 mg/m^2，静脉滴注，第 1、8 天。

顺铂 75 mg/m^2，静脉滴注，第 1 天。

每 3 周为 1 个周期，21d 为 1 个周期。

2. GP 方案

吉西他滨 1 000 mg/m^2，静脉滴注 30 ~ 60 min，第 1、8 天。

顺铂 75 mg/m^2，静脉滴注，第 1 天。

每 3 周为 1 个周期，21d 为 1 个周期。

3. GC 方案

吉西他滨 1 000 mg/m^2，静脉滴注 30 ~ 60 min，第 1、8 天。

卡铂 AUC = 5，静脉滴注，第 1 天。

每 3 周为 1 个周期，21d 为 1 个周期。

4. 培美曲塞 + 顺铂

培美曲塞 500 mg/m^2，静脉滴注，第 1 天。

顺铂 75 mg/m^2，静脉滴注，第 1 天。

每 3 周为 1 个周期，21d 为 1 个周期。

5. TP 方案

紫杉醇 135 ~ 175 mg/m^2，持续静脉滴注 3 h，第 1 天。

顺铂 75 mg/m^2，静脉滴注，第 1 天。

每 3 周为 1 个周期，21d 为 1 个周期。

6. DP 方案

多西他赛 75 mg/m^2，持续静脉滴注 1 h，第 1 天。

顺铂 75 mg/m^2，静脉滴注，第 1 天。

7．EP方案

依托泊苷 $100 \, mg/m^2$，静脉滴注，第 $1 \sim 3$ 天。

顺铂 $75 \, mg/m^2$，静脉滴注，第 1 天。

为小细胞肺癌的一线化疗方案，21d 为1个周期。

8．IP方案

伊立替康 $65 \, mg/m^2$，静脉注射，第 1、8 天。

顺铂 $75 \, mg/m^2$，静脉注射，第 1、8 天。

$21 \, d$ 为1个周期。

【症状的观察与护理】

肺癌的临床表现比较复杂，症状和体征的有无、轻重及出现的早晚，取决于肿瘤发生部位、病理类型、有无转移及有无并发症，以及患者的反应程度和耐受性的差异。肺癌早期症状常较轻微，甚至可无任何不适，最常见的有咳嗽、咳痰、咯血、胸闷气短、声音嘶哑、胸痛及发热等。

1．咳嗽、咳痰的观察与护理

咳嗽是最常见的症状，以咳嗽为首发症状者占 $35\% \sim 75\%$，典型的表现为阵发性刺激性干咳，一般止咳药常不易控制。合并感染时有浓痰，如有剧烈咳嗽，应警惕有无出血的危险性。护理人员要严密观察病情变化，及时与医生联系，防止意外的发生。

（1）保持室内空气清新，无刺激气味，严禁吸烟。避免吹风受凉。

（2）观察咳嗽的性质、声音、时间及痰液的颜色、性质、量及气味，患者的体温和伴随症状，做好记录。

（3）剧烈咳嗽，痰液不易咳出者，遵医嘱给予化痰药物，如压缩雾化等，也可让患者饮少许温开水润喉后，轻拍其背，帮助排出痰液。

（4）注意气候变化，督促患者随时增减衣物，冬季外出戴口罩。

（5）遵医嘱应用止咳药物。

2．咳血、咯血的观察与护理

多为持续性痰中带血，由于肺肿化疗后组织坏死或肿瘤局部浸润血管、气管等组织受累引起的大咯血，需立即组织抢救。密切观察患者的病情变化，做好应急准备，并及时记录。

（1）给予心理护理，如陪伴和安慰患者，进行必要的解释，保持情绪稳定。

（2）少量咯血时，嘱患者卧床休息。大咯血时绝对卧床休息，去枕平卧位，头偏向一侧或患侧卧位，嘱咐患者不要屏气，轻轻将血咳出。

（3）咯血后协助患者清洁口腔，咯血污染的衣物及时更换，血液和痰液及时倒掉，避免产生不良刺激。

（4）大咯血时，暂禁食。病情稳定及少量咯血者，可给温热的高蛋白、高热量、高维生素易消化流质及半流质饮食，避免进浓茶、咖啡等刺激性饮料。

（5）密切观察病情变化，及时发现咳血征象如胸闷、气短、发绀、烦躁、神色紧张、冷汗及突然坐起等，发现这些情况应及时通知医生，并立即协助患者侧卧，取头低脚高位，轻拍其背部将血咳出，无效时，可直接用吸引器抽吸，必要时行气管插管或气管切开。

（6）遵医嘱应用止血药物、抗生素、静脉补液、输血等。

（7）定时测量生命体征，必要时给予心电监护，记录护理记录单。

（8）保持大便通畅，便秘者给予缓泻剂或灌肠。

3. 胸痛的护理

肺癌患者因肿瘤的侵犯和转移导致胸痛，压迫也可导致胸痛，如肿瘤压迫肋间神经时，可引起肋间神经痛。所谓神经痛，就是一种与神经传导有关的突然发作的一阵剧烈刺痛。胸痛常突然发生，如电击样放射性灼痛，较剧烈，持续时间短，间隙期完全正常，疼痛的部位多沿着神经的走行分布。肿瘤压迫臂丛神经会引起上肢疼痛，感觉麻木，严重时有肌肉萎缩等。

（1）实施正确的健康教育：帮助患者正确认识止痛药的成瘾性，癌症患者用药解除疼痛不会成瘾，无论用多少或多长时间，一旦引起疼痛的原因得以解除，他们即不再要求使用麻醉止痛药。经积极宣教全部患者能充分表述疼痛的感受，并接受止痛治疗。

（2）正确评估疼痛程度：疼痛是一种主观感受。评估资料应主要来源于患者的主诉。依据两种方法评估患者的疼痛，一种方法是以患者主观感受判断疼痛，另一种是应用评估工具准确评估疼痛。

（3）正确使用止痛药：严格按 WHO 推荐的三阶梯止痛法的原则从非麻醉性止痛药开始，无效时逐步升级到强麻醉性止痛药。护士切记按时给药，而不是按需给药，不要等到疼痛加重后才开始使用，特殊情况下可灵活掌握，临时增加止痛药。

（4）设置优美舒适的环境，争取患者家属的配合。置患者于舒适的体位，为患者创造一个良好的环境可提高痛阈减轻痛苦。

【治疗时的护理】

肺癌患者主要的治疗手段是手术治疗和化疗，下面主要谈一下化疗时的护理。

肺癌的化疗一般采用的方案有 NP、GP、TP、EP 等，化疗时应做到以下护理：

（1）严格执行化疗用药要求，保证有效治疗，化疗药物应现配现用，遵医嘱调节输液速度、用药时间，注意观察药物的毒性作用，随时检查血象、肝功能、尿常规。

（2）根据药物性质，选择给药途径，建议使用中心静脉置管给药，如果发生化疗药物外渗，按药物外渗进行处理。

（3）室内定期进行空气消毒，定时开窗通风，保持空气清新，根据患者病情，进行保护性隔离。

（4）饮食护理：给予高蛋白、高热量、高维生素、清淡易消化的饮食，注意多饮温开水，排出毒素。

第四节 喉癌化疗及护理

【概述】

喉癌是常见的头颈部恶性肿瘤之一，是一种与生活方式，如吸烟和饮酒有关的恶性肿瘤。随着内镜诊断技术和影像学诊断技术的发展，以及喉癌治疗水平的提高，早期喉癌的治疗取得了较为满意的疗效，既能根治肿瘤，又能保留发音、呼吸和吞咽三大功能。教育患者不吸烟或戒烟，避免被动吸烟，大力宣传吸烟危害，保持心情愉快，情绪稳定，减少刺激，定期进行检查，以便及早发现，及早治疗。

【临床表现】

根据癌肿发生的部位、症状不同，如声音嘶哑，呈进行性加重，重者甚至可失音。常出现喉痛，吞咽时疼痛加重，早期有咽喉部不适和异物感，晚期出现吞咽障碍。随着肿瘤的增大，可出现吸气性呼吸困难、咳嗽、咯血及颈部转移性肿块等。

1. 声门上癌

大多原发于会厌喉面根部。早期，甚至肿瘤已发展到相当程度，常仅有轻微的或非特异性的症状，如痒感、异物感、吞咽不适感等而不被患者注意。声门上癌分化差、发展快，故肿瘤常出现颈淋巴结转移时才引起警觉。咽喉痛常于肿瘤向深层浸润或出现较深溃疡时出现。声嘶为肿瘤侵犯勺状软骨、声门旁间隙或累及喉返神经所致。呼吸困难、咽下困难、咳嗽、痰中带血或咳血等常为声门上癌的晚期症状。原发于会厌喉面或喉室的肿瘤，由于位置隐蔽，间接喉镜检查常不易发现，纤维喉镜仔细检查可早期发现病变。

2. 声门癌

早期症状为声音改变。初起多表现为发音易倦或声嘶，无其他不适，常未受重视，多误以为感冒、喉炎，特别是以往常有慢性喉炎者。因此，对于年龄 >40 岁，声嘶超过 2 周，经发声休息和一般治疗不改善者，必须仔细做喉镜检查。随着肿瘤增大，声嘶逐渐加重，可出现发声粗哑，甚至失声。呼吸困难是声门癌的另一常见症状，常为声带运动受限或固定，加上肿瘤组织堵塞声门所致。肿瘤组织表面糜烂可出现痰中带血。晚期肿瘤向声门上区或声门下区发展，除严重声嘶或失声外，尚可出现放射性耳痛、呼吸困难、咽下困难、频繁咳嗽、咳痰困难及口臭等症状。最后可因大出血、吸入性肺炎或恶病质而死亡。

3. 声门下癌

声门下癌是位于声带平面以下、环状软骨下缘以上部位的癌。声门下喉癌少见，因位置隐蔽，早期症状不明显，不易在常规喉镜检查中发现。当肿瘤发展到相当程度时，可出现刺激性咳嗽、声嘶、咯血和呼吸困难等。

4. 跨声门癌

跨声门癌是指原发于喉室的癌，跨越两个解剖区域即声门上区及声门区，癌组织在黏膜下浸润扩展，以广泛浸润声门旁间隙为特征。该型癌尚有争议，国际抗癌联盟（UICC）亦尚未确定。由于肿瘤深在而隐蔽，早期症状不明显，当出现声嘶时，常已先有声带固定，而喉镜检查仍未能窥见肿瘤。其后随癌向声门旁间隙扩展、浸润和破坏甲状软骨时，可引起咽喉痛，并可于患侧摸到甲状软骨隆起。

主要检查：喉镜检查，喉部断层摄片，喉部 CT 扫描或磁共振（MRI）检查。

【病理】

原发性喉恶性肿瘤中鳞状细胞癌占 98%。喉癌早期病变仅局限于上皮层，基底膜完整。癌突破上皮基膜可在固有层内形成浸润癌巢。

喉癌的大体形态分为：

1. 溃疡浸润型

癌组织稍向黏膜面突起，表现可见向深层浸润的凹陷溃疡，边界多不整齐，界线不清。

2. 菜花型

肿瘤主要外突生长，呈菜花状，边界清楚，一般不形成溃疡。

3. 结节型或包块型

肿瘤表面为不规则隆起或球形隆起，多有较完整的被膜，边界较清楚，很少形成溃疡。

4. 混合型

兼有溃疡和菜花型的外观，表面凹凸不平，常有较深的溃疡。

【治疗方法】

手术治疗、放疗、化疗、免疫治疗等。

根据喉癌病变的范围，主要治疗手段为手术治疗和放疗。两种治疗方法可单独使用，也可联合应用综合治疗。早期喉癌单纯采用放疗和手术切除，都可以获得较好的效果，晚期则以综合治疗为佳。喉癌中 98% 左右为鳞状细胞癌，常对化疗不太敏感，虽然近年来化疗有一定的进展，但在喉癌的治疗中仍不能作为首选治疗方法。目前化疗主要用于喉癌的综合治疗。最近的实验研究提示，间质化疗有望提高喉癌的疗效，减轻全身毒副作用。

【化疗方案】

1. PF 方案

顺铂 30 mg/m^2，静脉注射，第 1~3 天。

氟尿嘧啶 500~750 mg/m²，静脉注射，第 1~5 天。

21d 为 1 个周期。

2. CF 方案

卡铂（AUC）=5，静脉注射，第 1 天。

氟尿嘧啶 300~500 mg/m²，静脉注射，第 1~5 天。

21d 为 1 个周期。

3. TPF 方案

顺铂 30 mg/m²，静脉注射，第 1~3 天。

氟尿嘧啶 500~750 mg/m²，静脉注射，第 1~5 天。

紫杉醇 135~175 mg/m²，静脉注射，第 1 天。

21d 为 1 个周期。

4. 西妥昔单抗靶向治疗

西妥昔单抗 400 mg/m²，静脉注射，第 1 天，随后 250 mg/m² 静脉注射，每周 1 次。

持续给药直至病情进展。

【症状的观察与护理】

喉癌是发生于喉部的恶性肿瘤，其症状因肿瘤的部位、分期而不同：声门上区癌早期可无症状或仅有咽部不适感、喉异物感；声门区癌早期就可以出现声嘶，呈进行性加重，晚期可出现喉头水肿、吞咽障碍、吸气性呼吸困难、咳嗽、咯血及颈部转移性肿块等。

1. 喉头水肿的观察与护理

喉癌后期由于肿瘤的不断增大及伴随症状喉头水肿，导致患者出现吞咽困难，营养缺乏，甚至出现呼吸困难，最后可因吸入性肺炎或恶病质而死亡。因此，喉头水肿的观察与护理尤为重要。

（1）饮食宜富含营养，易消化，特别要提供足够的蛋白质和维生素，食物宜多样化，并注意色、香、味、形，以增进患者食欲；饮食宜清淡，避免吃油腻的食物。可以增加一些开胃的食品，增进患者食欲，并少量多餐。

（2）保持呼吸道通畅。单纯放疗患者，可因肿瘤压迫或喉水肿，而引起呼吸不畅，甚至窒息，因而随时备好气管切开盘、吸痰器及氧气等急救措施。

（3）当患者出现哽噎感时，不要强行吞咽，否则会刺激局部癌组织出血、扩散、转移和疼痛。在哽噎严重时应进流食或半流食。对于完全不能进食的喉癌患者，应采取静脉高营养的方法输入营养素以维持患者机体的需要。

（4）喉癌特别是声门上型喉癌患者，喉功能失调易发生误吸，因此患者进食时应取坐位或半卧位，以软食为好，应尽量避免口服片剂。

2. 呼吸困难的观察与护理

（1）保持室内空气清新，无刺激气味，严禁吸烟。避免吹风受凉。

（2）观察咳嗽的性质、声音、时间，以及痰液的颜色、性质、量及气味，患者的体温和伴随症状，做好记录。

（3）剧烈咳嗽，痰液不易咳出者，遵医嘱给予化痰药物，如压缩雾化等，也可让患者饮少许温开水润喉后，轻拍其背，帮助排出痰液。

（4）晚期喉癌患者可能存在不同程度的呼吸困难，特别是做过喉镜检查及取活检后可使呼吸困难加重甚至发生窒息，因此对这些患者应加强巡视，嘱其卧床休息，少活动，必要时吸氧，并做好气管切开准备。

3. 咳血、咯血的观察与护理

（1）给予心理护理，如陪伴和安慰患者，进行必要的解释，保持情绪稳定。

（2）少量咯血时，嘱患者卧床休息。大咯血时绝对卧床休息，取去枕平卧位，头偏向一侧或患侧卧位。

（3）保持口腔清洁。

（4）大咯血时，暂禁食。病情稳定及少量咯血者，可给温热的高蛋白、高热量、高维生素易消化流质或半流质饮食，避免进浓茶、咖啡等刺激性饮料。

（5）按医嘱用止血药、抗生素、静脉补液、输血等。

（6）保持大便通畅，便秘者给缓泻剂或灌肠。

【治疗时的护理】

喉癌患者的主要治疗手段是手术治疗、放疗，以及化疗、免疫治疗。这里主要谈一下化疗时的护理。

（1）骨髓抑制：早期可表现为白细胞尤其是总细胞减少，严重时血小板、红细胞、血红蛋白均可降低，同时患者还可有疲乏无力、抵抗力下降、易感染、发热、出血等表现，保持患者休息室通风、整洁，保持室内相对湿度50%~60%，必要时每日房间消毒，遵医嘱给予升白细胞药物治疗。

（2）胃肠道反应：表现为口干、食欲减退、恶心、呕吐，有时可出现口腔黏膜炎或溃疡。便秘、麻痹性肠梗阻、腹泻、胃肠出血及腹痛也可见到。化疗期间注意饮食，进食清淡易消化的软食，多喝水，进食含蛋白质、维生素丰富的食物，出现放射性咽炎（咽喉疼痛）、食管炎（吞咽疼痛、胸骨后疼痛）时宜进食温凉容易吞咽的流质或半流质饮食，如水蛋、牛奶、豆浆、新鲜果汁、粥、肉汤等，少量多餐，进食量少时注意有无电解质紊乱，根据病情可进行静脉营养治疗，保持口腔清洁，用漱口液多漱口；加强对患者及其家属营养知识宣教或者提倡"超食疗法"，即在化疗间歇期间，给予浓缩优质蛋白质及其他必需的营养素，以迅速补充患者的营养消耗。

（3）肾毒性：表现为肾小管上皮细胞急性坏死、变性、间质水肿，肾小管扩张，严重时出现肾功衰竭。患者可出现腰痛、血尿、水肿、小便化验异常等。化疗期间鼓励患者多饮水，每日3 000 mL以增加尿量，使因放疗所致肿瘤细胞大量破裂、死亡而释放出的毒素排出体外，减轻全身放疗反应。

（4）心理护理：喉癌对患者造成极大的恐惧感，加之手术创伤性大、时间长，全喉切除者突然失去说话功能，担心会给以后的工作、生活、学习带来一系列的不便；因担心术后不能达到预期的效果，往往多伴有悲观、消极、恐惧心理，所以我们应以真诚的语言，与患者交谈，因势利导，消除其不利的心理因素，合理解释患者及其家属提出的问题；与患者及其家属共同制定出统一的交流方式，对有文化者准备纸、笔，以利于交流，使患者保持良好的、稳定的、最佳的心理状态，主动配合治疗及护理，争取早日康复。

第五节 甲状腺癌化疗及护理

【概述】

甲状腺肿瘤为临床的常见病、多发病，在非缺碘地区，约5%的女性与1%的男性发生可触及甲状腺肿块，在低碘饮食地区发病率较高，如使用高分辨超声检查，在女性和老年人群中19%～67%可发现甲状腺肿瘤。甲状腺肿瘤大多为良性，少数为癌，罕见肉瘤。甲状腺肿瘤的诊断与鉴别诊断，目前仍是困扰临床医师的一个重要课题。虽然甲状腺癌的发病率并不高，占所有甲状腺肿瘤的5%～10%，但它是内分泌系统中最常见的恶性肿瘤。

甲状腺癌是头颈部比较常见的恶性肿瘤，占全身恶性肿瘤的1%～2%，女性多见。由于其病理类型较多，生物学行为差异很大。低度恶性甲状腺癌患者可自然生存10年以上，有的甚至在肺部转移时还能带病生存5年以上，但高度恶性的甲状腺未分化癌可致患者在短期内死亡。绝大多数甲状腺癌发生于中青年。

【临床表现】

典型的临床表现，为进行性增大的无痛性甲状腺肿块，多数患者无自觉症状，因为病变发展缓慢，故就诊时平均病程均较长。部分患者可出现声音嘶哑、吞咽困难等肿瘤侵及邻近组织所致的症状。少数患者可以颈部淋巴结肿大为首发症状。晚期患者，可出现由于肿瘤细胞向远处转移导致的胸痛、痰中带血、腹部或骨骼痛等症状。髓样癌患者，可以伴有因其他内分泌肿瘤而引起的症状，如腹泻、面部潮红、血压升高、消化道溃疡、黏膜多发结节等症状。

【病理】

甲状腺上皮恶性肿瘤主要有四种组织类型：乳头状癌、滤泡状癌、髓样癌、未分化癌。非上皮肿瘤有恶性淋巴瘤、肉瘤及其他肿瘤等。

【治疗方法】

甲状腺癌治疗方法有手术治疗、放疗、化疗、内分泌治疗，甲状腺癌治疗以手术治疗为主，一旦明确诊断，如无手术禁忌应及时手术。

放疗是甲状腺癌综合治疗的主要方法之一，分外放疗和内放疗两种。

甲状腺癌对化疗不敏感，不应对甲状腺癌做常规术后化疗，仅对未分化癌或不能切除的甲状腺癌使用化疗，常用药物是多柔比星、顺铂、紫杉醇等。

【化疗方案】

1. 多柔比星

多柔比星 75 mg/m^2，静脉注射，第 1 天。

21 d 为 1 个周期。

2. 多柔比星 + 顺铂

多柔比星 60 mg/m^2，静脉注射，第 1 天。

顺铂 40 mg/m^2，静脉注射，第 1 天。

21～28 d 为 1 个周期。

3. 紫杉醇

紫杉醇 80 mg/m^2，静脉注射，第 1、8、15 天。

21～28 d 为 1 个周期。

【症状观察与护理】

甲状腺癌的症状因其不同的病理类型和生物学特性而表现各异，局部体征也不尽相同。其早期临床表现不明显，患者或其家属、医生偶然发现患者颈部甲状腺有质硬而高低不平的肿块，多无自觉症状。颈部肿块往往为非对称性硬块，甲状腺结节肿块可逐渐增大，随吞咽上下活动，并可侵犯气管而固定，肿块易较早产生压迫症状，如伴有声音嘶哑、呼吸不畅、吞咽困难或局部压痛等压迫症状。颈静脉受压时，可出现患侧静脉怒张与面部水肿等体征，为甲状腺癌的特征之一，可出现肺转移与骨转移等，甚至发生病理性骨折。

1. 胸部疼痛的观察与护理

（1）认真评估观察患者疼痛的部位、性质、持续时间及伴随的其他症状，使患者保持情绪稳定，焦虑的情绪易引起疼痛加深。转移患者注意力，可看些小说、漫画等分散注意力。

（2）疼痛时尽量深呼吸，以胸式呼吸为主，减轻腹部压力刺激。

（3）取舒适的体位，患侧卧位及半卧位，可减轻患者胸壁紧张，减轻疼痛。

（4）正确使用止痛药，严格按 WHO 推荐的三阶梯止痛法的原则从非麻醉性止痛药开始，无效时逐步升级到强麻醉性止痛药。护士切记按时给药而不是按需给药，不要等到疼痛加重后才开始使用，特殊情况下可灵活掌握，临时增加止痛药。

（5）饮食应选清淡、高蛋白、低脂肪、无刺激的易消化食物，不宜过饱，少量多餐。

（6）保持环境安静舒适，执行保护性医疗制度，耐心听取患者倾诉，给予适当安慰，减轻患者心理负担，提高痛阈。

2. 呼吸困难的观察与护理

晚期患者由于肿瘤的不断增大，导致肿瘤压迫气管造成患者的呼吸困难。

（1）观察患者神志、面容与表情、口唇、指端的皮肤颜色，呼吸的节律、频率的变化，评估血氧饱和度，如有异常及时报告医生，给予对症处理。

（2）保持呼吸道通畅，痰液不易咳出的患者采用辅助排痰法或遵医嘱给予化痰药物、压缩雾化等。

（3）根据病情采取坐位或半卧位，改善通气，以患者自我感觉良好为原则。

（4）指导患者有计划地进行休息和活动，循序渐进地增加活动量和改变运动方式。

（5）保持呼吸道通畅，指导患者做深呼吸及咳嗽运动，有痰液及时咳出，对声音嘶哑的患者多给予生活上的照顾及精神安慰。

【治疗时的护理】

（1）饮食营养均衡，适宜进高蛋白、低脂肪、低糖、高维生素、无刺激性饮食，除各种肉、鱼、蛋、奶外，应多吃新鲜蔬菜、水果。戒烟禁酒，少量多餐。如出现进食时咳嗽、声音嘶哑，应减少流质饮食，防止食物进入气管。

（2）注意休息，加强口腔卫生，避免剧烈运动和精神刺激，并预防感染，加强营养。

（3）骨髓抑制：早期可表现为白细胞尤其是总细胞减少，严重时血小板、红细胞、血红蛋白均可降低，同时患者还可有疲乏无力、抵抗力下降、易感染、发热、出血等表现，保持患者休息室通风、整洁，保持室内相对湿度为 50% ~ 60%，必要时每日房间消毒，遵医嘱给予升白药物治疗。

（4）观察患者用药后的反应，如恶心、呕吐、腹痛、腹泻、血尿、便血、发热等情况。化疗期间注意观察患者生命体征，注意观察尿量，鼓励患者多饮水，24 h 尿量应大于 3 000 mL。

第六节　舌癌化疗及护理

【概述】

舌癌是发生于舌体部位的恶性肿瘤，为口腔、颌面部最常见的恶性肿瘤。其发病率约为 0.6/10 万，占全身恶性肿瘤的 0.8% ~ 1.5%，占头颈部肿瘤的 5% ~ 7.8%，占口腔癌的 32.3% ~ 50.6%。本病发生年龄以 40 ~ 60 岁居多，男性发病率稍高于女性，为（1.3 ~ 5）:1。近年来其发病率呈上升趋势。流行病学研究发现，舌体已成为口腔癌变发病率最高的部位，且 40 岁以下舌癌患者发病比例明显上升，女性患者也有增多趋势。

【临床表现】

（1）口腔内突然出现黏膜红斑、水肿、糜烂、白斑皲裂、扁平舌癣、隆起和颗粒状肉芽等。虽无明显不适，但经过治疗 2 ~ 4 周非但不愈，反而慢慢扩散增大。

（2）突然出现牙齿松动、脱落，咀嚼食物时牙齿咬合不良，有假牙者自觉假牙不适。

（3）口腔与咽部麻木、疼痛，口腔黏膜出现长期不愈的溃疡，且黏膜苍白，失去光泽，类似白斑，黏膜下发生纤维性索条硬结。

（4）局限性唇红，黏膜增厚与鳞屑形成，伴有灰白色角化斑。

（5）口腔内有多次原因不明的出血和张闭口困难。

（6）突然出现的唾液分泌增多、流涎、鼻涕带血、吞咽哽噎感、颌面部肿块及淋巴结肿大，并且持续存在，甚至逐渐加重。

（7）突然出现的舌头运动受限、语言不清、说话和吞咽时感到疼痛。

（8）口腔内有隆起和赘生。

（9）舌癌颈部淋巴结转移在口腔癌中居首位，首诊时转移率在 25% ~ 40%，T_3 ~ T_4 者转移率超过 60%，表现为逐渐增大的颈部肿块。

【病理】

舌癌以鳞状细胞癌为主。

【治疗方法】

治疗方法主要有手术治疗、放疗、化疗。

手术治疗和放疗是口腔癌治疗的主要手段，早期的口腔癌多可选择手术治疗或放疗，晚期或预后不佳的患者主张采取手术治疗和放疗综合治疗方法。化疗一般用于辅助治疗，对提高疗效有一定的作用。对口腔癌，特别是鳞癌效果较好的药物有顺铂、卡铂、5-氟尿嘧啶、甲氨蝶呤、紫杉醇、长春新碱、平阳霉素等。近年来一些新的药物，如西妥昔单抗在口腔癌治疗中的作用已得到肯定。

【化疗方案】

1. PF 方案

顺铂 100 mg/m²，静脉注射，第 1 天。

5-氟尿嘧啶 1 000 mg/m²，静脉注射，第 1 ~ 5 天。

21 d 为 1 个周期。

2. CF 方案

卡铂 AUC = 5，静脉注射，第 1 天。

5-氟尿嘧啶 300 ~ 500 mg/m²，静脉注射，第 1 ~ 5 天。

21 d 为 1 个周期。

3. TPF 方案

顺铂 30 mg/m²，静脉注射，第 1～3 天。

5－氟尿嘧啶 500～750 mg/m²，静脉注射，第 1～5 天。

紫杉醇 135～175 mg/m²，静脉注射，第 1 天。

21 d 为 1 个周期。

4. 西妥昔单抗靶向治疗

西妥昔单抗 400 mg/m²，静脉注射，第 1 天，随后 250 mg/m²，静脉注射，每周 1 次。

持续给药直至病情进展。

【症状的观察与护理】

舌癌晚期由于舌运动严重受限、固定、唾液增多外溢，进食、吞咽、语言均感困难，且剧烈疼痛。

1. 口腔的观察与护理

口腔分泌物较多，应及时清理，保持局部清洁，预防组织损失，减少局部刺激。每日行口腔护理 2～3 次，根据病情可采用口腔清洗和口腔擦拭两种方法。对于口腔糜烂严重、张口受阻的患者，可采用注射器抽吸漱口液进行冲洗或含漱；也可根据口腔情况采用常规的方法行口腔护理。

2. 疼痛的观察与护理

（1）观察患者疼痛的程度，遵医嘱给予止痛药物，并且及时进行用药后的评价。必要时夜间给予促进睡眠的药物。

（2）卧床休息，避免剧烈活动，减轻头痛，保持病房安静舒适，避免情绪激动，以免不良刺激加重头痛。

（3）疼痛剧烈的患者应注意观察其神智及生命体征，预防脑血管意外的发生，必要时可遵医嘱适当地给予止痛药物，观察疗效及患者的不良反应，做好记录，认真交接班。

（4）保持大便通畅。便秘时可给予番泻叶、乳果糖等药物口服，也可用开塞露灌肠，避免用力排便导致颅内压升高，加剧头痛。

（5）做好心理护理，安慰患者减轻恐惧心理。

【治疗时的护理】

（1）由于口腔的正常功能被破坏，加之手术后手术野部分神经损伤，致使经口进食时食物易误吸入气管引起呛咳，患者进食受到影响。特别是对于刚拔除胃管经口进食的患者，应指导患者进行吞咽动作的练习，指导患者取坐位进食，进食速度不宜过快。鼓励患者少食多餐，宜进食高蛋白、高热量、高维生素、易消化的清淡食物，以保护口腔黏膜。避免如热咖啡、冰淇淋等过热或者过冷的食物刺激。

（2）大部分口腔癌术后患者存在不同程度的外形改变及社交功能和语言功能的障碍，从而影响患者心理及精神状态，因此护理人员和患者家属要建立良好的关系，指导家属配合调配饮食，注意关心、体贴患者，鼓励患者参与康复训练。

（3）康复期患者要坚持进行锻炼，患者可进行张口训练、含话梅或咀嚼口香糖等练习吞咽功能。

（4）定期复查，治疗后应定期随诊。

第七节　食管癌化疗及护理

【概述】

食管指连接下咽到胃之间的生理管道。原发于食管恶性肿瘤，绝大多数发生在食管黏膜上皮，称为食管癌，少数发生于食管中胚层组织的称为肉瘤。从世界范围看，食管癌是常见的恶性肿瘤之一，全球食管癌每年新发患者数约 40 万，是第 3 位常见消化道的恶性肿瘤，是第 6 位癌性死亡的原因。在我国，属于高发和导致癌性死亡常见的恶性肿瘤之一。食管癌发病与食物粗硬、过热食物长期刺激，过量饮酒、吸烟，慢性食管炎及遗传因素有关。饮食中亚硝胺类化合物也是病因之一，如腌制的食物中亚硝胺类化合物含量较高，经常食用可致癌。

【临床表现】

早期食管癌的症状往往并不明显，很多患者因此而忽略，这也是食管癌早期发现困难的主要原因。早期的主要症状有：胸骨后不适、进食后轻度哽噎感、疼痛、异物感、闷胀不适感、烧灼感或进食后食物停滞感等。上述症状常间断出现，也可以持续数年。亦有患者仅表现为吞咽时疼痛不适或有异物感。临床上，很多早期食管癌患者常常在确诊后，经医生提示询问时才发觉有上述症状。

进展期食管癌因肿瘤生长浸润，造成管腔狭窄而出现食管癌的典型症状，归纳有以下几点：①进行性的吞咽困难；②胸骨后疼痛；③呕吐；④贫血、体重下降、泛酸等。

晚期食管癌的症状多为肿瘤压迫、浸润周围组织和器官而产生。①压迫气管引起咳嗽，呼吸困难。穿破气管而发生气管食管瘘时，可发生进食呛咳、发热、咳脓臭痰，肺炎或肺脓肿形成。②侵犯喉返神经引起声音嘶哑，侵犯膈神经而致膈神经麻痹，则发生呼吸困难或膈肌反常运动。③侵犯纵隔则可引起纵隔炎和致命性大呕血。④肿瘤转移可引起锁骨上淋巴结肿大、肝大、黄疸、腹块、腹腔积液及骨骼疼痛等。极少数病例肿瘤向食管腔内生长较慢，而向食管外侵犯和转移出现较早，吞咽困难症状不明显，首先引起患者注意的是声音嘶哑，或者是颈部淋巴结肿大，此类患者往往以声音嘶哑前来就诊。⑤恶病质，表现为极度消瘦和衰竭。

【主要检查】

1. 胃镜检查

胃镜检查是必不可少的检查。

2. 食管钡餐造影检查

最常用，主要用于那些不适合做胃镜检查的患者。

3. CT 检查

可辅助判断肿瘤侵犯范围及局部生长状况，对于外科医生判断手术是否进行或者采取何种手术途径具有重要意义。

4. 正电子发射断层显像（即 PET－CT 检查）

对判断食管癌是否有全身转移简单而方便。

5. MRI 检查

可在冠状面及矢状面上显示肿瘤的长度，在诊断食管癌方面不如 CT 检查。

【病理】

食管恶性肿瘤绝大多数发生于食管黏膜上皮，以鳞癌为主，少数发生于食管中胚层组织来源肉瘤。早期食管癌病理类型分为隐伏型、糜烂型、斑块型、乳头型或隆起型。中晚期食管癌大体形态学类型有髓质型、蕈伞型、溃疡型、缩窄型、腔内型。

【治疗方法】

食管癌治疗方法有手术治疗、放疗、化疗等，早期食管癌首选手术切除，中晚期食管癌采用以放化疗为主的综合治疗，局部晚期患者治疗方法复杂，可结合手术治疗及手术前后放化疗治疗。

【化疗方案】

1. PF 方案

顺铂 $80 \sim 100$ mg/m^2，静脉滴注，第 1 天。

氟尿嘧啶 $750 \sim 1\ 000$ mg/m^2，静脉滴注，第 $1 \sim 5$ 天。

每 3 周为 1 个周期。

2. DDP + 5 - FU/CF 方案

顺铂 $14 \sim 20$ mg/m^2，静脉滴注，第 $1 \sim 5$ 天。

氟尿嘧啶 $350 \sim 400$ mg/m^2，静脉滴注，第 $1 \sim 5$ 天。

亚叶酸钙 $70 \sim 140$ mg/m^2，静脉注射，第 $1 \sim 5$ 天。

每 3 周为 1 个周期。

3. TP 方案 1

紫杉醇 $135 \sim 175$ mg/m^2，持续静脉滴注 3 h，第 1 天。

顺铂 $80 \sim 100$ mg/m^2，静脉滴注，第 2 天。

每 3 周为 1 个周期。

4. TP 方案 2

多西紫杉醇 $60 \sim 75$ mg/m^2，静脉滴注，第 1 天。

顺铂 60 ~ 75 mg/m^2，静脉滴注，第 1 天。

每 3 周为 1 个周期。

5. IP 方案

伊立替康 65 mg/m^2，静脉滴注，第 1、8 天。

顺铂 30 mg/m^2，静脉滴注，第 1、8 天。

每 3 周为 1 个周期。

6. GP 方案

吉西他滨 800 ~ 1 000 mg/m^2，静脉滴注，第 1、8 天。

顺铂 40 mg/m^2，静脉滴注，第 2、9 天。

每 3 周为 1 个周期。

7. NP 方案

长春瑞滨 25 mg/m^2，静脉滴注，第 1、8 天。

顺铂 25 mg/m^2，静脉滴注，第 1 ~ 3 天。

每 3 周为 1 个周期。

8. mFOLFOX6 方案

奥沙利铂 85 mg/m^2，静脉滴注，第 1 天。

氟尿嘧啶 400 mg/m^2，静脉滴注，第 1 天。

氟尿嘧啶 2 400 mg/m^2，持续静脉滴注 46 h。

亚叶酸钙 400 mg/m^2，静脉滴注，第 1 天。

每 2 周为 1 个周期。

9. NDP + CAP 方案

奈达铂 75 ~ 80 mg/m^2，静脉滴注，第 1 天。

卡培他滨 1 000 mg/m^2，2 次/d，口服，第 1 ~ 14 天。

每 3 周为 1 个周期。

10. NDP + 5 - Fu 方案

奈达铂 75 ~ 80 mg/m^2，静脉滴注，第 1 天。

卡培他滨 500 ~ 750 mg/m^2，2 次/d，口服，第 1 ~ 14 天。

每 3 周为 1 个周期。

11. ECF 方案

表柔比星 60 mg/m^2，静脉滴注，第 1 天。

顺铂 60 ~ 75 mg/m^2，静脉滴注，第 1 天。

5 – FU 500 ~ 600 mg/m^2，静脉滴注 4 ~ 6 h，第 1 ~ 4 天。

每 3 周为 1 个周期。

【症状的观察与护理】

食管癌早期常无明显症状，进食时有轻微的哽噎感，随着肿瘤的增大及病情的不断发展，会引起一系列症状，进行性吞咽困难是最常见也是最典型的临床表现。胸背部灼烧样疼痛、声音嘶哑、呕血、食管气管瘘，吞咽食物或水时剧烈呛咳。

1. 吞咽困难的观察与护理

吞咽困难，食管癌晚期症状之吞咽困难随病情逐渐加重，开始是固体食物不能顺利咽下，到半流质食物下咽困难，最后进流质饮食同样下咽不利。进行性咽下困难是绝大多数患者就诊时的主要症状，但却是本病的较晚期表现。因为食管壁富有弹性和扩张能力，只有当约2/3 的食管周径被癌肿浸润时，才出现咽下困难。因此，在上述早期症状出现后，在数月内病情逐渐加重，由不能咽下固体食物发展至液体食物亦不能咽下。如癌肿伴有食管壁炎症、水肿、痉挛等，可加重咽下困难。

（1）患者应避免精神刺激，少食多餐，低脂肪、清淡饮食，避免刺激性食物；不宜吃得过饱，特别是晚餐。

（2）忌烟和酒，餐后不要立即平躺，睡眠时应把床头抬高，以减少胃酸反流的机会，必要时可手术治疗或扩张治疗，改善食管下括约肌功能。

（3）当患者出现哽噎感时，不要强行吞咽，否则会刺激局部癌组织出血、扩散、转移和疼痛。在哽噎严重时应进流食或半流食。要避免进食冷流食，放置较长时间的偏冷的面条、牛奶、蛋汤等也不能喝。因为食管狭窄的部位对冷食刺激十分敏感，容易引起食管痉挛，发生恶心、呕吐、疼痛和胀麻等感觉。所以进食以温食为好。不能吃辛、辣、臭、腥的刺激性食物，因为这些食物同样能引起食管痉挛，使患者产生不适。

（4）当患者出现重度吞咽困难情景时，及时报告医生，必要时行手术治疗。

2. 胸骨后疼痛的观察与护理

（1）注意力转移：可根据患者的爱好，放一些欢快节奏的音乐，让患者边欣赏边随节奏做拍手动作；或可让患者看一些笑话、幽默小说，说一段相声取乐。还可以让患者坐在舒适的椅子上，闭上双眼，回想自己童年有趣的乐事，或者想自己愿意想的任何事，每次 15 min，一般在进食后 2 h 进行，事后闭目静坐 2 min，这些都可以达到转移止痛的目的。

（2）体表止痛法：可通过刺激疼痛部位周围的皮肤或相对应的健侧达到止痛目的。刺激方法可采用按摩、涂清凉止痛药等，也可采用各种温度的刺激，或用 65 ℃热水袋放在湿毛巾上做局部热敷，每次 20 min，可取得一定的止痛效果。

（3）对于食管癌晚期肿瘤浸润导致疼痛的患者，应尽量满足他们的止痛要求，不要害怕麻醉止痛剂的成瘾性，以提高其生活质量。

3. 意识状态及心理状况的观察与护理

（1）密切观察晚期食管癌患者的生命体征，若发现患者忽然失语、面色改变、呼吸停止，必须马上报告医生，紧急抢救。

（2）保持室内环境优雅舒适，床铺干燥、整洁，尤其是护理生活不能自理的食管癌患者一定要定期翻身，用温水擦洗，时常按摩受压部位，预防褥疮的发生。

（3）合理膳食，食管癌患者到了晚期由于肿瘤消耗等原因，一般患者的营养欠缺比较严重，故饮食应丰富多样，以清淡和高营养为原则，可嘱患者多食新鲜的蔬菜和水果，忌食辛辣和刺激性强的食物，在保证营养供给的同时增强患者的免疫抗病能力。

（4）注意观察晚期食管癌患者的精神和心理活动，晚期食管癌患者往往容易自暴自弃，丧失生活的勇气和信心，我们要不断鼓励患者，多给予患者精神和心理安慰，消除他们对死亡的惧怕感，树立晚期食管癌患者战胜疾病的自信心。

（5）鼓励患者在身体状况允许的情况下多做一些力所能及的活动，使其能积极地尽快融入社会活动中，但一定要注意切勿活动过度。

【治疗时的护理】

食管癌的治疗方案分手术治疗、放疗、化疗、介入治疗和综合治疗。两种或以上疗法同时或先后应用称为综合治疗。结果显示以综合治疗效果较好。这里主要讲一下化疗的护理。

（1）鼓励患者进食，向患者解释加强营养能够促进组织的修复、提高治疗效果及减轻不良反应，嘱患者在化疗期间大量饮水，以减轻药物对消化道黏膜的刺激并有利于毒物排泄，饮食以高蛋白、高维生素、易消化、无刺激、清淡可口的半流质饮食为主，少食多餐。每次进食后，可饮温开水冲洗食管，以减轻炎症及水肿。

（2）肾毒性的护理：给予充分的液体和利尿剂保证足够的尿量，是预防顺铂肾毒性反应最基本、最重要的策略。鼓励患者多饮水，准确记录出入水量，如发现尿量减少，可通知医生，按医嘱给予利尿剂，以减轻对肾脏的毒性反应。

（3）加强基础护理，保持口腔、会阴部皮肤清洁，避免感染，必要时实行保护性隔离，限制患者活动及家属探视。

（4）室内经常通风，保持温度适宜。避免去人多的公共场合，外出戴口罩。

第八节　胃癌及贲门癌化疗及护理

【概述】

在我国，胃癌的发病率和死亡率均处于恶性肿瘤前列。近年来，虽然生活水平及卫生保健意识普遍提高，但仍未能像日本和韩国那样，在胃癌的高危人群中开展普查，因此早期胃癌的确诊比例仍然很低，进展期胃癌的比例居高不下。多数患者就诊时，肿瘤已处于Ⅲ、Ⅳ期，虽经积极综合治疗，远期疗效仍令人沮丧。就全球范围而言，有关胃癌的临床研究仍存在许多问题，如早期胃癌的治疗模式转换、进展期胃癌合理的淋巴结清扫范围的确定、胃癌辅助性放疗和化疗的优化方案等均远未达成共识。因此，探寻出适合我国国情的早期胃癌筛查方案，迅速提高胃癌的早期诊断率，根据最新临床研究成果，建立适合我国胃癌患者的诊断和治疗规范，是今后我国胃癌防治工作的主要努力方向。

【临床表现】

早期胃癌多无明显的症状，甚至毫无症状，随着病情的进展，可逐渐出现非特异性的症状。上腹痛是最常见的症状，初起时可能仅为饱胀不适。胀痛或隐隐作痛，常被认为是胃炎、胃溃疡等，给予相应治疗后症状也可暂时缓解。少数患者可出现恶心、呕吐、食欲减退，偶有呕血、黑便等。

进展期胃癌除上述症状比较明显外，尚可发生梗阻、上消化道出血及穿孔。若梗阻发生于幽门部，可出现幽门梗阻症状，表现为进食后饱胀、呕吐、宿食及脱水。上消化道出血多表现为贫血和大便隐血试验阳性，有时出血量较大，表现为呕血或黑便。胃癌急性穿孔时，可导致弥漫性腹膜炎而出现相应的症状。约有 10% 的进展期胃癌患者出现腹泻，多为稀便。多数进展期胃癌患者伴有食欲减退、消瘦、乏力等全身症状，晚期常伴有发热、贫血、下肢水肿、恶病质。

应当强调的是，临床上有相当一部分胃癌患者没有明显的症状，或出现症状的时间很短，一经确诊病情即是中、晚期。因此，临床医师应重视患者细微的主诉，对有非特异性上消化道症状者，或不明原因贫血、消瘦、乏力的患者不应只给予对症治疗，而应及早进行针对性检查，以免延误胃癌的诊断。

【主要检查】

X 线钡餐透视及纤维胃镜检查。

【病理分类】

1. 大体分型

早期胃癌：系指癌组织限于黏膜层或黏膜下层的胃癌，不论其范围大小、是否有淋巴转移，可分为隆起型、表浅型、凹陷型。进展期胃癌：癌组织突破黏膜下层浸润肌层或浆膜层者，称为进展期胃癌，此时肿瘤不仅可发生直接浸润扩散，且伴有淋巴、腹膜和血行转移。进展期胃癌大体分型，根据肿瘤在黏膜面形态和胃壁内浸润方式确定。目前国际上广泛采用 Borrmann 分型法，将进展期胃癌分成 4 型：Borrmann Ⅰ型（结节蕈伞型）、Borrmann Ⅱ型（局部溃疡型）、Borrmann Ⅲ型（浸润溃疡型）、Borrmann Ⅳ型

（弥漫浸润型）。

2. 组织学分型

乳头状腺癌、管状腺癌、黏液腺癌、印戒细胞癌、腺鳞癌、鳞状细胞癌、类癌、未分化癌、未分类癌。

【治疗方法】

迄今为止，胃癌的治疗仍以手术为主。无远处转移者，临床评估为可手术切除的，首选手术治疗，术后如为 R0 切除，T1N0 者，不用术后辅助化疗/放疗。T2N0 者有高危因素者如低分化癌、脉管癌栓、年轻（＜35 岁）患者应行术后含氟尿嘧啶方案化疗或同步放化疗。T3/4 或任何 T，N 阳性患者，推荐术后辅助化疗或同步放化疗。局部晚期患者，可选择放疗或化疗缩小瘤体，争取手术机会。已有远处转移晚期胃癌患者，考虑全身化疗为主，或参加临床试验，不能耐受化疗的，给予最佳的支持治疗。HER－2 表达阳性患者，可选择化疗联合曲妥珠单抗靶向治疗。

【化疗方案】

1. CF 方案

氟尿嘧啶 1 000 mg/（$m^2 \cdot d$），静脉滴注，24 h，第 1～5 天。

顺铂 75～100 mg/m^2，静脉滴注，第 1 天。

4 周为 1 个周期。

2. DDP + Xeloda 方案

顺铂 75～100 mg/m^2，静脉滴注，第 1 天。

卡培他滨 1 000 mg/m^2，口服，1 日 2 次，第 1～14 天。

3 周为 1 个周期。

3. FOLFOX4 方案

奥沙利铂 85 mg/m^2，静脉滴注，2 h，第 1 天。

氟尿嘧啶 400 mg/m^2，静脉推注，第 1、2 天。

氟尿嘧啶 600 mg/m^2，静脉滴注，22 h，第 1、2 天。

亚叶酸钙 200 mg/m^2，静脉滴注，第 1、2 天。

2 周为 1 个周期。

4. XELOX 方案

奥沙利铂 130 mg/m², 静脉滴注, 2 h, 第 1 天。

卡培他滨 1 000 mg/m², 口服, 1 日 2 次, 第 1 ~ 14 天。

3 周为 1 个周期。

5. ECF 方案

表柔比星 50 mg/m², 静脉滴注, 第 1 天。

顺铂 60 mg/m², 静脉滴注, 第 1 天。

5 – FU 200 mg/ (m² · d), 持续静脉滴注, 第 1 ~ 21 天。

3 周为 1 个周期。

6. EOX 方案

表柔比星 50 mg/m², 静脉滴注, 第 1 天。

奥沙利铂 130 mg/m², 静脉滴注, 2 h, 第 1 天。

卡培他滨 625 mg/m², 口服, 1 日 2 次, 第 1 ~ 14 天。

3 周为 1 个周期。

7. FLO 方案

奥沙利铂 85 mg/m², 静脉滴注, 2 h, 第 1 天。

氟尿嘧啶 2 600 mg/m², 持续静脉滴注, 第 1、2 天。

亚叶酸钙 200 mg/m², 静脉滴注, 第 1 天。

2 周为 1 个周期。

8. S – 1 + DDP 方案

S – 1 25 mg/m², 口服, 1 日 2 次, 第 1 ~ 21 天。

顺铂 75 mg/m², 静脉滴注, 第 1 天。

4 周为 1 个周期。

9. DCF 方案

多西紫杉醇 75 mg/m², 静脉滴注, 1 h, 第 1 天。

顺铂 75 mg/m², 静脉滴注, 第 1 天。

5 – FU 750 mg/m², 持续静脉滴注 24 h, 第 1 ~ 5 天。

3 周为 1 个周期。

10. TCF 方案

紫杉醇 175 mg/m², 静脉滴注, 第 1 天。

顺铂 20 mg/m^2，静脉滴注，第 1~5 天。

氟尿嘧啶 750 mg/m^2，静脉滴注，24 h，第 1~5 天。

4 周为 1 个周期。

11. LV5FU2 – CPT – 11 方案

伊立替康 180 mg/m^2，静脉滴注，90 min，第 1、2 天。

氟尿嘧啶 400 mg/m^2，静脉滴注 2 h，第 1、2 天。

氟尿嘧啶 600 mg/m^2，持续静脉滴注 22 h，第 1、2 天。

亚叶酸钙 200 mg/m^2，静脉滴注，第 1、2 天。

2 周为 1 个周期。

12. DDP + 5 – FU/Xeloda + Herceptin 方案（Her – 2 阳性患者）

顺铂 80 mg/m^2，静脉滴注，第 1 天。

氟尿嘧啶 800 mg/m^2，静脉滴注，24 h，第 1~5 天。

或卡培他滨 1 000 mg/m^2，口服，1 日 2 次，第 1~14 天。

曲妥珠单抗 6~8 mg/kg，静脉滴注，第 1 天。

3 周为 1 个周期。

【症状的观察与护理】

胃癌早期无明显症状，随着病情的进展可出现一系列非特异性的症状，上腹疼痛是最常见症状，上消化道出血、食欲减退、消瘦、乏力、贫血、下肢水肿等。

1. 疼痛的观察与护理

（1）观察评估患者疼痛的部位、性质及疼痛强度，给予适当的心理安慰，教会患者转移疼痛的方法，必要时遵医嘱给予止痛药物，告知患者注意事项及不良反应的处理。

（2）体表止痛法：可通过刺激疼痛部位周围的皮肤或相对应的健侧达到止痛目的。刺激方法可采用按摩、涂清凉止痛药等，也可采用各种温度的刺激，或用 65 ℃热水袋放在湿毛巾上做局部热敷，每次 20 min，可取得一定的止痛效果。

（3）保持情绪稳定，焦虑的情绪易引起疼痛加重。转移注意力，可看些小说、漫画等分散注意力。

（4）保持环境安静舒适，执行保护性医疗制度，耐心听取患者倾诉，给予适当安慰，减轻患者心理负担，提高痛阈。

2. 消化道症状的观察与护理

消化道症状也是胃癌最常见的症状，如食欲减退、饭后上腹饱胀。嗳气、消化不良、恶心等是胃癌常见的消化道症状，其中以食欲减退和腹胀最为常见。腹泻也是胃癌较为常见的消化道症状，胃肠功能紊乱还可导致消化不良、嗳气、恶心等症状。

（1）胃癌晚期患者的饮食护理是非常关键的，饮食上要给予无刺激、易消化的饮食，温度要适宜，可以食用一些中药粥，如黄芪粥、红枣粥等能补脾益气。饭后半小时勿平卧，禁食油腻或煎炸食物。

（2）呕吐者可给予止吐剂，必要时给予全静脉营养支持。

（3）警惕上消化道出血的危险，密切观察患者的生命体征，观察患者呕吐物及大便的颜色、性状和量，必要时送检和查血常规。如有出血，嘱患者绝对卧床休息，吸氧，进温、凉流质饮食，出血量大者应积极处理，急救治疗。

（4）患者上消化道大出血期间，严格禁食，并做好口腔护理。出血停止后，遵医嘱给予温、冷流食。

（5）做好心理护理，听取并解答患者及其家属的疑问，以减轻其恐惧及焦虑的情绪。

3. 贫血的观察与护理

胃癌局部的癌灶由于生长迅速，血供不足，造成局部癌组织缺血坏死、脱落，其供应血管也会相应破裂出血。如果血管较粗，会形成大出血如呕血、黑便；如果血管较细，持续时间较长，就会出现长期慢性失血。失血量过多，超出了机体再生的能力，就会出现贫血。贫血的程度有轻有重，表现为睑结膜苍白、甲床苍白、面色苍白、乏力、食欲减退、心慌等。这些患者可以有明显的失血表现，如呕血、黑便等，也可以是长期的慢性消化道出血，临床表观不明显。

（1）休息与活动：指导患者合理休息与活动，轻度贫血可适当活动，中度或重度贫血应卧床休息。

（2）饮食指导：给予高蛋白、高热量、高维生素、易消化饮食。缺铁性贫血者增加含铁丰富食物，如动物肉类、肝脏与血、蛋黄、海带、木耳和铁强化食物等，但不应与减少铁吸收的食物或饮料同服（如浓茶、咖啡、牛奶等）。巨幼细胞性贫血者进食富含叶酸和维生素 B_{12} 的食物。

（3）观察患者的面色、皮肤和黏膜，以及自觉症状，监测血象等。

（4）必要时给予静脉输血。

（5）预防呼吸道感染：保持病室内空气清新、物品清洁，定期消毒室内。限制探视。严格执行无菌原则。对粒细胞绝对值≤ 0.5×10^9/L 者，有条件者应实行保护性隔离。

（6）预防口腔的感染：加强口腔护理，进餐前后、睡前、晨起应漱口。预防皮肤的感染，保持皮肤清洁，避免抓伤皮肤。严格消毒，女患者注意会阴部的清洁。

（7）预防肛周的感染：便后坐浴。保持大便通畅，避免肛裂。

【治疗时的护理】

由于诊断水平的不断提高，早期胃癌发现率的上升，加之外科手术方法的不断改进，以及化疗、放疗、生物制剂的配合应用，近年来胃癌治疗的总体水平有了明显提高。据近年资料，日本和西方国家早期胃癌的 5 年生存率几乎均可达 90% 以上，这里我们主要讲一下胃癌及贲门癌化疗时不良反应的护理。

（1）心理护理：大多数化疗患者都存在不同程度的心理障碍，首次化疗的患者尤为明显，临床表现为恐惧、紧张、疑虑等不同程度的心理表现，及时与患者及其家属沟通，鼓励患者说出内心的感受，及时解答患者及其家属提出的问题。向患者及其家属认真介绍化疗的相关知识、各种注意事项、药物的副作用等，介绍同类患者互相认识，互相沟通交流，取得患者及其家属的信任，消除患者及其家属的顾虑，使患者保持良好的心情，建立战胜疾痛的信心，从而积极配合治疗。

（2）骨髓抑制的护理：化疗后大部分患者会出现血象低，化疗药物导致的血象低有一定的周期表现，一般在化疗周期的 14~21 d 降至最低，以后逐渐回升，定期复查血常规，结果低于正常值时及时给予处理。如白细胞总数降低时，患者机体免疫力下降，容易发生感染，减少探视及外出，避免去人群聚集的公共场所，外出戴口罩，勤洗手，注意饮食卫生，增加营养，多食增加升白细胞及免疫力的食物。血小板减少的患者注意少活动，慢活动，尽量卧床，避免磕碰，剪短指甲，以免划伤皮肤。刷牙时用软毛牙刷，选用电动剃须刀刮胡须，宜食软、易消化的食物，温度不宜过高，可选择流食或半流食，避免进食骨头、鱼刺、粗纤维等较硬的食物，以免划伤胃肠道，观察大小便颜色，注意有无消化系统及泌尿系统出血，女性观察月经量，如有异常，及时通知医护人员给予处理。患者出现视力模糊、头晕、头痛、恶心、呕吐等症状时提示颅内出血的可能，立即通知医生。

（3）饮食的护理：胃癌患者由于发病部位及化疗药物的毒副作用，指导患者在化疗期间少食多餐，选择高蛋白、高热量、高维生素的易消化食物，忌食辛辣、油腻、腌制、熏制的食物，禁烟酒。对于恶心、呕吐等食欲减退的患者，可增加健脾开胃的食物，必要时给予药物处理，饮水量每天不少于 2 000 mL 以减轻药物对消化系统的刺激，促进毒素的排泄。便秘患者可吃一些水果、蔬菜和适量的粗纤维食物以保持大便通畅。

第九节　胃肠道间质瘤化疗及护理

【概念】

胃肠道间质瘤（Gastrointestinal Stromal Tumors，GIST）是一类起源于胃肠道间叶组织的肿瘤，占消化道间叶肿瘤的大部分。间质瘤作为一个较新的概念，涵盖了以前所谓的"胃肠道平滑肌瘤"或"胃肠道平滑肌肉瘤"。胃肠道间质瘤可能产生于胃肠道内的任何一段中，但多发于胃（70%），其次是小肠（20%~30%），结肠和直肠较少（5%），食管更少见（<5%）。

【临床表现】

无特异性临床表现，病程可短至数天，长至 20 年，恶性 GIST 病程较短，多在数月以内，良性或早期者无症状。GIST 的主要症状依赖于肿瘤的大小和位置，通常无特异性。胃肠道出血是最常见症状。贲门部 GIST 吞咽不适、吞咽困难症状也很常见。部分患者因溃疡穿孔就诊，可增加腹腔种植和局部复发的风险。常见症状有腹痛、包块及消化道出血及胃肠道梗阻等。腹腔播散可出现腹水，恶性 GIST 可有体重减轻、发热等症状。

【主要检查】

胃镜及超声内镜检查、CT 或 PET – CT 检查、X 线钡餐。

【病理】

在大体标本中，胃肠道间质肿瘤直径从 1~2 cm 到大于 20 cm 不等，呈局限性生长，大多数肿瘤没有完整的包膜，偶尔可以看到假包膜，体积大的肿瘤可以伴随囊性变、坏死和局灶性出血，穿刺后肿瘤破裂，也可以穿透黏膜形成溃疡。肿瘤多位于胃肠黏膜下层（60%）、浆膜下层（30%）和肌壁层（10%）。界线清楚，向腔内生长者多呈息肉样肿块，常伴发溃疡形成；向浆膜外生长形成浆膜下肿块。临床上消化道出血与触及肿块是常见疾病特征。位于腹腔内的间质瘤，肿块体积常较大。肿瘤大体形态呈结节状或分叶状，切面呈灰白色、红色，均匀一致，质地硬韧，黏膜面溃疡形成，可见出血、坏死、黏液变及囊性变。

显微镜下特点，70%的胃肠道间质肿瘤呈现梭形细胞，20%为上皮样细胞，包括梭形/上皮样细胞混合型和类癌瘤/副神经节型，目前学术界公认非梭形/上皮样细胞的细胞学形态，可基本排除胃肠道间质肿瘤的诊断。胃肠道间质肿瘤的免疫组织化学诊断特征：细胞表面抗原 CD117（KIT 蛋白）阳性，CD117 在胃肠道间质肿瘤的细胞表面、细胞浆内广泛表达，在所有非胃肠道间质肿瘤细胞内均不表达，CD117 的高灵敏性和特异性，使得它一直是胃肠道间质肿瘤的确诊指标。胃肠道间质瘤中，CD117 与 DOG1 具有高度一致性。CD34 是一种跨膜糖蛋白，存在于内皮细胞和骨髓造血干细胞上，它在间叶性肿瘤的表达有一定意义，CD34 在 60%~70%的胃肠道间质肿瘤中阳性，但由于它可在多种肿瘤中表达，仅对胃肠道间质肿瘤有轻度的特异性，平滑肌肌动蛋白（SMA）、结蛋白（典型肌肉的中间丝蛋白）及 S – 100（神经标志物）一般阳性率分别是 30%~40%、1%~2%（仅见于局部细胞）及 5%，均没有诊断的特异性。

【治疗方法】

胃肠道间质瘤对放、化疗敏感性差，首选手术及分子靶向治疗。

1. 手术治疗适应证

（1）局限性 GIST，原则上可直接进行手术切除。

（2）不能切除的局限性 GIST，或临界可切除，但切除风险较大或可能严重影响脏器功能者，宜先行术前分子靶向药物治疗，待肿瘤缩小后再行手术。对于复发或转移性 GIST，未经分子靶向药物治疗，但估计能够完全切除且手术风险不大，可以考虑手术切除并结合药物治疗。分子靶向药物治疗有效，且肿瘤维持稳定的复发或转移性 GIST，估计所有复发转移病灶均可切除的情况下，建议考虑手术切除全部病灶。局限性进展的复发转移性 GIST，鉴于分子靶向药物治疗后总体控制满意，只有单个或少数病灶进展，可以考虑谨慎选择全身情况良好的患者行手术切除。

2. 分子靶向治疗

目前常用分子靶向药物有伊马替尼、舒尼替尼。

（1）术前治疗：术前进行分子靶向药物治疗的意义为减小肿瘤体积，降低临床分期；缩小手术范围，避免不必要的联合脏器切除，降低手术风险，同时增加根治性切除机会；对于特殊部位的肿瘤，可以保护重要脏器的结构和功能；对于瘤体巨大，术中破裂出血风险较大的患者，可以减少医源性播散的可能性。口服药物期间 2~3 个月评估治疗效果，选择合适手术时机，一般认为伊马替尼术前治疗至 6 个月左右施行手术比较适宜。

（2）术后治疗：目前推荐具有中高危复发风险的患者作为辅助治疗的适应人群。推荐伊马替尼辅助治疗的剂量为 400 mg/d。治疗时限：对于中危患者，应至少给予伊马替尼辅助治疗 1 年；高危患者，辅助治疗时间至少 3 年。发生肿瘤破裂的患者，可以考虑延长辅助治疗时间。

（3）转移复发/不可切除 GIST 的治疗。

一线治疗：伊马替尼是转移复发/不可切除 GIST 的一线治疗药物，一般主张初始推荐剂量为 400 mg/d；而 c-kit 外显子 9 突变患者，有国外学者主张伊马替尼的初始治疗剂量应为 800 mg/d。鉴于国内临床实践中，多数患者无法耐受伊马替尼 600 mg/d 治疗，因此对于 c-kit 外显子 9 突变的国内 GIST 患者，初始治疗可以给予伊马替尼 600 mg/d。如伊马替尼治疗有效，应持续用药，直至疾病进展或出现不能耐受伊马替尼标准剂量治疗。失败后治疗：局限性进展的 GIST，在手术可以完整切除局灶进展病灶的情况下，建议实施手术治疗，术后可继续原剂量伊马替尼增加剂量治疗，也可选择舒尼替尼。广泛进展者治疗：对于标准剂量的伊马替尼治疗后出现广泛进展者，建议增加伊马替尼剂量或换用舒尼替尼治疗。伊马替尼增加剂量：考虑到耐受性问题，推荐国内 GIST 患者优先增量为 600 mg/d。舒尼替尼治疗：37.5 mg/d，连续服用与 50 mg/d 方案均可作为选择。

（4）伊马替尼与舒尼替尼治疗失败后选择：伊马替尼与舒尼替尼治疗失败后的患者，建议加入新药临床研究，或者考虑给予之前治疗有效且耐受性好的药物进行维持治疗。

【症状的观察与护理】

肿瘤的大小和位置，无特异性临床表现，常见的症状有吞咽不适、吞咽困难、腹痛、包块及消化道出血及胃肠道梗阻等。腹腔播散可出现腹水、体重减轻、发热等症状。

1. 吞咽困难的观察与护理

吞咽困难，是胃间质瘤发生在食管部位出现的明显症状，吞咽困难随病情逐渐加重，因为食管壁富有弹性和扩张能力，只有当约2/3 的食管周径被癌肿浸润时，才出现咽下困难。因此，在上述早期症状出现后，在数月内病情逐渐加重，由不能咽下固体食物发展至液体食物亦不能咽下。如癌肿伴有食管壁炎症、水肿、痉挛等，可加重咽下困难。

（1）患者应避免精神刺激，少食多餐，低脂肪、清淡饮食，避免刺激性食物；不宜吃得过饱，特别是晚餐。

（2）忌烟和酒，餐后不要立即平躺，睡眠时应把床头抬高，以减少胃酸反流的机会，必要时可手术治疗或扩张治疗，改善食管下括约肌功能。

（3）当患者出现哽噎感时，不要强行吞咽，否则会刺激局部癌组织出血、扩散、转移和疼痛。在哽噎严重时应进流食或半流食。要避免进食冷流食，放置较长时间的偏冷的面条、牛奶、蛋汤等也不能吃。因为食管狭窄的部位对冷食刺激十分敏感，容易引起食管痉挛，发生恶心呕吐、疼痛和胀麻等感觉。所以进食以温食为好。不能吃辛、辣、臭、腥的刺激性食物，因为这些食物同样能引起食管痉挛，使患者产生不适。

（4）当患者出现重度吞咽困难情景时，及时报告医生，必要时行手术治疗。

2. 消化道症状的观察与护理

消化道症状也是 GIST 最常见的症状，如食欲减退、饭后上腹饱胀，胃肠道出血。嗳气、消化不良、恶心等是常见的消化道症状，其中以食欲减退和胃肠道出血最为常见。

（1）合理安排饮食，以营养适宜的植物性蔬菜为主，多食蔬菜、水果，BMI（体质指数）维持在 18.5～25。忌食产气的食物防止腹胀，必要时遵医嘱口服消胀片，忌烟酒等辛辣、刺激性的食物。

（2）适当地进行体力锻炼，增强身体抵抗力及免疫功能。

（3）保持良好的心理状态，及时沟通。

3. 腹水的观察与护理

部分患者因溃疡穿孔就诊，可增加腹腔种植和局部复发的风险，腹腔散播患者可出现腹胀、腹水症状。

（1）腹胀伴有腹水的患者，应取半卧位。准确记录 24 h 出入量，观察并记录腹围及体重的变化。

（2）观察皮肤完整性，做好压疮的预防措施，卧床患者每 2 h 变换一次体位。

（3）限制钠盐和水分的摄入，根据病情摄入适当的蛋白质。

（4）必要时行腹腔穿刺引流。

【治疗时的护理】

胃肠道间质瘤对放、化疗敏感性差，首选手术及分子靶向药物治疗。这里主要学习一下靶向药物的治疗与护理。常用的药物有伊马替尼、舒尼替尼。

（1）注意观察患者的用药反应，评估患者的耐受度，如果伊马替尼治疗有效，应持续用药，直至疾病进展或出现不能耐受。

（2）主要的不良反应为恶心、呕吐、腹痛、腹泻、水肿、头痛和电解质紊乱等，其中以水肿最常见。如患者出现水肿应注意以下几点：

1）评估患者水肿的部位、范围、程度和发展速度，与患者饮食、活动及体位的关系，轻度水肿的患者限制活动，严重水肿的患者取适宜体位卧床休息。

2）限制钠盐和水分的摄入，根据病情摄入适当的蛋白质。

3）遵医嘱给予利尿药或其他药物，观察药物的疗效及副作用。

4）严重水肿的患者执行各项有创性操作后延长按压时间。

5）观察皮肤完整性，做好压疮的预防措施。

第十节　胰腺癌化疗及护理

【概述】

胰腺癌是消化系统比较常见的肿瘤，包括胰头癌与胰体尾部癌。近年来，胰腺癌发病率明显增高，且男性高于女性，由于胰腺癌发生时均较晚期，故预后较差。

【临床表现】

1. 腹痛

多数胰腺癌患者缺乏特异性症状，最初仅表现为上腹部不适，隐痛，易与其他消化系统疾病混淆。当患者出现腰背部疼痛时考虑肿瘤侵犯腹膜后神经丛，是晚期表现。疼痛常位于上腹部、脐周或右上腹，为持续性加重的隐痛、钝痛或胀痛。早期疼痛多为胰管梗阻，管腔内压力增高所致；晚期疼痛则是由于肿瘤侵犯腹腔神经丛所致。此时疼痛向腰背部放射，持续加剧，导致患者无法平卧，常呈卷曲坐位，以缓解疼痛。

2. 黄疸

梗阻性黄疸是胰头癌最主要的临床表现，是胰头癌压迫胆总管所致，呈进行性加重。癌肿若局限于胰体，尾部则可无黄疸症状。患者出现黄疸表明已是中晚期，往往伴有尿色深黄，大便色淡，呈陶土色。黄疸加重时患者还可伴有皮肤瘙痒，导致遍体抓痕。

3. 消化道症状

患者常有腹胀、食欲减退，厌食油腻食物，消化不良或腹泻。部分患者还伴有恶心、呕吐。晚期癌肿侵犯十二指肠，可出现上消化道梗阻或出血。

4. 消瘦和乏力

患者因为饮食减少、消化不良、缺乏睡眠、癌肿消耗等原因造成体重明显下降，且伴有乏力症状，晚期患者还会有恶病质表现。

5. 其他

一般胰头癌所致的胆道梗阻不伴有胆道感染，只有当癌肿破溃感染时才会继发胆道感染。少数患者有早期糖尿病表现。有时患者可扪及上腹部肿块，质硬，固定，还可伴有腹水形成。

【主要检查】

1. 影像学检查

（1）超声检查：腹部超声是胰腺癌普查和诊断的首选方法。

（2）CT 检查：是目前检查胰腺癌最佳的无创性影像检查方法，主要用于胰腺癌的诊断和分期。

（3）磁共振成像（MRI）及磁共振胰胆管成像（MRCP）检查：目前不作为诊断胰腺癌的首选方法，但当患者对 CT 增强造影剂过敏时，可进行 MRI 扫描以代替增强 CT 进行诊断和临床分期。

（4）上消化道造影：只能显示部分晚期胰腺癌对胃肠道压迫侵犯所造成的间接征象，无特异性，目前已被取代。

2. 血液生化免疫学检查

（1）生化检查：早期无特异性血生化改变，肿瘤阻塞胆管可引起血胆红素升高，伴有谷丙转氨酶（ALT）、谷草转氨酶（AST）等酶学改变。胰腺癌患者中有 40% 会出现血糖升高和糖耐量异常。

（2）血液肿瘤标志物检查：胰腺癌血清中 CEA、CA199 等肿瘤标志物可能升高，但这种改变并不绝对。

3. 组织病理学和细胞学诊断

对病变部位行穿刺活检，取得的标本做组织病理学或细胞学检查，可有助于确定胰腺癌的诊断。

【病理】

胰腺癌好发于胰头部，大多为导管细胞腺癌，肿瘤坚实，浸润性强，少数患者可发生黏液性癌。胰腺癌分期多指国际胰腺癌 TNM 分期，T 指原发肿瘤情况，N 指淋巴结转移情况，M 指远处转移情况。

【治疗方法】

胰腺癌的治疗主要包括手术治疗、放疗、化疗及介入治疗等。综合治疗是任何分期胰腺癌治疗的基础，但对每一个病例需采取个体化处理的原则，根据不同患者的身体状况、肿瘤部位、侵及范围、黄疸及肝肾功能水平，有计划、合理地应用现有的诊疗手段，以期最大幅度地根治或控制肿瘤，减少并发症和改善患者生活质量。

1. 手术治疗

手术切除是胰腺癌患者获得最好效果的治疗方法，必须严格把握手术适应证。在对患者进行治疗前，应完成必要的影像学检查及全身情况评估，包括影像诊断科、化疗科、放疗科等多学科的治疗小组判断肿瘤的可切除性和制订具体治疗方案。

2. 化疗

化疗主要分术后辅助化疗及姑息化疗。

（1）术后辅助化疗：胰腺癌术后辅助化疗可延长生存。胰腺癌的辅助化疗应当在根治术后 1 个月左右开始，常用化疗药物为吉西他滨。

（2）姑息化疗：由于胰腺癌早期症状不典型，多数患者发现时已失去手术机会，根据患者年龄、体力状况、KPS 评分等可供选择方案。常用单药化疗：吉西他滨、替吉奥胶囊、卡培他滨片。联合化疗：吉西他滨 + 卡培他滨，吉西他滨 + 替吉奥胶囊，吉西他滨 + 白蛋白结合型紫杉醇，吉西他滨 + 顺铂/奥沙利铂，吉西他滨 + 厄洛替尼等。

3. 放疗及介入治疗

放疗及介入治疗主要用于不可手术的局部晚期胰腺癌的综合治疗。放疗常联合氟尿嘧啶类同步应用于晚期胰腺癌治疗。介入治疗应严格掌握手术适应证：

（1）影像学检查估计不能手术切除的局部晚期胰腺癌。

（2）因内科原因失去手术机会的胰腺癌。

（3）胰腺癌伴肝脏转移。

（4）控制疼痛、出血等疾病相关症状。

（5）灌注化疗作为特殊形式的新辅助化疗。

（6）术后预防性灌注化疗或辅助化疗。

（7）梗阻性黄疸（引流术、内支架置入术）。

【化疗方案】

1. GEM 单药

吉西他滨 1 000 mg/m^2，静脉滴注，第 1 天。

1 周为 1 个周期，7 周后停 1 周，然后每周 1 次，3 周后停 1 周。

2. 5 – FU/CF

氟尿嘧啶 425 mg/m^2，静脉推注，第 1~5 天。

叶酸 20 mg/m^2，静脉推注，第 1~5 天。

4 周为 1 个周期。

3. GP 方案

吉西他滨 1 000 mg/m^2，静脉滴注，第 1、8、15 天。

顺铂 25 mg/m^2，静脉滴注，第 1、8、15 天。

4 周为 1 个周期。

4. GEM + Xeloda 方案

吉西他滨 1 000 mg/m^2，静脉滴注，第 1、8 天。

卡培他滨 1 000 mg/m^2，口服，1 日 2 次，第 1~14 天。

3 周为 1 个周期。

5. GEMOX 方案

吉西他滨 1 000 mg/m^2，静脉滴注，第 1 天。

奥沙利铂 100 mg/m^2，静脉滴注，第 2 天。

2 周为 1 个周期。

6. FOLFIRINOX 方案

叶酸 400 mg/m^2，静脉滴注，第 1 天。

奥沙利铂 85 mg/m^2，静脉滴注，第 1 天。

伊立替康 180 mg/m^2，静脉滴注，第 1 天。

氟尿嘧啶 400 mg/m^2，静脉推注，第 1 天。

氟尿嘧啶 2 400 mg/m^2，持续静脉滴注 46 h，第 1、2 天。

7. S – 1 单药

替吉奥 40 mg/m^2，口服，1 日 2 次，第 1~28 天。

6 周为 1 个周期。

8. GEM + S - 1 单药

吉西他滨 1 000 mg/m^2，静脉滴注，第 1、8 天。

替吉奥 40 mg/m^2，口服，1 日 2 次，第 1 ~ 14 天。

3 周为 1 个周期。

【症状的观察与护理】

1. 腹胀的护理

（1）评估患者腹胀的程度、持续时间、伴随症状，腹胀的原因，排气排便、心理反应及治疗情况。

（2）根据病情协助患者采取舒适体位或行腹部按摩、肛管排气、补充电解质等方法减轻腹胀。

（3）避免进食含气的食物，如奶类、萝卜、薯类等，鼓励患者少食多餐，多食蔬菜、高纤维食物，保持大便通畅，必要时给予消胀片口服。

2. 疼痛的观察与护理

（1）疼痛时尽量深呼吸，以胸式呼吸为主，减轻腹部压力刺激。

（2）取舒适的体位。患侧卧位及半卧位，可减轻腹壁紧张，减轻疼痛。

（3）局部轻轻按摩，不可用力，否则易致肿块破裂或扩散。

（4）饮食应选清淡、高蛋白、低脂肪、无刺激的易消化食物，不宜过饱，少量多餐。

（5）保持大便通畅，减轻腹胀，以免诱发疼痛。

（6）保持情绪稳定，焦虑的情绪易引起疼痛加重。转移注意力，可看些小说、漫画等分散注意力。

（7）保持环境安静舒适，执行保护性医疗制度，耐心倾听患者倾诉，给予适当安慰，减轻患者心理负担，提高痛阈。

3. 消化道症状的观察与护理

最多见的为食欲减退，其次有恶心、呕吐，可有腹泻或便秘甚至黑便，腹泻常常为脂肪泻。食欲减退与胆总管下端及胰腺导管被肿瘤阻塞，胆汁和胰液不能进入十二指肠有关。胰腺的梗阻性慢性胰腺炎导致胰腺外分泌功能不良，也必然会影响食欲。少数患者出现梗阻性呕吐。约 10% 的患者有严重便秘。由于胰腺外分泌功能不良而致腹泻，脂肪泻为晚期的表现，但较罕见。胰腺癌也可发生上消化道出血，表现为呕血、黑便。脾静脉或门静脉因肿瘤侵犯而栓塞，继发门静脉高压症，也偶见食管胃底静脉曲张破裂大出血。

（1）对于食欲减退、恶心、呕吐的患者，调整食物的色、香、味，增进患者的食欲，可在呕吐间歇期进食，多饮清水，并在饭前、饭后、睡前刷牙以去除口腔异味，防止恶心、呕吐。禁食油腻及煎炸食物。

（2）呕吐者可给予止吐剂，必要时给予全静脉营养支持。血氨偏高时应限制或禁食蛋白质，可选用水果、蔬菜等。

（3）警惕上消化道出血的危险，密切观察患者的生命体征，观察患者呕吐物及大便的样色、性状和量，必要时送检和查血常规。如有出血，嘱患者绝对卧床休息、吸氧，进温凉流质饮食，出血量大者应积极处理，急救治疗。

4. 黄疸的观察与护理

黄疸是胰腺癌，特别是胰头癌的重要症状。黄疸属于梗阻性，伴有小便深黄及陶土样大便，是由胆总管下端受侵犯或被压所致。黄疸为进行性，虽可以有轻微波动，但不可能完全消退。黄疸的暂时减轻，在早期与壶腹周围的炎症消退有关，晚期则由于侵入胆总管下端的肿瘤溃烂腐脱，壶腹肿瘤所产生的黄疸比较容易出现波动。胰体尾癌在波及胰头时才出现黄疸。有些胰腺癌晚期患者出现黄疸是由于肝转移所致。约 1/4 的患者合并顽固性的皮肤瘙痒，往往为进行性加重。

（1）黄疸常伴有皮肤瘙痒，指导皮肤瘙痒者注意保持皮肤清洁，选择清洁、柔软、吸水性强的布制衣裤，避免化纤原料对皮肤的机械或化学性刺激，减轻皮肤瘙痒。

（2）避免使用热水、肥皂擦洗，剪短指甲，必要时使用手套，防止手搔抓，按医嘱局部用 2%～3% 碳酸氢钠溶液外涂或服用抗过敏药。

（3）黄疸患者应注意休息，保持心情舒畅，饮食宜清淡。

【治疗时的护理】

胰腺癌的治疗主要包括手术治疗、放疗、化疗及介入治疗等，其主要的化疗方案有 GP、GEP、FOLFIRINOX 等。这里主要讲一下化疗的护理措施。

（1）心理护理：由于胰腺癌对化疗不敏感，所以患者可能产生悲观、消极心理，甚至拒绝治疗。医护人员要倾听患者的诉说，及时与患者及其家属沟通，耐心疏通，鼓励患者树立信心。

（2）饮食的护理：指导患者以低脂肪、易消化的饮食为主，少食多餐。注意调整食物的色、香、味，帮助患者改善食欲，增加营养，忌食甜食。

（3）血糖的监测：由于胰腺癌患者胰腺功能的部分缺失，可能引起患者血糖的变化。要定期监测患者的血糖或尿糖，及时给予胰岛素用量调整。

（4）疼痛的护理：由于肿瘤浸润及压迫引起的胰管梗阻，使管内压升高，导致患者有疼痛的临床表现。进餐后尤为明显，与胰腺分泌增多导致的管内压力增高有关。以上腹部持续或间断钝痛。胰腺癌晚期的患者因肿瘤直接浸润，压迫位于腹膜后腹腔神经丛，导致背部疼痛，以仰卧体位及白天较重。轻度疼痛的患者指导其改变体位以减轻疼痛，重度疼痛的患者可遵医嘱给予止痛药物。

第十一节　胆囊癌及胆管癌化疗及护理

【概述】

胆囊癌是最常见的胆道恶性肿瘤，占胆囊手术的 2%，占全部尸解病例的 0.5%。主要发生在年龄 ≥50 岁的中老年，女性患者为男性患者的 3 倍多。胆囊癌的病因尚不清楚，与胆囊癌的发病相关的危险因素有年龄、性别、种族、饮食、激素、细菌感染、肥胖、糖尿病、胆囊结石等。胆管癌的发病率逐年上升。患者的年龄大多在 50～70 岁，男、女性之比为（2～2.5）∶1，其病因尚不明确。胆囊癌与胆管癌的预后一般都很差，5 年生存率仅 2%～5%，80% 以上的患者在确诊后 1 年内死亡。

【临床表现】

早期胆囊癌缺乏临床症状，往往在 B 超检查后发现胆囊隆起性病变，才引起医生和患者的注意。出现临床表现时，主要有中上腹及右上腹隐痛、胀痛、不适、恶心、呕吐、嗳气、乏力、纳差等，一旦出现右上腹包块、黄疸、腹腔积液、消瘦等症状，提示已属晚期。因半数以上的胆囊癌伴有胆囊结石，结石性胆囊炎的症状有时掩盖了胆囊癌的表现，甚至发生急性胆囊炎，切除的胆囊病理切片检查才发现为胆囊癌。

【主要检查】

1. 影像学检查

（1）超声检查：B 超检查简便、无损伤，可反复使用，其诊断准确率达 90% 以上，为诊断胆囊疾病的首选检查方法。

（2）CT 扫描：CT 扫描对早期胆囊癌的诊断不如超声检查。对于已经超声检查发现高度可疑胆囊癌的患者，增强的 CT 检查是有必要的。

（3）核磁共振检查（MRI）：MRI 一般不作为胆囊癌的首选或者必要检查项目，只是在需要判定病变是否累及肝脏，或者当患者出现梗阻性黄疸时可以考虑做 MRI。其准确率与 CT 相似，但具有无射线损伤的优点，可以多次重复检查。

2. 实验室检查

检查血清肿瘤标记物（CEA、CA125、CA199、CA724、CA153 等）是否升高有助于对胆囊癌进行定性诊断。

【病理】

早期胆囊癌为黏膜息肉样病变，直径绝大多数 > 10 mm，以单发为主，多位于胆囊颈部。中期胆囊癌向胆囊壁浸润性生长，胆囊壁局部增厚，质地僵硬。切面见肿瘤处黏膜已破坏，壁内有灰白色实质性脆性病灶组织。有时癌沿囊壁环状浸润生长，使胆囊腔呈葫芦样；有时癌呈茸状向腔内生长，或呈乳头状，像菜花样充满胆囊腔。晚期胆囊癌则穿破胆囊浆膜面，向周围肝实质浸润生长，或累及肝、胆总管致梗阻性黄疸；或浸润十二指肠、结肠肝曲、腹壁。在组织学上大多数胆囊癌为腺癌，其次为乳头状腺癌、黏液腺癌和腺鳞癌等。按瘤细胞分化程度的差异，可分为高、中、低分化腺癌。

【治疗方法】

治疗应以手术为主，术后及晚期不可切除、复发转移患者可根据情况选用化疗、放疗及介入治疗。常用化疗方案为吉西他滨为基础的联合化疗、吉西他滨单药化疗、氟尿嘧啶类化疗等。当患者出现梗阻性黄疸及肝脏转移时，可考虑介入治疗。

【化疗方案】

1. GEM 单药

吉西他滨 1 000 mg/m^2，静脉滴注，第 1、8、15 天。

5 周为 1 个周期。

2. 5 – FU/CF

氟尿嘧啶 400 mg/m^2，静脉推注，第 1 天。

氟尿嘧啶 2 400 mg/m^2，持续静脉滴注 46 h。

亚叶酸钙 200 mg/m^2，静脉推注，第 1 天。

2 周为 1 个周期。

3. TXT 单药

多西他赛 100 mg/m^2，静脉滴注，第 1 天。

3 周为 1 个周期。

4. GP 方案

吉西他滨 1 000 mg/m^2，静脉滴注，第 1、8 天。

顺铂 25 mg/m^2，静脉滴注，第 1、8 天。

3 周为 1 个周期。

5. GEM + 5 – FU

吉西他滨 900 mg/m^2，静脉滴注，第 1、8、15 天。

氟尿嘧啶 200 mg/（m^2·d），持续静脉推注，第 1~21 天。

4 周为 1 个周期。

6. GEM + Xeloda 方案

吉西他滨 1 000 mg/m^2，静脉滴注，第 1、8 天。

卡培他滨 650 mg/m^2，口服，1 日 2 次，第 1~14 天。

3 周为 1 个周期。

7. GEMOX 方案

吉西他滨 1 000 mg/m^2，静脉滴注，第 1 天。

奥沙利铂 100 mg/m^2，静脉滴注，第 2 天。

2 周为 1 个周期。

8. ECF 方案

表柔比星 50 mg/m^2，静脉滴注，第 1 天。

顺铂 60 mg/m^2，静脉滴注，第 1 天。

5 – FU 200 mg/（m^2·d），持续静脉滴注，第 1 ~ 21 天。

3 周为 1 个周期。

【症状的观察与护理】

早期胆囊癌缺乏症状，出现的临床表现：中上腹隐痛、胀痛、不适、恶心、呕吐、嗳气、乏力、纳差等，一旦出现右上腹包块、黄疸、腹腔积液、消瘦等症状，提示已经到了晚期。

1. 腹部疼痛的观察与护理

可呈进食后上腹部轻度不适，或剑突下隐痛不适，或背部疼痛，或右上腹绞痛，系神经侵犯的表现。可出现于黄疸之前或黄疸之后。

（1）疼痛时尽量深呼吸，以胸式呼吸为主，减轻腹部压力刺激。

（2）取舒适的体位。患侧卧位及半卧位，可减轻腹壁紧张，减轻疼痛。

（3）局部轻轻按摩，不可用力，否则易致肿块破裂或扩散。

（4）饮食应选清淡、高蛋白、低脂肪、无刺激的易消化食物，不宜过饱，少量多餐。

（5）保持大便通畅，减轻腹胀，以免诱发疼痛。

（6）保持情绪稳定，焦虑的情绪易引起疼痛加重。转移注意力，可看些小说、漫画等分散注意力。

（7）保持环境安静舒适，执行保护性医疗制度，耐心倾听患者倾诉，给予适当安慰，减轻患者心理负担，提高痛阈。

2. 黄疸的观察与护理

黄疸的出现提示胆囊癌已到了晚期，黄疸属于梗阻性，伴有小便深黄及陶土样大便，是由胆总管下端受侵犯或被压所致。黄疸为进行性，虽可以有轻微波动，但不可能完全消退。黄疸暂时减轻，在早期与壶腹周围的炎症消退有关，晚期则由于侵入胆总管下端的肿瘤溃烂腐脱，壶腹肿瘤所产生的黄疸比较容易出现波动。

（1）黄疸常伴有皮肤瘙痒，指导皮肤瘙痒者注意保持皮肤清洁，选择清洁、柔软、吸水性强的布制衣裤，避免化纤原料对皮肤的机械或化学性刺激，减轻皮肤瘙痒。

（2）避免使用热水、肥皂擦洗，剪短指甲，必要时使用手套，防止手搔抓，按医嘱局部用2%～3%碳酸氢钠溶液外涂或服用抗过敏药。

（3）黄疸患者应注意休息，保持心情舒畅，饮食宜清淡。

3. 腹水的观察与护理

晚期因腹膜侵犯，或侵犯门静脉，导致门脉高压，可出现腹水。

（1）腹胀伴有腹水的患者，应取半卧位。准确记录24 h出入量，观察并记录腹围及体重的变化。

（2）观察皮肤完整性，做好压疮的预防措施，卧床患者每2 h变换一次体位。

（3）限制钠盐和水分的摄入，根据病情摄入适当的蛋白质。

（4）必要时行腹腔穿刺引流。

【治疗时的护理】

治疗应以手术为主，晚期不能切除的患者采用化疗，常用的化疗方案为吉西他滨为主的联合化疗、吉西他滨单药化疗、氟尿嘧啶类化疗等。下面讲一下化疗的护理措施。

（1）心理护理：由于胆管癌预后极差，所以要及时与患者及其家属沟通，做好家属的思想工作，协助患者配合治疗。指导患者进行适当的锻炼，劳逸结合，避免劳累。

（2）黄疸的护理：注意观察患者，如有持续或反复出现的腹部胀痛、巩膜及皮肤黄染、食欲减退、消瘦、小便持续变黄等表现时，考虑肿瘤复发，应及时到医院就诊。

（3）饮食的护理：因该类患者胆汁排泄受阻，影响食物的消化和吸收，所以要注意饮食的调节。宜食低胆固醇、低脂肪、高蛋白的食物，忌食肥肉、脑、肝、肾、鱼、油炸食物，以免影响肝功能，造成胆管结石。

第十二节 原发性肝癌化疗及护理

【概述】

原发性肝癌（简称肝癌）属于肝脏上皮性恶性肿瘤中的一类。在我国属于高发病，一般男性多于女性。我国是乙肝大国，我国肝癌多在乙肝肝硬化的基础上发展而来。目前我国发病患者数占全球的半数以上，肝癌已成为严重威胁我国人民健康和生命的一大杀手，其危险性不容小视。

【临床表现】

肝癌症状主要来自肝癌本身及肝病背景，就肝癌而言，早期可无症状。通常5 mm以下小肝癌约70%无症状，无症状的亚临床肝癌有70%左右为小肝癌。肝癌一旦出现症状，多已处于中、晚期。肝癌的早期表现很不典型，往往容易被忽视。晚期主要症状包括：

（1）食欲明显减退：腹部闷胀，消化不良，有时出现恶心、呕吐。

（2）右上腹隐痛：肝区可有持续性或间歇性疼痛，有时可因体位变动而加重。

（3）乏力、消瘦、不明原因的发热及水肿。

（4）黄疸、腹水、皮肤瘙痒。

（5）鼻出血、皮下出血等。

肝癌的一些典型症状，只有疾病进展到中晚期时才会发生，而那时往往已经丧失手术机会，因此平时的自我检查非常重要。当感觉疲惫乏力持续不能缓解时，很可能是肝病的预兆；心窝处沉闷感，或是腹部右上方感觉钝痛，有压迫感和不适感等，体重减轻，时有原因不明的发烧及出现黄疸，应尽早前往医院检查。

【主要检查】

1. 影像学检查

（1）最常用的是肝脏超声检查，超声检查为非侵入性检查，对人体组织无任何不良影响，其操作简单、直观准确、费用低廉、方便无创、广泛普及，可用于肝癌的普查和治疗后随访。

（2）CT已经成为肝癌诊断的重要常规手段。腹部CT增强扫描可清楚地显示肝癌的大小、数目、形态、部位、边界、肿瘤血供丰富程度，以及与肝内管道的关系，对于进一步明确诊断，与其他良性肝脏占位相鉴别，同时明确肝癌的分期分级，对于指导治疗及判断预后有重要意义。

（3）肝脏特异性MRI能够提高小肝癌检出率，同时对肝癌与肝脏局灶性增生结节、肝腺瘤等的鉴别有较大帮助，可以作为CT检查的重要补充。

（4）PET－CT（正电子发射计算机断层扫描）全身扫描可以了解整体状况和评估肿瘤转移情况，更能全面判断肿瘤分期及预后，但是价格较高，一般不作为首选检查。

（5）选择性肝动脉造影是侵入性检查，因肝癌富含血供，以肝动脉供血为主，因此选择肝动脉造影，可以明确显示肝脏的小病灶及肿瘤血供情况，在明确诊断后还可以通过注射碘油，堵塞肿瘤供养血管达到治疗目的，适用于其他检查后仍未能确诊的患者。有乙肝、丙肝的患者应定期复查，如有可能应每年查体，肝脏B超是最基础的检查。

2. 实验室检查

（1）甲胎蛋白AFP：为肝细胞癌诊断中最好的肿瘤标志物，凡AFP >500 μg/L、持续1个月或AFP >200 μg/L持续2个月而无肝病活动证据，可排除妊娠和生殖腺胚胎癌者，应高度怀疑肝细胞癌。

（2）异常凝血酶原：肝癌血肿可测得异常凝血酶原及γ－羧基凝血酶原，是目前已获得公认的肝癌标记。

（3）岩藻糖苷酶：原发性肝癌患者血清中岩藻糖苷酶显著升高，继发性肝癌和肝硬化患者血清中也升高，对AFP阴性和小肝癌诊断也有一定价值。

（4）γ－谷氨酰胺转移酶同工酶Ⅱ：诊断肝癌阳性率为25% ~55%，有助于AFP阴性肝癌诊断。

【病理】

根据世界卫生组织（WHO）的组织学分类，肝脏上皮性恶性肿瘤分为肝细胞癌（hepatocellular）、胆管细胞癌（cholangiocarcinoma，又称肝内或周围胆管癌)、胆管囊腺癌（bileduct cystadenocarcinoma）、肝细胞及胆管混合癌（combined hepatocellular and cholangiocarcinoma）、肝胚细胞癌（hepatoblastoma）和未分化癌（undifferentiated carcinoma）。通常原发性肝癌主要包括肝细胞癌、肝内胆管癌、肝细胞及胆管混合癌3种细胞类型。后来又发现1种预后较好的纤维板层型（fibrolamellar）肝癌。我国原发性肝癌90%以上为肝细胞癌，肝内胆管癌、肝细胞及胆管混合癌各占不到5%。

国内肝癌病理协助组在 Eggel 分类的基础上分为：①块状型；②结节型；③小癌型；④弥漫型。

日本 Okuda 则从肝癌生长方式与癌周肝病背景分为：①膨胀型；②浸润型；③混合型；④弥漫型；⑤特殊型。

肝细胞癌常为多血管型，大的肿瘤经常可见动静脉瘘。肝内门静脉和肝静脉常可见癌栓，并导致肝内播散和远处转移。

【治疗方法】

肝癌治疗包括手术治疗、放疗、靶向治疗及局部治疗，对化疗不敏感。

1. 手术治疗

肝癌主要治疗手段为手术切除，早期手术1年、3年、5年生存率分别为80%~92%、61%~86%、41%~75%。但90%肝癌患者因肿瘤较大或肝硬化失去手术机会。对于肿瘤较大，可先选用局部治疗，待肿瘤缩小后争取二期切除。

2. 放疗

正常肝脏对放疗敏感，而肝细胞癌敏感性较大，治疗效果有限。

3. 局部消融治疗

近年来，无水酒精局部注射，射频消融、微波固化、激光消融等疗法，已广泛用于临床，可起到局部控制肿瘤、缓解症状的作用，可作为不能接受手术的选择手段。

4. 内科治疗

肝癌全身化疗有效性低，化疗敏感性差，常用化疗药物有吉西他滨、奥沙利铂、氟尿嘧啶等，肝动脉内给药及动脉栓塞效果肯定，少数患者因此获得降期后切除，常用动脉给药有多柔比星、顺铂等。

5. 生物靶向治疗

早年采用白细胞介素 - 2、干扰素及肿瘤坏死因子等生物反应调节剂治疗肝癌，疗效不理想。近年随着靶向治疗药物研究进展，目前应用于肝癌的药物有多靶点信号传导抑制剂索拉非尼等。

【化疗方案】

1. 多柔比星

多柔比星 60 mg/m²，静脉滴注，第 1 天。

3 周为 1 个周期。

2. 5 - FU + IFN

氟尿嘧啶 200 mg/（m² · d），静脉推注，第 1 ~ 21 天。

干扰素 4 × 10⁶/m²，肌内注射，第 1、3、5 天。

4 周为 1 个周期。

3. GEMOX 方案

吉西他滨 1 000 mg/m²，静脉滴注，第 1 天。

奥沙利铂 100 mg/m²，静脉滴注，第 2 天。

2 周为 1 个周期。

4. Xeloda + DDP

卡培他滨 1 000 mg/m²，口服，1 日 2 次，第 1 ~ 14 天。

顺铂 60 mg/m²，静脉滴注，第 1 天。

3 周为 1 个周期。

5. FOLFOX

奥沙利铂 85 mg/m²，静脉滴注，第 1 天。

氟尿嘧啶 400 mg/m²，静脉推注，第 1 天。

氟尿嘧啶 2 400 mg/m²，持续静脉滴注 48 h。

亚叶酸钙 200 mg/m²，静脉推注，第 1 天。

2 周为 1 个周期。

【症状的观察与护理】

肝癌是一种常见的恶性肿瘤，早期缺乏典型症状，常见临床症状为肝区疼痛，多为持续性钝痛、刺痛或胀痛，早期全身和消化道症状不典型，晚期可出现食欲明显减退、右上腹隐痛、乏力、消瘦、不明原因的发热及水肿、黄疸、皮肤瘙痒、贫血等，如果有肺、骨转移，还可伴随相应症状。

1. 肝区疼痛的观察与护理

绝大多数中晚期肝癌患者以肝区疼痛为首发症状，发生率超过50%。肝区疼痛一般位于右肋部或剑突下，疼痛性质为间歇性或持续性隐痛、钝痛或刺痛，疼痛前一段时间内，患者可感到右上腹不适。疼痛可时轻时重或短期自行缓解。疼痛产生的原因主要是肿瘤迅速增大，压迫肝包膜，产生牵拉痛，也可因肿瘤的坏死物刺激肝包膜所致。少数患者自发地或于肝穿刺后突然出现肝区剧烈疼痛，多是由位于肝脏表面的癌结节破裂出血所致。若同时伴有血压下降、休克的表现，腹腔穿刺有血性液体，则说明癌结节破裂出血严重。遇此情况需紧急抢救。

（1）疼痛时尽量深呼吸，以胸式呼吸为主，减轻腹部压力刺激。

（2）取舒适的体位。患侧卧位及半卧位，可减轻腹壁紧张，减轻疼痛。

（3）局部轻轻按摩，不可用力，否则易致肿块破裂或扩散。

（4）饮食应选清淡、高蛋白、低脂肪、无刺激的易消化食物，不宜过饱，少量多餐。

（5）保持大便通畅，减轻腹胀，以免诱发疼痛。

（6）保持情绪稳定，焦虑的情绪易引起疼痛加重。转移注意力，可看些小说、漫画等分散注意力。

（7）保持环境安静舒适，执行保护性医疗制度，耐心听取患者倾诉，给予适当安慰，减轻患者心理负担，提高痛阈。

2. 消化道症状的观察与护理

（1）消化道症状也是肝癌晚期较为常见的症状，如食欲减退、饭后上腹饱胀、嗳气、消化不良、恶心等是肝癌常见的消化道症状，其中以食欲减退和腹胀最为常见。腹泻也是肝癌较为常见的消化道症状，国内外均有报道，发生率较高，易被误认为慢性肠炎。门静脉或肝静脉癌栓所致的门静脉高压及肠功能紊乱可致腹胀、大便次数增多，腹胀亦可因腹水所致。

（2）肝癌晚期患者的饮食护理非常重要。指导患者多食富含维生素和蛋白质的高热量饮食。呕吐者可给予止吐剂，必要时给予静脉高营养支持治疗，如有水肿、腹水的情况，控制盐的摄入。要保持大便通畅，预防便秘，防止血氨升高。血氨偏高时限制或禁食蛋白质。

（3）警惕上消化道出血的危险，密切观察患者的生命体征，观察患者呕吐物及大便的颜色、性状和量，必要时送检和查血常规。如有出血，嘱患者绝对卧床休息、吸氧、进温凉流质饮食，出血量大者应积极处理，急救治疗。

3. 意识障碍（肝昏迷）的观察与护理

肝癌到了晚期的状况是非常复杂的，伴随着多种症状的发生，还容易使患者发生昏迷的现象。合并肝硬化失代偿患者有明显诱因而出现肝癌晚期肝昏迷症状。

（1）密切观察患者的生命体征、意识障碍的程度、瞳孔的变化。有异常及时报告医生。

（2）保持呼吸道通畅。及时清除呼吸道分泌物，防止误吸。

（3）纠正水与电解质和酸碱平衡失调：每日控制总液体量在 2 500 mL 以下，腹水患者补液量按前 1 d 的尿量加 1 000 mL 即可。

（4）防治脑水肿：静脉点滴高渗葡萄糖、20% 甘露醇、25% 山梨醇等。

（5）对躁动不安的患者，遵医嘱应用镇静剂，给予保护性约束，使用约束带时要注意防止约束过紧而造成的皮肤损伤。

【治疗时的护理】

肝癌的治疗手段包括手术治疗、化疗、放疗、靶向、介入治疗等，对化疗不敏感，介入化疗是在局部麻醉下经皮肝动脉穿刺，穿刺成功后在 X 线监视下观察肿瘤的位置、大小、形状、血液供应情况决定治疗药量，然后慢慢将导管插入肝总动脉或肝固有动脉，再缓缓注入化疗等药（化疗药物有表阿霉素、丝裂霉素、5 - 氟尿嘧啶、羟基喜树碱、平阳霉素）及可吸收性明胶海绵栓塞。下面我们详细介绍一下介入化疗的护理措施。

1. 穿刺部位的护理

术后穿刺点用弹性胶布加压包扎24 h 并用沙袋压穿刺点6 h 以上，防止穿刺点皮下出血和血肿，24 h 后松弹性胶布并覆盖无菌纱布2～3 d，避免浸湿，绝对卧床休息24 h，穿刺肢体呈外展伸直位，24 h 后方可逐渐离床活动。应严密观察穿刺部位敷料包扎情况，加强巡视，注意观察足背动脉波动有无减弱或消失，皮肤颜色是否苍白及温度是否下降，毛细血管充盈时间是否延长，穿刺侧下肢有无疼痛和感觉障碍，及早发现股动脉血栓形成。

2. 胃肠道反应的观察

介入治疗后由于肿瘤被栓塞引起缺血缺氧坏死，胃肠道反应均可出现不同程度的呕吐。化疗药物，如 5-氟尿嘧啶、丝裂霉素等，可引起患者恶心、呕吐。且介入手术时术中牵拉，栓塞剂引起迷走神经反射性兴奋也可诱发恶心、呕吐。呕吐时嘱患者暂禁食，取侧卧位头偏向一侧，防止呕吐物误入气管，同时记录呕吐量、颜色和性质，给予甲氧氯普胺 10 mg 肌内注射。少食多餐，加强口腔护理，减少不良刺激，促进毒素排泄。恶心显著者早期给予维生素 B_6 或甲氧氯普胺镇吐。栓塞后可使门脉高压更高，频繁呕吐可诱发消化道出血。

3. 肝功能损坏的观察

介入化疗后患者可能因肝脏缺血缺氧、化疗药物影响等因素导致肝功能不同程度损害，术后出现谷丙转氨酶、谷草转氨酶均有不同程度的升高，白蛋白降低，部分患者可出现胆红素的升高，表现为黄疸加重、腹水，严重者出现嗜睡、肝昏迷等。对肝功能有损伤的患者，嘱多卧床休息，保证充足睡眠。注意血象变化、保暖、预防感冒，观察患者的意识改变，进行保肝护肝治疗，转氨酶可慢慢恢复。术后 4 周白蛋白方可恢复。为防止病情加重，护士应注意观察患者皮肤颜色、尿量、意识的变化，及时报告医生。

4. 腹痛的护理

肝癌介入化疗后可出现右上腹肝区疼痛，一般在术后 1~3 d 出现，3~5 d 可自行缓解，疼痛的程度与栓塞的范围有关，也可能与肿瘤的供血情况有关。另外一个原因是由栓塞后刺激肝包膜或腹膜所致，药物在肿瘤组织产生高浓度高效价杀伤作用，肝组织局部发生水肿、坏死或异位动脉栓塞致腹痛。密切观察腹痛部位、性质及疼痛程度，向患者做好解释，以增强其心理承受力。对轻度疼痛者可不做特殊处理，对中度疼痛者给予口服止痛药物或肌内注射止痛药物止痛。

第十三节　卵巢癌化疗及护理

【概述】

卵巢癌是严重威胁妇女健康的恶性肿瘤之一，死亡率居妇科恶性肿瘤的首位，城市中女性卵巢癌发病率排在妇科肿瘤第 1 位。早期卵巢癌治愈率在90% 左右，约 80% 的晚期卵巢癌首次治疗可以获得满意的效果。尽管在过去的 20 余年中，我们对卵巢癌的认识和治疗方法取得了较大进展，但对其生物学行为认识还非常有限，20% 的晚期卵巢癌虽然经过积极的手术和化疗，肿瘤仍迅速进展。目前还没有有效的巩固治疗手段，约 80% 的晚期卵巢癌首次治疗后，在不同时间段内出现肿瘤复发，致使其死亡率居高不下。

【临床表现】

多数卵巢癌没有明确的症状。不容易引起警觉，往往在妇科检查时偶然被发现。卵巢癌主要因盆腔肿块、腹腔积液或胸腔积液产生一些不典型的症状：

（1）下腹不适或盆腔下坠感：纳差，恶心，胃部不适等症状。

（2）腹部膨胀感：肿瘤性腹腔积液引起腹胀，肿瘤生长若超出盆腔则腹部可以摸到肿块。

（3）压迫症状：由于增大的肿瘤或腹腔积液，可使纵隔抬高，导致呼吸困难，不能平卧，心悸；并由于腹腔内压力增加，影响下肢静脉回流，可引起腹壁或下肢水肿，如压迫膀胱、直肠，可有排尿困难、肛门坠胀或便秘；压迫输尿管引起输尿管梗阻，产生腰痛等；压迫髂总血管，引起下肢水肿或疼痛。

（4）疼痛：卵巢癌很少引起疼痛，少数患者因肿瘤破裂、出血、坏死或感染，可产生腹痛、腰痛等。

（5）月经紊乱及内分泌失调症状：对于能产生激素的卵巢肿瘤如性索间质瘤，可导致月经紊乱或持续阴道流血，还常伴有子宫内膜病变，如子宫内膜增生或子宫内膜癌。

（6）因转移产生的相应症状：如胸膜转移产生胸腔积液，引起呼吸困难；肺转移产生干咳、咯血；肠道转移可以产生便秘或肠梗阻症状，甚至出现恶病质表现；骨转移产生转移局部剧烈疼痛，局部有明显的压痛点。

【主要检查】

1. 腹部检查

肿瘤增大时可见下腹部隆起，并于下腹部摸到肿物。肿物可活动，也可固定不动，质地软硬不一，有的会压痛。

2. 妇科检查

妇科医生做检查时可摸到子宫以外的包块。如肿物为单侧，表面光滑，活动，囊性，则良性肿瘤或早期癌的可能性大。如为双侧，表面不规则，实性或囊实性，活动差，甚至后陷凹可触及大小不等的实性结节，则恶性肿瘤的可能性大。

3. 影像学检查

B 超、CT、MRI 可明确肿瘤的大小、位置、形态、内部结构、来源等，其诊断符合率可达90%，阴道彩色血流多普勒超声的应用，使诊断的准确率进一步提高。

4. 细胞学检查

腹腔或后穹隆穿刺，以及术中取腹水或腹腔洗液行细胞学检查，有助于卵巢恶性肿瘤的诊断、鉴别诊断和分期。

5. 腹腔镜检查

利用腹腔镜可直接窥视盆腹腔脏器，明确有无肿瘤及肿瘤的具体情况，有无转移及转移部位，结合活检组织病理检查具有确诊价值，并可临床分期。

6. 肿瘤标记物测定

在有些卵巢肿瘤患者，血中有些肿瘤标记物可以升高，对肿瘤的诊断及良性与恶性的鉴别有意义。CA125 是卵巢上皮性癌的理想标记物，其阳性检测率在浆液性癌可达 70%～90%。卵巢黏液性囊腺癌患者中，50% 左右血清中癌胚抗原（CEA）阳性。甲胎蛋白（AFP）在几乎所有的内胚窦瘤明显升高，在部分未成熟畸胎瘤、混有卵黄囊成分的其他生殖细胞肿瘤也有升高。卵巢绒癌血 HCG 可升高。颗粒细胞瘤、卵泡膜细胞瘤可分泌雌激素，睾丸母细胞瘤可分泌性激素，激素水平检查可发现升高。

【病理】

卵巢癌主要由三种病理类型组成，包括上皮癌、恶性生殖细胞肿瘤、性索间质肿瘤。

1. 上皮性肿瘤

上皮性肿瘤主要包括卵巢浆液性腺癌、卵巢黏液性腺癌、子宫内膜样腺癌、透明细胞癌、未分化癌、移行细胞癌、混合型上皮肿瘤、未分化的上皮恶性肿瘤等。

（1）卵巢浆液性腺癌：卵巢浆液性腺癌有高、中、低 3 种分化程度，镜下特征不尽相同。高分化和中分化常形成囊样、乳头状和腺样结构。腺腔呈裂隙样或不规则。乳头常有不规则分支。分化差者可以实性区域为主。肿瘤中可出现多少不等的沙砾体。

（2）对于卵巢黏液性腺癌与交界性黏液性良性肿瘤，最大差别在于存在间质浸润。在缺乏明显的间质浸润情况下，WHO 提出如果有复杂的分支乳头或背靠背的腺体，其间间质很少或缺乏间质，腺体衬覆细胞呈显著恶性，若上述形态≥10 mm^2 或直径≥3 mm 时也可诊断恶性。若出现显著的浸润性腺体、腺管、条索或细胞巢时，也可诊断为恶性。在许多黏液性腺癌中，同时可见良性或交界性黏液性肿瘤成分。

（3）卵巢内膜腺癌：卵巢内膜腺癌占卵巢癌的10%～20%，主要见于50～60 岁女性，形态上与发生于子宫内膜样腺癌十分相似。分化好的肿瘤中可见管状腺体，衬覆复层非黏液性上皮，有时可见筛状或绒毛膜型结构。

（4）卵巢恶性移行细胞瘤：移行细胞癌和恶性 Brenner 瘤（勃勒纳瘤）。

（5）卵巢透明细胞癌：卵巢上皮性肿瘤中，透明细胞癌与子宫内膜异位的关系最为密切。肿瘤平均直径 15 cm，呈乳头状、腺囊状、实体状等生长方式。实体型中肿瘤细胞巢，被纤细的纤维血管或玻璃样变间质所分隔。腺囊型中可见大小不等的腺腔或囊腔，衬覆柱状或扁平上皮。乳头型纤维血管轴心上发生显著的玻璃样变。透明细胞癌中，最常见的细胞类型为透明细胞核靴钉样细胞。透明细胞圆形或多边形，细胞核居中，核仁明显，丰富的透明胞质中含有大量糖原，也可含有少量脂质或黏液。靴钉样细胞染色质深染，胞质稀少，常呈靴钉样突入腺腔或囊腔。除了这两种细胞外，透明细胞癌中还可出现嗜酸性、印戒样、扁平或柱状细胞。

（6）混合型上皮肿瘤：肿瘤由 2 种或 2 种以上类型的癌组织组成，较常见的有浆液性癌和内膜样癌的混合，浆液性癌和移行细胞癌的混合，内膜样癌与透明细胞癌的混合等。

（7）卵巢未分化癌：WHO 指出恶性上皮肿瘤，因无分化或仅极少数区域显示分化，以致无法纳入上述任何一类上皮性肿瘤时，称未分化癌。镜下肿瘤细胞呈实性，核分裂象多见，细胞异型性显著。有的肿瘤呈肉瘤样。在有些肿瘤中，即使出现极少数微灶性分化，也不能排除未分化癌的诊断。免疫组化染色显示，未分化癌细胞的细胞角蛋白、胚胎膜抗原性阳性。该肿瘤预后极差，5 年存活率仅 6%。

2. 恶性生殖细胞肿瘤

生殖细胞肿瘤主要包括无性细胞瘤、内胚窦瘤、胚胎癌、绒毛膜癌等。

3. 性索间质肿瘤

性索间质肿瘤包括支持 – 间质细胞肿瘤、颗粒 – 间质细胞肿瘤、两性母细胞瘤、男性母细胞瘤。

【治疗方法】

卵巢癌首要治疗方法是手术治疗，除肿瘤仅限于卵巢的早期外，手术难以切净，同时卵巢上皮癌又是化疗敏感性肿瘤，化疗能杀灭小的肿瘤灶。外科手术治疗与化疗相辅相成，成为目前治疗卵巢癌两个常用的治疗手段。放疗对卵巢癌效果也是肯定的，也是主要的辅助治疗手段。

1. 手术治疗

手术治疗目的：一是腹盆腔的全面探查分期；二是实施肿瘤减灭术，尽可能彻底切净肿瘤，提高综合治疗疗效。

2. 化疗

对于卵巢上皮来源肿瘤，紫杉醇联合铂类为卵巢癌初治一线治疗方案。根据手术病理，评估卵巢癌分期选择合适化疗方案。对于晚期切除困难的卵巢癌，可先选择化疗，待肿瘤缩小后行肿瘤减灭术，术后继续原方案化疗。目前常用的联合化疗方案有紫杉醇＋顺铂、紫杉醇＋卡铂、多西他赛＋顺铂、多西他赛＋卡铂、卡铂＋多柔比星脂质体等。

对于恶性生殖细胞肿瘤而言，可供选择的化疗方案有顺铂＋依托泊苷、多西他赛＋卡铂、紫杉醇＋环磷酰胺、紫杉醇＋顺铂/卡铂、依托泊苷＋异环磷酰胺＋顺铂、紫杉醇＋异环磷酰胺＋顺铂等。

对于性索间质肿瘤，可供选择化疗方案有多西他赛、紫杉醇、紫杉醇＋环磷酰胺等方案，亮丙瑞林可作为颗粒细胞瘤的内分泌治疗。

【化疗方案】

1. 紫杉醇 + 卡铂

紫杉醇 175 mg/m^2，静脉滴注，第 1 天。

卡铂 AUC = 5，静脉滴注，第 1 天。

3 周为 1 个周期。

2. 紫杉醇 + 顺铂

紫杉醇 135 mg/m^2，静脉滴注，第 1 天。

顺铂 75 mg/m^2，静脉滴注，第 1 天。

3 周为 1 个周期。

3. 卡铂

卡铂 AUC = 5，静脉滴注，第 1 天。

3 周为 1 个周期。

4. 紫杉醇

紫杉醇 175 mg/m^2，静脉滴注，第 1 天。

3 周为 1 个周期。

5. 拓扑替康

拓扑替康 1.6 mg/m^2，静脉滴注，第 1~5 天。

3 周为 1 个周期。

6. 吉西他滨

吉西他滨 1 000 mg/m^2，静脉滴注，第 1、8、15 天。

4 周为 1 个周期。

7. 吉西他滨 + 卡铂

吉西他滨 1 000 mg/m^2，静脉滴注，第 1、8 天。

卡铂 AUC = 5，静脉滴注，第 1 天。

3 周为 1 个周期。

8. 依托泊苷

依托泊苷 100 mg/m^2，口服，第 1~14 天。

3 周为 1 个周期。

9. 异环磷酰胺

异环磷酰胺 1 000 mg/（m^2·d），静脉推注，第 1~7 天。

4 周为 1 个周期。

10. 异环磷酰胺 + 紫杉醇

异环磷酰胺 1 500 mg/（$m^2 \cdot d$），静脉推注，第 2 ~ 75 天。

紫杉醇 175 mg/m^2，静脉滴注，第 1 天。

4 周为 1 个周期。

【症状的观察与护理】

多数的卵巢癌没有明显的症状，不容易引起警觉，往往在妇科检查时偶然被发现，卵巢癌主要因盆腔肿块、腹腔积液或胸腔积液而产生一些不典型的症状，如下腹不适或盆腔下坠感、食欲减退、恶心、腹部膨胀，压迫症状、疼痛，月经紊乱及内分泌失调。如有胸膜转移产生胸腔积液，引起呼吸困难；肺转移产生干咳、咯血；肠道转移产生便秘或肠梗阻症状等。

1. 压迫症状的观察与护理

卵巢肿瘤增大到一定程度就会侵犯它的"邻居"，从而引起相应的症状。例如，膀胱受侵时出现尿频、尿急或尿潴留；侵犯直肠时可发生腹泻、大便困难和大便带血；压迫下腔静脉时，发生下肢静脉充盈怒张，引起下肢水肿等症状。

（1）观察患者尿液的颜色、性状、量及有无膀胱刺激征、排尿困难、尿潴留和转移症状，如有不适，报告医生，遵医嘱给予对症处理，如留置导尿、尿常规检查等。

（2）腹痛时尽量深呼吸，以胸式呼吸为主，减轻腹部压力刺激。取舒适的体位。患侧卧位及半卧位，可减轻腹壁紧张，减轻疼痛。

（3）下肢水肿患者评估患者水肿的部位、范围、程度和发展速度，与患者饮食、活动及体位的关系，轻度水肿的患者限制活动，严重水肿的患者取适宜体位卧床休息。观察皮肤完整性，做好压疮的预防措施。

（4）腹泻患者密切观察患者的腹泻情况，严重时及时报告医生，给予静脉输液补充水、电解质等对症支持治疗。注意观察大便的次数和性质，如有异常留标本送检。

2. 疼痛的观察与护理

（1）认真评估观察患者疼痛的部位、性质、持续时间及伴随的其他症状，保持情绪稳定，焦虑的情绪易引起疼痛加深。转移注意力，可看些小说、漫画等分散注意力。

（2）疼痛时尽量深呼吸，以胸式呼吸为主，减轻腹部压力刺激。

（3）取舒适的体位。患侧卧位及半卧位，可减轻胸壁紧张，减轻疼痛。

（4）正确使用止痛药。严格按 WHO 推荐的三阶梯止痛法的原则，从非麻醉性止痛药开始，无效时逐步升级到强麻醉性止痛药。护士切记按时给药而不是按需给药，不要等到疼痛加重后才开始使用。特殊情况下可灵活掌握，临时增加止痛药。

（5）饮食应选清淡、高蛋白、低脂肪、无刺激的易消化食物，不宜过饱，少量多餐。

（6）保持环境安静舒适，执行保护性医疗制度，耐心听取患者倾诉，给予适当安慰，减轻患者心理负担，提高痛阈。

3. 呼吸困难的观察与护理

卵巢癌出现胸腔转移产生胸腔积液，加重心脏负担，造成患者不同程度的呼吸困难。

（1）观察患者神志、面容与表情、口唇、指端的皮肤颜色，呼吸的节律、频率的变化，评估血氧饱和度，如有异常及时报告医生，给予对症处理。

（2）保持呼吸道通畅，痰液不易咳出的患者采用辅助排痰法或遵医嘱给予化痰药物、压缩雾化等。

（3）根据病情采取坐位或半卧位，改善通气，以患者自我感觉良好为原则。

（4）指导患者有计划地进行休息和活动，循序渐进地增加活动量和改变运动方式。

（5）必要时行密闭式胸腔穿刺引流，引流时注意观察患者呼吸频率、节律的变化，速度不宜过快，如有不适及时报告医生。

【治疗时的护理】

卵巢癌首要的治疗方法是手术治疗，但仅限于卵巢早期，手术难以切净，同时卵巢上皮癌化疗敏感性肿瘤，与手术相辅相成，成为目前治疗卵巢癌常用的治疗方法，其次放射治疗也对卵巢癌有很好的效果。这里我们就讲一下化疗的护理措施。

常用的化疗方案有紫杉醇＋卡铂、紫杉醇＋顺铂、吉西他滨、依托泊苷、异环磷酰胺等，也可采用腹腔化疗。

（1）紫杉醇使用时容易产生变态反应，使用前应口服或静脉注射地塞米松，微量泵控速，使用心电监护仪监测心率及血压的变化。

（2）观察患者用药后的反应，如恶心、呕吐、腹痛腹泻、血尿、便血、发热等情况。化疗期间注意观察患者生命体征，注意观察尿量，鼓励患者多饮水，24 h 尿量应大于 3 000 mL。

（3）如患者有呼吸困难、吞咽困难、喉头痉挛等不适，立即给予吸氧，遵医嘱给予镇静剂、支气管扩张剂及抗组胺药。稳定患者情绪，化疗前指导患者避免进食冷食，温水刷牙漱口。

（4）骨髓抑制：早期可表现为白细胞尤其是总细胞减少，严重时血小板、红细胞、血红蛋白均可降低，同时患者还可有疲乏无力、抵抗力下降、易感染、发热、出血等表现，保持患者病室通风、整洁，保持室内相对湿度50% ~60%，必要时每日房间消毒，遵医嘱给予升白药物治疗。

第十四节　乳腺癌化疗及护理

【概述】

乳腺癌是女性最常见的恶性肿瘤之一，其发病率逐年上升。在欧美国家，乳腺癌占女性恶性肿瘤的25% ~30%。20世纪末统计资料表明，全世界每年约有130万人诊断为乳腺癌，而有40万人死于该病。在我国，乳腺癌在城市中发病率为女性肿瘤第2位，在一些大城市中已上升为第1位，在农村中为第5位。一般乳腺癌的发病年龄高峰在45~55岁，尽管乳腺癌发病率呈上升趋势，但由于早期诊断和治疗方式的改进和创新，Ⅰ、Ⅱ期乳腺癌患者5年生存率分别可达到95%和85%以上。

【临床表现】

原发性乳腺癌的首发症状是乳房肿块，而钼靶影像检查的普及，使很多乳腺癌在其临床症状表现之前即被发现。乳腺疾病的临床表现多种多样，比如乳头、乳晕、乳腺皮肤、乳腺导管和实质、区域淋巴结的改变及相应的全身症状，现叙述如下：

1. 乳房肿块

乳房肿块是乳腺癌最常见的表现。

2. 乳头改变

乳头溢液多为良性改变，但对 50 岁以上，有单侧乳头溢液者应警惕发生乳腺癌的可能性；乳头凹陷，乳头瘙痒、脱屑、糜烂、溃疡、结痂等湿疹样改变常为乳腺佩吉特病（Paget 病）的临床表现。

3. 乳房皮肤及轮廓改变

肿瘤侵犯皮肤的 Cooper 韧带，可形成"酒窝征"；肿瘤细胞堵塞皮下毛细淋巴管，造成皮肤水肿，而毛囊处凹陷形成"橘皮征"；当皮肤广泛受侵时，可在表皮形成多数坚硬小结节或小条索，甚至融合成片，如病变延伸至背部和对侧胸壁可限制呼吸，形成铠甲状癌；炎性乳腺癌会出现乳房明显增大，皮肤充血红肿、局部皮温增高；晚期乳腺癌会出现皮肤破溃形成癌性溃疡。

4. 淋巴结肿大

同侧腋窝淋巴结可肿大，晚期乳腺癌可向对侧腋窝淋巴结转移引起肿大；有时可触到同侧和对侧锁骨上肿大淋巴结。

【主要检查】

1. 乳腺钼靶

乳腺钼靶是一种经典的检查手段，是通过专门的钼靶 X 线机摄片进行实现的。

2. 乳腺 B 超

B 超扫描能够鉴别乳腺的囊性与实性病变。

3. 动态增强核磁共振

核磁检查是软组织分辨率最高的影像检查，较 X 线和 B 超有很多优势，但对于带有心脏起搏器和体内金属的患者不适用。

【病理】

（1）在 WHO 乳腺癌国际组织学分类（第二版），结合中国常见恶性肿瘤诊治规范的基础上，提出的新的分类方法，将乳腺癌分为非浸润性癌、早期浸润性癌、浸润性特殊类型癌和浸润性非特殊类型癌。

1）非浸润性癌：包括导管内癌、小叶原位癌。

2）早期浸润性癌：导管癌早期浸润、小叶癌早期浸润。

3）浸润性非特殊类型癌：浸润性导管癌、浸润性小叶癌。

4）浸润性特殊类型癌：髓样癌、小管癌、黏液癌、腺样囊性癌等。

5）其他罕见癌：分泌性癌、高脂质癌、印戒细胞癌等。

6）特殊形式乳腺癌：炎性乳腺癌、副乳腺癌、男性乳腺癌。

（2）根据腺管的多少、细胞核的异型性及核分裂数定量计分，确定组织学分级。标准如下：

1）腺管形成的多少。

2）细胞核的多形性。

3）核分裂象计数。

【治疗方法】

乳腺癌治疗手段主要有手术治疗、放疗、内分泌治疗、化疗、靶向治疗等。乳腺癌治疗原则：Ⅰ期患者，手术治疗为主，对具有高危复发倾向的患者可考虑术后辅助化疗。Ⅱ期患者，先手术治疗，术后再根据病理和临床特征进行辅助化疗。对肿块较大、有保乳倾向患者，可考虑新辅助化疗。对部分肿块较大、淋巴结转移数目较多的患者可选择性做放疗。对以上各期患者，如果雌激素受体阳性，应该在化放疗基础上给予内分泌治疗。Ⅳ期患者，行内科治疗为主的综合治疗。

1. 化疗

（1）乳腺癌术后辅助化疗：乳腺癌是容易发生血道转移的疾病，局部治疗失败的原因主要是癌细胞的血道转移。血道转移有时可在术后早期出现，有 50%～60% 的病例就诊时可能已有血道转移。因而手术前后的全身化疗目的是杀灭亚临床型转移灶，以提高疗效。对淋巴结有转移的病例，手术前后辅助化疗更为重要。术后辅助化疗指征：术后病理检查淋巴结转移阳性的患者，均需辅助化疗；对淋巴结没有转移患者，应选择那些易复发患者行辅助化疗，如易复发的中、高危患者，低危复发者可避免不必要治疗。辅助化疗应在术后 1 个月内开始，根据患者病理分期及化疗方案选择治疗周期数。常用辅助化疗方案：AC－T、TAC、CMF、CAF、FAC、AC 等，一般来说，含蒽环类方案疗效优于不含蒽环类方案，计量密集型紫杉醇方案优于常规紫杉醇剂量方案。

（2）新辅助化疗：新辅助化疗及局部晚期患者尽早予以化疗及术前化疗，由于其不同于术后辅助化疗，称新辅助化疗。新辅助化疗常用于临床局部晚期的肿瘤即ⅡB、ⅢA、ⅢB期肿瘤，部分病例新辅助化疗后肿瘤缩小降期达到保乳及根治性切除目的。常用化疗方案有 CAF、CEF、TAC 等。

（3）复发转移性乳腺癌化疗：晚期乳腺癌患者治疗较为困难，一般不可治愈，治疗后中位存活时间为 2~3 年，但仍有部分患者，特别是 ER 阳性、无内脏转移患者经合理治疗后生存较长时间，并维持较好的生活质量，少数患者可长期生存。常用化疗方案有 CMF、CAF/FAC、AC、EC、AT（多柔比星 + 多西他赛）、XT（卡培他滨 + 多西他赛）、GT（吉西他滨 + 紫杉醇）、NVB、TC 方案等，根据 HER – 2 基因表达情况，可加用曲妥珠单抗靶向治疗。

2. 放疗

放疗可分为术前放疗及新辅助放疗、术后辅助放疗、局部转移复发乳腺癌姑息放疗。新辅助放疗目的与新辅助化疗相似，术前放疗也可以起到降期作用从而提高保乳率及根治性切除率。术前放疗一般包括患侧全乳、锁骨上和腋窝淋巴引流区，在给予 45~50 Gray 的亚临床剂量后进行疗效评价，并决定进一步治疗手段，如没有手术指征则需追加剂量至 60 Gray。

3. 内分泌治疗

乳腺癌的发生发展与体内雌激素水平密切相关，内分泌治疗反应少，有效率高，在临床上得以广泛应用。内分泌治疗作用缓慢，因而，如果肿瘤发展较快，或危害生命时应采用化疗。此外内分泌治疗对皮肤、软组织、淋巴结、骨疗效较好，而对肝、脑部位转移效果较差。常用内分泌治疗手段有卵巢切除术及药物治疗。内分泌治疗药物有：

（1）抗雌激素类药物：他莫昔芬主要应用于绝经前乳腺癌患者内分泌治疗。其他抗雌激素类药物有托瑞米芬，两者效果相似，不良反应较少。

（2）雌激素合成抑制剂：芳香化酶抑制剂，主要用于绝经后乳腺癌内分泌治疗，其作用机制为与芳香化酶结合，阻断雌激素合成。

（3）药物性卵巢去势：主要有脑垂体促性腺激素释放的类似物，包括戈舍瑞林、曲普瑞林、醋酸亮丙瑞林。

（4）黄体酮类药物：包括甲羟黄体酮，一般对软组织转移、局部复发效果较好，骨转移次之，对内脏转移效果较差。

【化疗方案】

1. CMF 方案

环磷酰胺 100 mg/m^2，口服，第 1~14 天。

甲氨蝶呤 40 mg/m^2，静脉注射，第 1、8 天。

氟尿嘧啶 600 mg/m^2，静脉注射，第 1、8 天。

28 d 为 1 个周期。

2. 改良 CMF 方案

环磷酰胺 600 mg/m^2，静脉注射，第 1 天。

甲氨蝶呤 40 mg/m^2，静脉注射，第 1 天。

氟尿嘧啶 600 mg/m^2，静脉注射，第 1 天。

21 d 为 1 个周期。

3. CMF 序贯多柔比星方案

环磷酰胺 600 mg/m^2，静脉注射，第 1 天。

甲氨蝶呤 40 mg/m^2，静脉注射，第 1 天。

氟尿嘧啶 600 mg/m^2，静脉注射，第 1 天。

21 d 为 1 个周期，共 8 个周期。

多柔比星 75 mg/m^2，静脉注射，第 1 天。

21 d 为 1 个周期，共 4 个周期。

4. AC 方案

多柔比星 60 mg/m^2，静脉注射，第 1 天。

环磷酰胺 600 mg/m^2，静脉注射，第 1 天。

21 d 为 1 个周期。

5. AC 序贯紫杉醇方案

多柔比星 60 mg/m^2，静脉注射，第 1 天。

环磷酰胺 600 mg/m^2，静脉注射，第 1 天。

14 d 或 21 d 为 1 个周期，共 4 个周期。

紫杉醇 175 mg/m^2，静脉注射，第 1 天。

14 d 或 21 d 为 1 个周期，共 4 个周期。

6. AC 序贯多西紫杉醇方案

多柔比星 60 mg/m², 静脉注射, 第 1 天。

环磷酰胺 600 mg/m², 静脉注射, 第 1 天。

21 d 为 1 个周期, 共 4 个周期。

多西紫杉醇 100 mg/m², 静脉注射, 第 1 天。

21 d 为 1 个周期, 共 4 个周期。

7. EC 方案

表柔比星 75 mg/m², 静脉注射, 第 1 天。

环磷酰胺 600 mg/m², 静脉注射, 第 1 天。

21 d 为 1 个周期。

8. CAF 方案

氟尿嘧啶 500 mg/m², 静脉注射, 第 1 天。

多柔比星 50 mg/m², 静脉注射, 第 1 天。

环磷酰胺 500 mg/m², 口服, 第 1 天。

21 d 为 1 个周期。

9. 紫杉醇

单药紫杉醇 175 mg/m², 静脉注射, 第 1 天。

21 d 为 1 个周期。

10. TA 方案

多柔比星 60 mg/m², 静脉注射, 第 1 天。

紫杉醇 175 mg/m², 静脉注射, 第 1 天。

21 d 为 1 个周期。

11. 白蛋白结合型紫杉醇

白蛋白结合型紫杉醇 150 mg/m², 静脉注射, 第 1、8、15 天。

28 d 为 1 个周期。

12. 多西紫杉醇

单药多西紫杉醇 60～100 mg/m², 静脉注射, 第 1 天。

21 d 为 1 个周期。

13. 多西紫杉醇 + 多柔比星

多西紫杉醇 75 mg/m², 静脉注射, 第 1 天。

多柔比星 50 mg/m²，静脉注射，第 1 天。

21 d 为 1 个周期。

14. 多西紫杉醇 + 环磷酰胺

多西紫杉醇 75 mg/m²，静脉注射，第 1 天。

环磷酰胺 600 mg/m²，静脉注射，第 1 天。

21 d 为 1 个周期。

15. TAC 方案

多西紫杉醇 75 mg/m²，静脉注射，第 1 天。

多柔比星 50 mg/m²，静脉注射，第 1 天。

环磷酰胺 500 mg/m²，静脉注射，第 1 天。

21 d 为 1 个周期。

16. XT 方案

希罗达 1 250 mg/m²，口服，一天 2 次，第 1～14 天。

多西紫杉醇 75 mg/m²，静脉注射，第 1 天。

21 d 为 1 个周期。

17. 吉西他滨 + 长春瑞滨方案

吉西他滨 1 200 mg/m²，静脉注射，第 1、8 天。

长春瑞滨 30 mg/m²，静脉注射，第 1、8 天。

21 d 为 1 个周期。

18. 卡培他滨单药

卡培他滨 1 250 mg/m²，口服，一天 2 次，第 1～14 天。

21 d 为 1 个周期。

19. 吉西他滨

吉西他滨 1 200 mg/m²，静脉注射，第 1、8、15 天。

28 d 为 1 个周期。

20. 吉西他滨 + 紫杉醇

吉西他滨 1 250 mg/m²，静脉注射，第 1、8 天。

紫杉醇 175 mg/m²，静脉注射，第 1 天。

21 d 为 1 个周期。

21. 吉西他滨 + 多西紫杉醇

吉西他滨 1 000 mg/m²，静脉注射，第 1、8 天。

多西紫杉醇 75 mg/m^2，静脉注射，第 1 天。

21 d 为 1 个周期。

【症状的观察与护理】

现乳腺癌病因尚未阐明，研究表明雌激素与乳腺癌的发生密切相关。主要的临床表现为无痛性肿块。皮肤改变，乳晕和乳头异常及腋窝淋巴结肿大。

1. 乳房肿块的观察与护理

乳房肿块是乳腺癌最常见的症状，其中 90% 以上的患者是在无意中发现肿块而就诊。

（1）观察乳房肿块的部位，乳腺癌以外上象限区域癌变多见。

（2）观察肿块的数目，乳腺癌单侧乳房单发肿瘤多见。单侧乳房多发肿块及双侧乳腺癌在临床中较为少见。

（3）观察肿块的大小，早期乳腺癌肿块一般较小。

（4）观察乳房肿块的形态和边界，乳腺癌多数呈浸润性生长，边界不清。

（5）观察肿块的硬度，多数乳腺癌肿块质地较硬，少数肿块质地较软，如细胞髓样癌、囊性乳腺癌等。少数肿块周围被较多的脂肪组织包裹，触诊时可有柔韧性。

（6）乳房肿块的活动度，肿块较小时，活动度大，活动时与周围组织一起活动，与纤维瘤活动度不同。若肿瘤侵犯胸大肌筋膜时，活动度减弱。进一步累及胸大肌时，活动度消失。

2. 疼痛的观察和护理

疼痛不适是乳腺癌常见症状。良性或恶性乳腺肿瘤通常是无痛的。肿瘤伴有炎症时可有胀痛或压痛。晚期乳腺癌患者若侵及神经或腋窝淋巴结肿大压迫或侵犯臂丛神经时可出现肩部胀痛。

（1）观察评估患者疼痛的部位、性质及疼痛强度，给予适当的心理安慰，教会患者转移疼痛的方法，必要时遵医嘱给予止痛药物，告知患者注意事项及不良反应的处理。

（2）体表止痛法：可通过刺激疼痛部位周围的皮肤或相对应的健侧皮肤达到止痛目的。刺激方法可采用按摩、涂清凉止痛药等，也可采用各种温度的刺激，或用 65 ℃ 热水袋放在湿毛巾上做局部热敷，每次 20 min，可取得一定的止痛效果。

（3）保持情绪稳定，焦虑的情绪易引起疼痛加重。转移注意力，可看些小说、漫画等分散注意力。

（4）保持环境安静舒适，执行保护性医疗制度，耐心听取患者倾诉，给予适当安慰，减轻患者心理负担，提高痛阈。

3. 皮肤改变、乳头和乳晕异常的观察和护理

乳腺癌引起皮肤的改变，与肿瘤部位、深浅及侵犯程度有关。累及乳腺悬韧带时，形成"酒窝征"；累及乳头时，乳头变平、回缩；累及皮下淋巴管时，使淋巴液回流受阻，出现水肿，形成"橘皮样"病变；皮肤形成结节时，形成溃疡；乳房有时出现不同程度的抬高，双侧乳头不在同一水平面上。乳头糜烂是湿疹样乳腺癌的典型症状，同时伴有乳头瘙痒。乳头溢液者为 5% ~ 10% 。早期乳腺癌可见乳头增厚、变红、粗糙、结痂、脱屑、少量分泌物，进一步发展会侵犯乳晕形成糜烂，整个乳头被侵犯甚至消失。

4. 腋窝淋巴结肿大的观察和护理

乳腺癌进一步发展侵犯淋巴管。最常见的淋巴转移部位是同侧腋窝淋巴结。淋巴结肿大会侵犯、压迫腋静脉，出现同侧上肢水肿；侵犯臂丛神经会出现肩部酸痛。

【治疗时的护理】

乳腺癌患者的主要治疗手段是手术治疗、放疗、化疗、内分泌治疗、生物靶向治疗。这里主要谈一下放疗和化疗时的护理。

（1）乳腺癌在治疗和康复时患者会有不同的心理表现。因乳房的缺失及术后的瘢痕、不对称的胸壁使得很多患者失去生存的信心。患侧肢体的活动受限使得自理能力减退。化疗引起的食欲减退造成的体力下降而致性欲下降，性生活的减少，使得患者担心婚姻状况。出院后患者担心被排斥而不愿与人接触和沟通。应帮助和指导患者融入社会，纠正患者的负面情绪，佩戴合适的假发、头巾或义乳等。鼓励家属多与患者沟通和交流，共同度过治疗和康复阶段。

（2）乳腺癌使用的化疗药物中多为发泡剂，容易发生静脉炎。合理地

选择输液导管，避免术后患者在患侧上肢行静脉输液。

（3）多柔比星对心脏毒性大，用药前要行心电图检查，用药过程行心电监护监测生命体征，加强巡视，如有不适，及时报告医生给予处理。

（4）告知患者放疗时可能出现皮肤黏膜损害等不良反应及应对方法，放疗后皮肤局部可能有发黑、红肿糜烂现象，注意用温水轻轻清洁（不要用肥皂、沐浴露等擦拭皮肤），然后涂以抗生素软膏，穿柔软棉质内衣。注意观察呼吸，因放疗会引起喉部黏膜充血肿胀，使其气道变窄，如患者出现呼吸困难，可先行气管切开，再行放疗。

（5）患者在治疗过程中会因许多症状影响营养的摄入，如畏食、味觉迟钝、口干、腹胀、便秘等，通过膳食和药物为患者减轻症状带来的不良影响。

第十五节　子宫颈癌化疗及护理

【概述】

子宫颈癌（carcinoma of cervical cancer）又称宫颈浸润癌，是女性生殖系统中最常见的恶性肿瘤。多数患者为鳞状上皮癌，肿瘤早期以局部生长为主，多向宫旁组织、盆腔脏器浸润及盆腔淋巴结转移。对全球妇女，是仅次于乳腺癌和结直肠癌的居第 3 位的常见恶性肿瘤。在发展中国家，是仅次于乳腺癌的居第 2 位的常见恶性肿瘤，是最常见的女性生殖道恶性肿瘤。高发年龄在 35～39 岁和 60～64 岁，2008 年全球估计新发子宫颈癌病例 52.98 万，死亡病例 25.51 万，其中 85% 新发病例在发展中国家。随着子宫颈癌筛查的开展，发达国家子宫颈癌的发病率及死亡率明显下降。子宫颈癌的发病率有明显的地区差异，我国子宫颈癌分布主要在中部地区，农村高于城市，山区高于平原。子宫颈癌如能早期发现、早期治疗，预后良好。

【临床表现】

1. 早期症状

阴道流血、白带增多。

2. 晚期症状

根据病灶侵犯的脏器不同，而出现一系列继发性症状。如癌灶侵犯盆腔结缔组织，压迫输尿管、直肠和坐骨神经时，患者常诉下腹痛、腰痛、尿频、尿急、肛门坠胀、里急后重、下肢肿痛、坐骨神经痛等。癌灶压迫或侵犯输尿管，严重时可导致输尿管梗阻、肾盂积水、肾功能损害等，最后导致尿毒症而死亡。终末期患者往往出现消瘦、恶病质、贫血、发热、全身衰竭等。

【主要检查】

子宫颈癌在出现典型症状和体征后，一般已为浸润癌，诊断多无困难，活组织病理检查可确诊。早期子宫颈癌往往无症状，体征也不明显，确诊需进行三阶梯诊断。

1. 宫颈细胞学检查

阴道脱落细胞涂片检查是目前筛选和早期发现宫颈癌的主要方法。

2. 阴道镜检查

阴道镜可将病变放大 6~40 倍，因此可在直视下早期发现宫颈的癌前病变及细小癌灶，提高宫颈活检的阳性率。

3. 宫颈和颈管活组织检查

病理学诊断是子宫颈癌诊断的金标准。

【病理】

宫颈癌中最常见的是鳞状上皮细胞癌，其次是腺癌，腺鳞癌、透明细胞癌等较少见。

1. 鳞状细胞癌

宫颈鳞状上皮细胞癌变异导致鳞状细胞癌。宫颈上皮细胞发生癌变后，如突破基膜侵犯间质，称为宫颈鳞状细胞浸润癌。有时上皮层细胞分化成熟，但是基底部分细胞生长活跃，不向表面生长而是向间质浸润，此时发病短，浸润灶多，早期浸润阶段不明显。由原位癌发展的浸润癌发展慢，有较明显的早期浸润阶段，治疗效果好，预后也好。宫颈鳞状细胞癌，又分为：

（1）微灶浸润癌或早期浸润癌：指微灶突破基膜，浸润间质深度在5 mm内，后来又提出浸润间质深度为 3 mm。

（2）宫颈鳞状细胞浸润癌：指鳞状细胞癌向间质内浸润深度超过1 mm。可呈网状或团块状融合浸润间质。

2. 腺癌

肿瘤细胞具有柱状上皮的特征，形成腺状结构，浸润间质。根据癌细胞的来源分为以下几类：

（1）来自宫颈内膜，又分以下组织来源：

1）宫颈内膜柱状黏液细胞来源的腺癌：来源于宫颈内膜柱状黏液细胞，较常见。

2）宫颈内膜柱状下细胞腺癌：此类较少见，恶性程度高，预后差。

（2）来自残留副中肾管上皮的腺癌，分为 3 种：

1）腺型腺癌：由残留的副中肾管上皮向子宫内膜腺癌方向分化形成。

2）乳头状腺癌：由残留的副中肾管上皮向输卵管腺癌方向分化形成。

3）透明细胞癌：病灶为一片胞质透亮的细胞或腺状结构。

（3）来自残留中肾管的腺癌：残留的中肾管可形成腺癌、囊腺癌。

（4）其他类型腺癌：

1）乳头状腺癌：自宫颈表面上皮长出，形成乳头状。

2）硬癌：较少见，癌组织质硬，纤维组织多，癌小体分散于其中。

【治疗方法】

治疗原则：子宫颈癌早期（Ⅰ～Ⅱ期）主要用手术治疗，宫颈鳞癌是放射敏感肿瘤，对早期不宜手术治疗的患者，放疗可取得与手术治疗相同的治疗效果。局部晚期子宫颈癌（ⅡB～ⅢB期）目前采用放疗同时联合化疗方案——放化疗同步治疗方案。晚期转移、治疗后肿瘤未控制或复发多采用化疗或加放疗。新辅助化疗在子宫颈癌中逐渐引起关注，主要针对预后差的ⅠB和ⅡB期患者，术前先行新辅助化疗。

子宫颈癌传统化疗药物包括氟尿嘧啶、环磷酰胺、异环磷酰胺、顺铂、卡铂、甲氨蝶呤、紫杉醇、多西紫杉醇、吉西他滨等。

【化疗方案】

1. 顺铂单药

顺铂 50 mg/m^2，静脉滴注，第 1 天。

每 3 周重复。

2. 顺铂 + 紫杉醇

紫杉醇 135 mg/m^2，静脉滴注，第 1 天。

顺铂 50 mg/m^2，静脉滴注，第 2 天。

每 3 周重复。

3. 顺铂 + 托泊替康

托泊替康 0.75 mg/m^2，静脉滴注，第 1～3 天。

顺铂 50 mg/m^2，静脉滴注，第 1 天。

每 3 周重复。

4. IP 方案

异环磷酰胺 5 g/m^2，静脉滴注，第 1 天（与美司钠合用）。

顺铂 50 mg/m^2，静脉滴注，第 1 天。

每 3 周重复。

5. TIP 方案

紫杉醇 175 mg/m^2，静脉滴注，第 1 天。

异环磷酰胺 1 500 mg/m^2，静脉滴注，第 1～3 天（与美司钠合用）。

顺铂 50 mg/m^2，静脉滴注，第 2 天。

每 3 周或 4 周重复。

6. 顺铂 + 长春瑞滨

顺铂 75 mg/m^2，静脉滴注，第 1 天。

长春瑞滨 30 mg/m^2，静脉推注，每周 1 次。

每 4 周重复。

【症状的观察与护理】

子宫颈癌在女性生殖器癌中占首位，也是女性最常见的恶性肿瘤之一。子宫颈癌早期发现、早期治疗，预后良好。

1. 阴道出血、白带增多的观察与护理

接触性出血和白带增多为子宫颈癌最早的躯体反应，晚期表现为阴道出血、排液、疼痛。

（1）指导患者勤擦身、更衣，保持外阴部清洁，每天冲洗会阴 2 次，勤换会阴垫，便后及时清洗外阴并更换会阴垫，防止感染。必要时可高锰酸钾坐浴。

（2）尽可能地实行保护性隔离，单人房间，限制探视，病房每日开窗通风 2 次，每次 15 ~ 30 min。

（3）加强营养，给予高蛋白、高热量、高维生素、易消化的清淡饮食。

2. 疼痛的观察与护理

因癌组织浸润宫旁组织或压迫神经，引起腰骶部性疼痛。当盆腔病变广泛，因静脉和淋巴结回流受阻导致下肢肿胀。

（1）观察评估患者疼痛的部位、性质及疼痛强度，给予适当的心理安慰，教会患者转移疼痛的方法，必要时遵医嘱给予止痛药物，告知患者注意事项及不良反应的处理。

（2）保持情绪稳定，焦虑的情绪易引起疼痛加重。转移注意力，可看些小说、漫画等分散注意力。

（3）保持环境安静舒适，执行保护性医疗制度，耐心听取患者倾诉，给予适当安慰，减轻患者心理负担，提高痛阈。

3. 压迫症状的观察与护理

晚期肿瘤压迫或侵犯膀胱，可有尿频、排尿困难等症状，侵犯直肠可引起腹泻、里急后重或粪瘘等。

（1）如有排尿困难、尿潴留和转移症状，如有不适，报告医生，遵医嘱给予对症处理，如留置导尿、尿常规检查等。

（2）如有留置尿管，应做好标记，妥善固定，防止移位、掉入体内或脱出，勿使管受压、扭折，保持通畅。

（3）如有腹泻症状，指导患者进食清淡易消化的半流食，不能进食油腻食品，减少素菜、水果摄入。可多饮酸牛奶、乳酸类饮料。

（4）观察并记录大便的次数、量及性状，观察腹泻时伴随症状及有无脱水症状，为治疗提供依据。

【治疗时的护理】

（1）评估患者心理状态，给予针对性心理护理，鼓励患者正确对待疾病，积极配合治疗。向患者说明治疗过程中发生的问题，使其有心理准备。

（2）加强营养，给予高蛋白、高热量、高维生素、易消化的清淡饮食。鼓励患者进食，呕吐和食欲减退的患者，可少食多餐。呕吐严重的患者，可在化疗前 30 min 给予止吐剂。

（3）加强口腔护理。鼓励患者多饮水，促进咽部活动，减少充血水肿。有口腔溃疡的患者给予药物治疗。疼痛剧烈的患者，可在进食前用利多卡因稀释液漱口，以减轻疼痛。

（4）注意观察患者的大便情况，对于腹泻的患者，应注意观察次数与性质。必要时给予缓泻剂。

（5）保持外阴清洁，嘱患者每日用温开水清洗外阴部。必要时高锰酸钾坐浴。

（6）出现泌尿系统反应时，立即停止化疗，鼓励患者多饮水稀释尿液，以利于药物排出。

（7）对于化疗引起的脱发，要解除患者的心理顾虑，指导患者佩戴假发、帽子，做好心理护理。

（8）行腹腔内化疗时，应注意变换体位，保证化疗效果。

（9）化疗期间要经常巡视病房，密切观察患者用药后的反应，发现问题及时处理。

第十六节　绒毛膜癌化疗及护理

【概述】

绒毛膜癌简称绒癌，是一种高度恶性的滋养细胞肿瘤。继发于葡萄胎、流产或足月分娩以后，其发生比率约为 2:1:1，少数可发生于异位妊娠后，患者多为生育年龄妇女，少数发生于绝经以后，这是因为滋养细胞可隐匿

（处于不增殖状态）多年，以后才开始活跃，原因不明。近年来应用化学治疗，且在方法学及药理学上都有了很大的进展，使绒癌的预后有了显著改观。

【临床表现】

肿瘤转移至肺可引起咳嗽、咯血，转移至阴道可有紫蓝色结节，溃破后大出血，肝转移往往有黄疸、肝区疼痛及消化道症状，脑转移可出现头痛、呕吐、抽搐、偏瘫及昏迷。其中，脑转移是绒癌致死的主要原因。

1. 阴道流血

在产后、流产后，特别在葡萄胎清宫后有不规则阴道流血，量多少不定。少数原发灶已消失而仅有继发灶者，则无阴道流血，甚至出现闭经。

2. 假孕症状

由于肿瘤分泌的人绒毛膜促性腺激素（HCG）及雌、孕激素的作用，使乳头、外阴色素加深，阴道及子宫颈黏膜也有着色，并有闭经、乳房增大、生殖道变软等症状。

3. 腹部包块

因增大的子宫或阔韧带内形成血肿，或增大的黄素囊肿，患者往往主诉为下腹包块。

4. 腹痛

癌细胞侵蚀子宫壁或子宫腔积血所致，也可因癌组织穿破子宫或内脏转移所致。

【主要检查】

（1）凡流产、分娩、异位妊娠后出现症状或转移灶，并有 HCG 升高，可诊断为绒癌。

（2）葡萄胎后 1 年以上发病者，临床可诊断为绒癌。

（3）半年至 1 年内发病，则侵蚀性葡萄胎和绒癌均有可能，需经组织学检查鉴别。

【病理】

1. 肉眼

在子宫的不同部位可见单个或多个癌结节，可突入宫腔，侵入深肌层，可见明显的出血坏死。

2. 镜下

癌组织由分化不良的滋养层细胞（细胞滋养层和合体细胞滋养层）所组成。癌细胞异型性明显，核分裂象多见。癌组织和周围正常组织有明显的出血坏死。癌细胞不形成绒毛和水泡状结构。

3. 扩散

绒癌侵袭破坏血管能力强，易血道转移，以肺和阴道壁多见。

【治疗方法】

绒癌的治疗原则以化疗为主，手术为辅。可单药治疗或联合化疗。化疗需持续到症状、体征消失，每周检测 1 次 HCG，连续 3 次在正常范围，再巩固 2～3 个周期。

【化疗方案】

1. MAC 方案

更生霉素 350 μg，静脉滴注 2～4 h，第 1～5 天。

甲氨蝶呤 7 mg/m²，静脉滴注，第 1～5 天。

苯丁酸氮芥 5 mg/m²，口服，第 1～5 天。

3 周为 1 个周期，用于高危转移性妊娠期滋养层疾病的化疗。

2. 5 - FU + KSM 方案

更生霉素（KSM）6～8 μg/kg，静脉滴注 2～4 h，第 1～8 天。

5 - FU 500 mg/m²，静脉滴注大于 6 h，第 1～8 天。

3 周重复 1 次，非转移性和低危转移性妊娠期滋养层疾病化疗。

【症状的观察与护理】

绒毛膜癌是一种高度恶性肿瘤，绝大多数与妊娠有关，40%～50% 继发于葡萄胎后，其他继发于流产后及足月产后，也有偶发于未婚女性的，称为原始绒毛膜癌。

1. 阴道出血的观察与护理

接触性出血和白带增多为绒毛膜癌最早的躯体反应，晚期表现为阴道出血、排液、疼痛。

（1）指导患者勤擦身、更衣，保持外阴部清洁，每天冲洗会阴 2 次，勤换会阴垫，便后及时清洗外阴并更换会阴垫，防止感染。必要时可高锰酸钾坐浴。

（2）尽可能地实行保护性隔离，单人房间，限制探视，病房每日开窗通风 2 次，每次 15 ~ 30 min。

（3）加强营养，给予高蛋白、高热量、高维生素、易消化的清淡饮食。

（4）阴道出血多需刮片，必须在备血，建立静脉通路的情况下进行。对有阴道转移结节者进行阴道擦洗时，动作应轻柔，以防止引起结节破溃造成大出血。

2. 疼痛的观察与护理

因癌组织浸润宫旁组织或压迫神经，引起腰骶部疼痛。当盆腔病变广泛，因静脉和淋巴结回流受阻导致下肢肿胀。

（1）观察评估患者疼痛的部位、性质及疼痛强度，给予适当的心理安慰，教会患者转移疼痛的方法，必要时遵医嘱给予止痛药物，告知患者注意事项及不良反应的处理。

（2）保持情绪稳定，焦虑的情绪易引起疼痛加重。转移注意力，可看些小说、漫画等分散注意力。

（3）保持环境安静舒适，执行保护性医疗制度，耐心听取患者倾诉，给予适当安慰，减轻患者心理负担，提高痛阈。

3. 转移症状的观察与护理

如肺转移可有咯血、胸痛、胸闷、胸腔积液、呼吸困难等；外阴、阴道转移时阴道前壁、尿道下方有紫蓝色圆形或长圆形结节；脑转移时可有跌倒、肢体失灵、失语、失明及意识模糊、瞳孔不等大、对光反应迟钝、剧烈头痛、喷射性呕吐，甚至昏迷，脑疝而死亡；消化道转移时可有呕血或柏油样便；泌尿系统转移时可有血尿。

（1）发生肺转移时，指导患者卧床休息，保持安静，呼吸困难时取半卧位，酌情给予氧气吸入。大咯血时立即将患者置头低足高位，清除口腔及呼吸道的血块，保持呼吸道通畅，用冰袋敷于胸部，同时拍击背部，以利于排出积血，防止窒息。

（2）发生脑转移时，密切观察患者的生命体征，采取保护性措施，预防跌倒、坠床。为昏迷患者做好口腔护理和皮肤护理。患者吞咽困难时可鼻饲饮食。

【治疗时的护理】

（1）评估患者心理状态，给予针对性心理护理，鼓励患者正确对待疾病，积极配合治疗。向患者说明治疗过程中发生的问题，使其有心理准备。

（2）加强营养，给予高蛋白、高热量、高维生素、易消化的清淡饮食。鼓励患者进食，呕吐和食欲减退的患者，可少食多餐。呕吐严重的患者，可在化疗前 30 min 给予止吐剂。

（3）加强口腔护理。鼓励患者多交流，勤饮水，促进咽部活动，减少充血水肿。有口腔溃疡的患者给予药物治疗。疼痛剧烈的患者，可在进食前用利多卡因稀释液漱口，以减轻疼痛。

（4）注意观察患者的大便情况，对于腹泻的患者，应注意观察次数与性质。必要时给予缓泻剂。

（5）保持外阴清洁，嘱患者每日用温开水清洗外阴部。必要时高锰酸钾坐浴。

（6）出现泌尿系统反应时，立即停止化疗，鼓励患者多饮水稀释尿液，以利于药物排出。

（7）对于化疗引起的脱发，要解除患者的心理顾虑，指导患者佩戴假发、帽子，做好心理护理。

（8）化疗期间要经常巡视病房，密切观察患者用药后的反应，发现问题及时处理。

第十七节 结直肠癌化疗及护理

【概述】

结直肠癌（colorectal cancer，CRC）属于世界四大常见恶性肿瘤之一，包括结肠癌（colon carcinoma）和直肠癌（rectal carcinoma），两者在发病原因、预防、治疗和预后方面有颇多的相似之处，所以一般将其统称为大肠癌，是常见的消化道恶性肿瘤，发生率仅次于胃癌和食管癌。其发病率在世界不同地区差异很大，以北美洲、大洋洲最高，欧洲居中，亚洲和非洲最低。我国大肠癌近年来呈明显上升的趋势，同时，其发病年龄趋向老龄化，尤其在经济较发达的沿海城市及东部地区，目前大肠癌在我国大多数地区已经成为发病率上升最快的恶性肿瘤之一。在我国常见恶性肿瘤死亡中，结直肠癌患者在男性占第 5 位，在女性占第 6 位。结直肠癌好发部位为直肠及直肠与乙状结肠交界处，占 60%。发病多在 60~70 岁，50 岁以下不到 20%。对于年轻人患结直肠癌，应排除先前存在的溃疡性结肠炎癌变、家族性结直肠癌。男、女之比为 2:1。

【临床表现】

结直肠癌生长相对缓慢，早期往往无症状或症状无特异性，进展期肿瘤因发生部位、肿瘤大小、病期长短不同而临床表现各异。

1. 右半结肠癌

右半结肠癌以隆起型或溃疡型较多见，恶性程度较低，发展较慢，常可向肠腔内生长成较大的肿块，肿瘤表面出血，可进一步形成缺血坏死、破溃出血、继发感染等症状。其临床特点为：①发生肠梗阻的比例较低。②由粪便摩擦引起的出血症状较左半结肠和直肠为少，出血量一般较少，常与粪便均匀混合，肉眼不易观察。③由于组织吸收能力较强，易造成全身中毒的症状。

（1）腹部肿块：是右半结肠癌最常见的表现。腹部肿块多由肿瘤本身引起，也可由于肿瘤穿透肠壁，引起肠周继发感染，或局限性脓肿，或侵及肠曲引起。

（2）腹痛：早期结肠一般无腹痛，进展期可出现右侧腹部持续性胀痛或钝痛，随着疾病的进展，疼痛可加重，当肿瘤造成肠梗阻时可出现阵发性绞痛。

（3）贫血：右半结肠癌贫血的发生率较左半结肠癌、直肠癌高，其原因主要是不易发觉的长期慢性失血所致，此外病程晚期、营养不良、全身消耗也是引起贫血的原因之一。

（4）其他：由于右半结肠有较强的吸收功能，患者可表现为因毒素吸收而产生的乏力、疲劳、食欲减退、消瘦、消化不良、低热，甚至全身恶病质等非特异性全身症状。

2. 左半结肠癌

左半结肠癌以浸润型或缩窄型为主，肠管易形成环状狭窄引起肠梗阻，故而临床上较多见排便习惯改变、便血、肠梗阻等症状。

（1）排便习惯改变：为早期表现，通常病灶较低，症状较明显。由于肿瘤表面分泌物的刺激，患者常出现排便次数增多，常为不成形便，患者腹泻；当疾病进展出现轻度肠梗阻时，可表现为便秘或腹泻和便秘、腹泻交替。

（2）便血或黏液便：70%的左半结肠的患者可出现此类症状。其原因主要是由于大便对肿瘤的摩擦，造成肿瘤表面损伤、糜烂、破裂引起出血，一般出血量不多。当肿瘤分泌物较多、继发感染时可表现为黏液血便、脓血便。

（3）肠梗阻：随着病情的进展，肠腔狭窄加重，患者出现进行性便秘、排便困难、腹胀直至最后完全梗阻。

3. 直肠癌

（1）便血：是直肠癌最为常见的症状，可伴有脓血便。

（2）排便习惯改变：与左半结肠癌不同，直肠癌引起的排便习惯改变除便频、腹泻、便秘外还可出现便细和排便不尽感。疾病初期，此"假性腹泻"多在晨起发生，随疾病进展，进而便次增多。

（3）肿瘤侵犯邻近结构的表现：

1）直肠癌向下浸润肛管可引起肛门局部疼痛，侵犯肛门括约肌可出现肛门失禁。

2）女性直肠癌向前浸润穿透阴道，形成直肠阴道瘘，阴道内出现粪便或黏液脓血；男性可侵及前列腺，引起尿路刺激症状。如穿透膀胱可形成直肠膀胱瘘，尿中可见粪质和气体，造成难治性尿路感染。

3）直肠向后浸润可侵犯骶神经丛，引起骶尾部持续性剧烈疼痛，伴下腹部、腰部和大腿牵涉痛。

【主要检查】

体检可扪及腹部包块或直肠指诊时发现包块，包块多质硬伴有压痛，形态不规则。

大便隐血试验持续阳性。

X线表现为钡剂充盈缺损，病变肠壁僵硬，蠕动减弱或消失，结肠袋不规则，肠管狭窄或扩张。

内窥镜检查：直肠镜和乙状结肠镜检查适用于病变位置较低的病变。通过镜检可以了解肿物的大小、形态、局部浸润的情况，对可疑的病变必须行组织病理学检查。

【病理】

1. 病理分型

直肠癌按组织病理学分类，可分成如下几种：

（1）腺上皮癌。

1）乳头状腺癌。

2）管状腺癌：①高分化腺癌；②中分化腺癌；③低分化腺癌。

3）黏液腺癌。

4）印戒细胞癌。

5）未分化癌。

6）腺鳞癌。

（2）鳞状细胞癌。

（3）类癌。

2. 病理分期

（1）早期大肠癌：癌组织穿过黏膜肌层累及黏膜下层，但尚未侵犯肌层，称为早期大肠癌。一般无淋巴结转移，但浸润至黏膜下层的早期大肠癌，5%～10%有局部淋巴结转移。确定早期大肠癌，必须把肿瘤病灶全部取材制片观察，目的是明确肿瘤细胞未超越黏膜下层。国内常用的大体分型分为3种类型，即息肉隆起型（Ⅰ型）、扁平隆起型（Ⅱ型）及扁平隆起溃疡型（Ⅲ型）。

（2）进展期大肠癌：近端结肠癌趋于外生型生长，而横结肠和降结肠癌常常以内生和环形生长。在横切面上大多数结肠癌有相对均质形态。常可见坏死。国内常用的大体形态可分3型：肿块型、溃疡型、浸润型。

【治疗方法】

1. 结肠癌治疗原则

0期患者：术后定期复查，不需要辅助治疗。

Ⅰ期：术后一般不需辅助化疗，但有血管/淋巴管侵犯（脉管瘤栓者）应行辅助化疗。

Ⅱ期患者：有高危因素者影响术后辅助化疗。淋巴取样不足 14 个；T_4 期；淋巴管/血管侵犯；病理分化程度差；分子生物学检测预后不良因素；术前有穿孔或肠梗阻者行辅助化疗。

Ⅲ期患者：术后常规行辅助化疗。

Ⅳ期患者：以全身化疗为主，必要时辅助以其他治疗手段。

2. 直肠癌治疗原则

0 期：术后定期观察，不需要辅助化疗。

Ⅰ期：术后一般不需要做辅助治疗，但有血管/淋巴管侵犯（脉管瘤栓者）应行辅助化疗，或同步放化疗或化疗。

ⅡA 期：有血管或淋巴管侵犯者应行术后同步放化疗或放疗，随后行辅助化疗。分化差及分子生物学检测预后不良因素者应行术后辅助化疗。

ⅡB 期及Ⅲ期：可行术前同步放化疗或放疗，如术前未做者应行术后同步放化疗或放疗，术后常规行辅助化疗。

Ⅳ期：以全身化疗为主，可联合西妥昔单抗、贝伐珠单抗靶向治疗，必要时辅以其他治疗手段。

3. 大肠癌肝转移

所有能安全切除的肝转移均可手术切除，既往手术标准：1～3 个单叶转移灶，切缘 >1 cm，只有不到 10% 患者能手术。以奥沙利铂或伊立替康为主的新辅助化疗可增加根治性肝转移切除的机会。肝转移癌手术后 5 年生存率为 15%～54%，平均 20%～30%。也可根据患者病理相关指标选择化疗联合靶向药物如西妥昔单抗、贝伐珠单抗，常用联合化疗方案为 FOL-FOX6 或 FOLFIRI 方案。

【化疗方案】

1. 奥沙利铂 + 亚叶酸钙 +5 - FU 方案

奥沙利铂 130 mg/m²，静脉滴注（2 h 内滴完），第 1 天。

亚叶酸钙 100 mg/m²，静脉滴注，第 1～5 天。

氟尿嘧啶 300～500 mg/m²，静脉滴注，第 1～5 天。

3 周为 1 个周期。

2. 奥沙利铂＋希罗达方案

奥沙利铂 130 mg/m²，静脉滴注（2 h 内滴完），第 1 天。

希罗达 1 250 mg/m²，每日 2 次，口服，第 1～14 天。

3 周为 1 个周期。

3. FOLFOX4 方案

奥沙利铂 85 mg/m²，静脉滴注（2 h 内滴完），第 1 天。

亚叶酸钙 200 mg/m²，静脉滴注，第 1、2 天。

氟尿嘧啶 400 mg/m²，静脉推注，第 1、2 天。

氟尿嘧啶 600 mg/m²，静脉滴注 22 h，第 1、2 天。

2 周重复一次。

4. FOLFOX6 方案

奥沙利铂 100 mg/m²，静脉滴注（3 h 内滴完），第 1 天。

亚叶酸钙 400 mg/m²，静脉滴注，第 1 天。

氟尿嘧啶 400 mg/m²，静脉推注，第 1 天。

氟尿嘧啶 2 400 mg/m²，静脉滴注 46 h，第 1、2 天。

2 周重复一次。

5. FOLFIRI 方案

伊立替康 180 mg/m²，静脉滴注，第 1 天。

亚叶酸钙 400 mg/m²，静脉滴注，第 1 天。

氟尿嘧啶 400 mg/m²，静脉推注，第 1 天。

氟尿嘧啶 600 mg/m²，持续静脉滴注 22 h，第 1、2 天。

2 周重复一次。

【症状的观察与护理】

早期结直肠癌患者可无症状或仅隐约感到不适，出现消化不良症状等。随着癌肿发展，症状逐渐明显，表现为大便习惯改变、便血、腹痛、腹部包块、肠梗阻，以及发热、贫血和消瘦等全身毒性症状。结直肠癌依其原发部位不同而表现出不同的临床征象和体征。

1. 排便习惯改变的观察与护理

结直肠癌患者首发的临床症状为排便形状、次数的改变，轻者每日 2～3 次，重者腹泻每日 10 次以上，大多伴里急后重。

（1）饮食护理：进低纤维少渣食物，避免吃易产气的食物，如糖类、豆类、碳酸饮料。鼓励患者进食富含热量的流质或半流质饮食，以满足机体代谢需要。

（2）密切观察患者的腹泻情况，严重时及时给予静脉输液和补充水、电解质等对症支持治疗。

（3）观察患者的生命体征，排便有无出血，如有便血，及时做检查，鉴别直肠癌与痔疮的区别，以免延误病情。注意观察大便的次数和性质，如有异常留标本送检。

（4）讲解疾病和治疗的相关知识，减轻患者焦虑，保持会阴部清洁，排便后用温水洗净皮肤，保持清洁，必要时涂氧化锌软膏，指导患者穿棉质松软的内衣，减少对皮肤的摩擦。

2. 贫血的观察与护理

结直肠癌患者贫血的主要原因是不易发觉的长期慢性失血，此外，病程晚期、营养不良、全身消耗也是影响贫血的原因之一。

（1）注意患者的休息，患者的活动强度应取决于贫血发生的速度及贫血严重的程度。

（2）患者应进富含营养和高热量、高蛋白、多维生素、含丰富无机盐的饮食，以助于恢复造血功能，缺铁性贫血可多吃动物的内脏，如心、肝、肾，以及牛肉、鸡蛋黄、大豆、菠菜、红枣、黑木耳等。

（3）观察贫血症状如面色、睑结膜、口唇、甲床苍白程度，注意有无头晕眼花、耳鸣、困倦等中枢缺氧症状，注意有无心悸、气促、心前区疼痛等贫血性心脏病的症状。贫血伴心悸、气促时应给予吸氧。

（4）贫血患者免疫能力降低，常发生感染，应防寒保暖，有充足的阳光照射，与传染病患者隔离。

（5）由于贫血而皮肤干燥，应定时用温水擦洗，保持皮肤清洁。

（6）必要时进行输血，输血时护士认真做好查对工作，严密观察输血反应，给重度贫血者输血时速度宜缓慢，以免诱发心力衰竭。

【治疗时的护理】

结直肠癌患者目前主要的治疗手段是手术治疗，同时辅以化疗、靶向治疗、放疗等综合治疗，其中化疗是结直肠癌综合治疗的重要手段之一，这里主要学习化疗的护理常规。

肠癌化疗的主要方案有奥沙利铂＋亚叶酸钙＋氟尿嘧啶、奥沙利铂＋希罗达等方案。输注这些化疗药物时，做好以下护理。

（1）输注奥沙利铂建议患者戴手套，穿袜子，减少金属物品的放置，避免用冷水洗手洗脸，向患者不断强调保暖和避免冷刺激的重要性。

（2）如患者有呼吸困难、吞咽困难、喉头痉挛等不适，立即给予吸氧，遵医嘱给予镇静剂、支气管扩张剂及抗组胺药。稳定患者情绪，化疗前指导患者避免进食冷食，用温水刷牙漱口。

（3）骨髓抑制：早期可表现为白细胞尤其是总细胞减少，严重时血小板、红细胞、血红蛋白均可降低，同时患者还可有疲乏无力、抵抗力下降、易感染、发热、出血等表现，保持患者休息室通风、整洁，保持室内相对湿度50%～60%，必要时每日房间消毒，遵医嘱给予升白药物治疗。

（4）胃肠道反应：表现为口干、食欲减退、恶心、呕吐，有时可出现口腔黏膜炎或溃疡，便秘、麻痹性肠梗阻、腹泻、胃肠出血及腹痛也可见到。化疗期间注意饮食，进食清淡易消化的软食，多喝水，进食含蛋白质、维生素丰富的食物，出现放射性咽炎（咽喉疼痛）、食管炎（吞咽疼痛、胸骨后疼痛）时宜进食温凉容易吞咽的流质或半流质饮食，如水蛋、牛奶、豆浆、新鲜果汁、粥、肉汤等，少量多餐，进食量少时注意有无电解质紊乱，根据病情可进行静脉营养治疗，保持口腔清洁，用漱口液多漱口；加强对患者及其家属营养知识宣教或者提倡"超食疗法"，即在化疗间歇期间，给予浓缩优质蛋白质及其他必需的营养素，以迅速补充患者的营养消耗。

第十八节　膀胱癌化疗及护理

【概述】

膀胱肿瘤是泌尿系统肿瘤最常见的疾病之一，组成膀胱的各种组织都可以发生肿瘤，上皮细胞发生的尿路上皮癌、鳞状细胞癌、腺癌，占全部肿瘤的95%以上，其中尿路上皮癌占90%。其他组织发生的纤维瘤、平滑肌瘤、血管瘤等及膀胱以外异位组织发生的横纹肌肉瘤、软骨瘤、皮样囊肿等均罕见。膀胱肿瘤中最直接威胁生存的是膀胱癌。临床上膀胱肿瘤主要分为两种类型，一种是乳头状的表浅肿瘤，约占膀胱癌的80%，大多数具有良性病程，预后佳，另一种为低分级和高分级尿路上皮癌，预后欠佳。

【临床表现】

（1）血尿：无痛性肉眼血尿是最常见的症状，有80%以上的患者可以出现，其中17%患者血尿严重，但也有15%患者可能开始仅有镜下血尿。血尿多为全程，间歇性发作，也可表现为初始血尿或终末血尿，部分患者可排出血块或腐肉样组织。血尿持续的时间、出血量与肿瘤恶性程度、分期、大小、数目、范围、形态有一定关系，但不一定成正比。原位癌常表现为镜下血尿，非尿路上皮来源的膀胱肿瘤，如果病变没有穿透膀胱黏膜，可以没有血尿。

（2）膀胱刺激症状：尿频、尿急、尿痛，约占10%。与广泛分布的原位癌和浸润性膀胱癌有关，尤其病变位于膀胱三角区时。故长期不能痊愈的"膀胱炎"应警惕膀胱癌的可能，尤其是原位癌。

（3）尿流梗阻症状：肿瘤较大、膀胱颈部位的肿瘤及血块堵塞，均可引起排尿不畅甚至尿潴留。肿瘤浸润输尿管口可引起上尿路梗阻，出现腰痛、肾积水和肾功能损害。

（4）晚期肿瘤表现：晚期肿瘤侵犯膀胱周围组织、器官或有盆腔淋巴结转移时导致膀胱区疼痛、尿道阴道瘘、下肢水肿等相应症状，远处转移时也可出现转移器官功能受损、骨痛及恶病质等表现。

（5）肿瘤较大时，采用阴道或直肠双合触诊可扪及包块，但该方法不够精确，加上双合触诊未必能检查到膀胱所有部位，松弛不佳的腹壁更是难以检查清楚，近年随着影像学的进步，此项检查已少用。

【主要检查】

（1）直肠指检（对于女性患者还需做盆腔检查），以判断膀胱肿瘤是否可以触及，是否侵犯出膀胱。

（2）尿脱落细胞学检查是膀胱癌诊断和术后随诊的主要方法之一。

（3）膀胱镜，直视下检查膀胱内部情况，同时医生也可能会做活检，也就是抓取几块怀疑是肿瘤的组织。活检标本将送到病理科医生那里，他们在显微镜下确切地诊断肿瘤的类型和浸润的深度，进一步的检查和治疗将根据活检结果而定。

（4）尿路的 X 线检查，即腹部平片和静脉尿路造影检查，以确认肾脏和输尿管没有肿瘤，因为这两部分在膀胱镜下是看不到的。

（5）尿膀胱肿瘤标志物：美国已将 BTAstat、BTAtrak、NMP22、FDP、ImmunoCyt 和尿荧光原位杂交技术（FISH）用于膀胱肿瘤检测。

【病理】

根据组织发生学，膀胱癌可以分为上皮癌和非上皮性癌。上皮癌占膀胱肿瘤 >95%，以尿路上皮癌为主，占 90% 以上；其次为鳞癌和腺癌，分别占 3% ~7% 和 <2%。其他少见的类型还有转移性癌、小细胞癌和癌肉瘤等。近 20% ~30% 的尿路上皮癌有区域性鳞状或腺样化生。按照肿瘤生长方式分 3 类，一类由肿瘤和间质共同组成，向膀胱内生长成为乳头状瘤或乳头状癌，占 70%；另一类是肿瘤在上皮内浸润性生长，形成内翻性乳头状瘤、浸润性癌，占 25%；此外，非乳头状和非浸润者（原位癌）占 5%。肿瘤侵犯膀胱壁以 3 种方式进行：肿瘤浸润呈一致密团块的包裹性浸润，占 70%；孤立的凸出式浸润，占 27%；沿肌肉内平行或垂直于黏膜表面淋巴管浸润，占 3%。由于肿瘤实际侵犯膀胱壁范围远比临床所见广，肿瘤不能充分切除而易复发，这是临床上膀胱肿瘤易复发的重要原因。膀胱肿瘤可发生在膀胱的任何部位，但以三角区和输尿管口附近最多，约占一半以上；其次为膀胱侧壁、后壁、顶部、前壁。非上皮来源的恶性肿瘤主要来自间叶组织，占全部膀胱肿瘤 <2%，如横纹肌肉瘤、平滑肌肉瘤、淋巴瘤、血管肉瘤等。

【治疗方法】

膀胱肿瘤主要治疗手段有手术治疗、放疗、化疗，膀胱癌的自然病程由恶化进展程度和是否复发决定。首先应对患者进行分期，根据肿瘤分期决定治疗方法。其中，非肌层浸润性膀胱癌中，原位癌行经尿道膀胱肿瘤电切术（TURBT）+卡介苗膀胱灌注或者根治性膀胱切除术；非肌层浸润性膀胱癌伴单发、G1 级、G2 级采用 TURBT 或 + 术后 24 h 内单次膀胱腔内化疗；Ta 伴多发、G3 级或复发性可选择治疗手段 TURBT 或 + 膀胱内化疗或免疫治疗

T1 伴单发、G1 级或 G2 级行 TURBT + 膀胱内化疗或免疫治疗；T1 伴多发、G3 级或复发性可行 TURBT + 膀胱腔内化疗或免疫治疗、根治性膀胱切除术；T2 - 4aN0M0 行根治性膀胱切除术 + 放化疗、TURBT + 根治性放疗或 + 化疗。任何 TN + M1，应用全身化疗 + 选择性手术或放疗。膀胱腔内化疗和免疫治疗，预防复发和延缓肿瘤进展，对因病变广泛而无法完全切除的肿瘤，如原位癌也有治疗作用。

【化疗方案】

1. 丝裂霉素灌注化疗

丝裂霉素 40 mg，膀胱灌注，1 次/周。

共 8 周。以后每月 1 次，共 1 年。

2. 塞替派灌注化疗方案

塞替派 30 ~ 60 mg，膀胱灌注，1 次/周。

共 8 周。以后每月 1 次，共 1 年。

3. 阿霉素灌注化疗方案

阿霉素 20 ~ 100 mg，膀胱灌注，1 次/周。

共 6 周。以后每月 1 次，共 1 年。

4. M – VAC

甲氨蝶呤 30 mg/m²，静脉滴注，第 1、15、22 天。

顺铂 70 mg/m²，静脉滴注，第 2 天。

长春碱 3 mg/m²，静脉推注，第 2、15、22 天。

多柔比星 30 mg/m²，静脉推注，第 2 天。

4 周为 1 个周期。

5. CMV 方案

甲氨蝶呤 30 mg/m²，静脉滴注，第 1、8 天。

顺铂 100 mg/m²，静脉滴注，第 2 天。

长春碱 4 mg/m²，静脉推注，第 1、8 天。

3 周为 1 个周期。

6. CAP 方案

环磷酰胺 650 mg/m²，静脉滴注，第 1 天。

顺铂 70 ~ 100 mg/m²，静脉滴注，第 2 天。

多柔比星 50 mg/m^2，静脉推注，第 1 天。

3 周或 4 周为 1 个周期。

7. MVP 方案

甲氨蝶呤 30 mg/m^2，静脉滴注，第 1、8 天。

顺铂 100 mg/m^2，静脉滴注，第 2 天。

长春碱 4 mg/m^2，静脉推注，第 1、8 天。

3 周为 1 个周期。

8. GC 方案

吉西他滨 800～1 200 mg/m^2，静脉滴注，第 1、8 天。

顺铂 70 mg/m^2，静脉滴注，第 2 天。

3 周为 1 个周期。

9. TC 方案

紫杉醇 150 mg/m^2，静脉滴注，第 1 天。

卡铂 AUC = 5，静脉滴注，第 2 天。

3 周为 1 个周期。

【症状的观察与护理】

膀胱肿瘤是泌尿系统最常见的疾病，在临床上主要分为两种类型：低分级的浅表肿瘤和高分级的浸润性癌。主要的临床症状有血尿、膀胱刺激症状、排尿困难、尿流梗阻症状。

1. 血尿的观察与护理

绝大多数以无痛性肉眼血尿就医。血尿间歇出现，可自行停止或减轻，容易造成"治愈"或"好转"的错觉。出血量或多或少，一般表现为全程血尿，终末加重。出血量和肿瘤大小、数目、恶性程度并不一致。分化良好的乳头状肿瘤可有严重血尿。

（1）观察尿量及颜色、性状的变化，必要时记录 24 h 尿量。有病情变化时及时通知医生。

（2）长期血尿的患者应注意观察有无贫血症状，观察患者如面色、睑结膜、口唇、甲床苍白程度，注意有无头昏眼花、耳鸣、困倦等中枢缺氧症状，注意有无心悸气促、心前区疼痛等贫血性心脏病的症状。贫血伴心悸气促时应给予吸氧。

（3）高度重视血尿患者的随访，尤其是对 40 岁以上的男性不明原因的肉眼血尿，要采取正规严格的诊断检查，进行膀胱肿瘤的筛选。

（4）减轻恐惧与焦虑，对担心不能得到及时有效的诊疗而产生恐惧、焦虑的患者，护理人员要主动向其解释病情，以消除其恐惧心理。膀胱癌属中等恶性肿瘤，一般出现血尿立即就诊大多数属早期，及时手术治疗效果肯定，5 年生存率大于 80%。

2. 膀胱刺激征的观察与护理

膀胱刺激征一般表现为原位癌，一般情况早期较少出现，或肿瘤位于膀胱三角区时尿路刺激征可以较早出现。

（1）记录每次的尿量，观察膀胱储存尿液的容量，加强锻炼，每次有意识憋一憋小便，提高储存尿液的功能。

（2）观察患者尿液的颜色、性状、量及有无膀胱刺激征、排尿困难、尿潴留和转移症状，如有不适，报告医生，遵医嘱给予对症处理，如留置导尿、尿常规检查等。

（3）如有留置尿管，应做好标记，妥善固定，防止移位、掉入体内或脱出，勿使管受压、扭折，保持通畅。膀胱癌的护理必须仔细观察引流液颜色、性质和量。各种管道应无菌处理，每日更换引流瓶及尿袋，防止污染，严格执行无菌操作。

【化疗时的护理】

约 15% 的患者在就诊时已出现局部或远处转移的迹象。浸润性肿瘤即使接受根治性膀胱切除术，也有 30%~40% 的病例会出现远处转移。膀胱灌注化疗：因绝大多数的膀胱肿瘤会复发，对保留膀胱的患者，术后应当经尿管给予膀胱化疗药物灌注，以消灭残余的肿瘤细胞和降低术后复发的可能性，膀胱癌主要采取的化疗方式是膀胱灌注化疗药物。其注意事项有：

（1）做好膀胱灌注化疗的知识宣教，介绍灌注的方法、疗程、药物的作用、不良反应及防范措施、灌注前后的注意事项，使患者对灌注治疗有一个正确的认识。

（2）严格执行无菌导尿术的操作规程。化疗药物灌注进入膀胱后，患者应变换各种体位，可仰卧、左侧卧、右侧卧或俯卧等，以使药物与膀胱的各个部位充分接触，以提高疗效。

（3）对于有下尿路梗阻的老年患者，残余尿多，药物在膀胱滞留时间过长，可使毒性增加，致膀胱刺激症状加重，可嘱患者在注药液 2 h 后饮水，加速尿液生成，促使药液尽快排尽，减少对膀胱长时间刺激，降低药液排出体外经过尿道时的浓度，防止药液性膀胱炎、膀胱挛缩、尿道炎等。

（4）加强营养，进食高蛋白、高热量及高维生素饮食，忌烟、酒、咖啡及辛辣刺激性食物。适量活动，以增加机体抵抗力。

（5）待药物排出后鼓励患者多饮水，饮水量保持每天尿量在 3 000 mL以上，其目的是加速尿液生成，起到生理性膀胱冲洗作用，以保护膀胱黏膜，避免造成化学性膀胱炎、尿道炎；患者要养成经常排尿的习惯，降低膀胱内诱癌物质的浓度。

（6）注意个人卫生，保持会阴部清洁。

（7）化疗期间严密观察患者的化疗不良反应，并及时给予处理。

第十九节　肾癌化疗及护理

【概述】

肾细胞癌又称肾癌，是发生在肾的最常见的恶性肿瘤，占原发性肾恶性肿瘤的85%左右。肾癌的组织病理类型多种多样，其中肾透明细胞癌是主要的病理类型。近年来，肾癌的发生率逐年升高，肾癌占成人恶性肿瘤的2%~3%，其发病率仅次于膀胱癌，占泌尿系统肿瘤的第2位。男、女之比约为2:1，高发年龄为40~65岁。依据是否具有家族遗传性的特点可以把肾癌分为遗传性肾癌和散发性肾癌两种，遗传性肾癌占肾癌的1%~4%，故临床上绝大多数肾癌为散发性肾癌。

【临床表现】

局限性肾癌一般没有任何症状或体征，经健康体检或其他原因进行影像学检查发现，因而没有任何症状的局限性肾癌病例越来越多，有症状或体征的肾癌越来越少。多年来，把血尿、腰痛和腹部肿块称为肾癌的"三联征"，其实大多数患者就诊时三联征俱全者仅占 10% 左右，很少有可能治愈。所以全面了解肾癌的一些常见的临床表现，显得非常必要。

1. 无明显症状

目前，临床上 40% 以上的肾癌是因健康体检，或其他原因检查而偶然发现的，无明显症状或体征，且其发现率逐年升高，大部分为早期病变，预后良好。因此定期体检很重要。

2. 典型局部症状

血尿、腰痛、腹部肿块为肾癌"三联征"，在临床出现率 <15%，常预示病变已至晚期。多数患者只出现"三联征"中的一个或两个症状。

（1）血尿：约 40% 的肾癌患者出现血尿，可为肉眼血尿，也可为镜下血尿。大量血尿有血块形成时可出现肾绞痛、排尿痛、排尿困难，甚至尿潴留。

（2）肿块：肾脏位于腹膜后，位置深，腹部触诊时摸不到，只有当肿瘤较大或位于肾下极才可触及肿块，10% ~40% 患者可扪及腹部肿块，有时可为唯一的症状。

（3）疼痛：腰痛是因肿瘤长大后肾包膜张力增加，或侵犯周围组织而发生，表现为持续性钝痛。肿瘤出血致肾被膜下血肿可出现钝痛或隐痛。肿瘤侵犯邻近组织器官如腰大肌或神经，可引起持续而严重的腰背部疼痛。疼痛发生率为 20% ~40%。有相关表现应及时就诊，以免耽误病情。

3. 全身表现

10% ~40% 的患者出现副瘤综合征，表现为高血压、贫血、体重减轻、恶病质、发热、红细胞增多症、肝功能异常、高钙血症、高血糖、血沉增快、神经肌肉病变、淀粉样变性、溢乳症、凝血机制异常等。2% ~3% 的患者出现精索静脉曲张或腹壁静脉扩张。

4. 转移症状

约 10% 患者以转移症状就诊。初诊病例中 30% 已有转移，可由于肿瘤转移所致的骨痛、骨折、咳嗽、咯血等症状就诊。肾癌的临床表现千变万化，有了上述症状，及时咨询专业医生，进行必要的相关检查。不能想当然，更不能抱着侥幸的心理。

【主要检查】

肾癌的临床诊断主要依靠影像学检查，确诊则需病理学检查。

1. 实验室检查项目

尿素氮、肌酐、肝功能、全血细胞计数、血红蛋白、血钙、血糖、血沉、碱性磷酸酶和乳酸脱氢酶。

2. 影像学检查项目

腹部 B 超或彩色多普勒超声，胸部 CT、腹部 CT 平扫和增强扫描（碘过敏试验阴性、无相关禁忌证者）。腹部 CT 平扫和增强扫描及胸部 CT，是术前进行临床分期的主要依据。肾超声造影、螺旋 CT 及 MRI 扫描主要用于肾癌的诊断和鉴别诊断；正电子发射断层扫描（positron emission tomography，PET）或 PET – CT 检查费用昂贵，主要用于发现远处转移病灶及对化疗、细胞因子治疗、分子靶向治疗或放疗的疗效评定。

3. 肾穿刺活检检查

适应人群：不宜手术的肾癌患者或不能手术的患者全身治疗前；选择消融治疗患者。

【病理】

2004 年 WHO 的肿瘤分类，肾癌包括以下类型：①透明细胞肾细胞癌。②多方囊性肾细胞癌。③乳头状细胞癌。④嫌色细胞癌。⑤集合管癌。⑥髓样癌。⑦XP11.2 染色体易位相关性肾细胞癌。⑧神经母细胞瘤治疗后的肾细胞癌。⑨黏液管状及梭形细胞癌。⑩未能分类的肾细胞癌。

除了上述肾癌类型外，几个新的肿瘤类型也陆续提出来，包括小管囊性癌、甲状腺滤泡样肾细胞癌、XP11.2 易位/TFE3 基因融合相关性肾细胞癌、透明细胞乳头状肾细胞癌、XP11.2 异位相关性肾细胞癌。

目前肾癌的病理分级推荐采用 Fuhrman 分级，这个系统主要是根据肿瘤细胞的细胞核及核仁的形状和大小来分，肾癌分为四级，级别越高，预后越差。

【治疗方法】

肾癌主要治疗手段有手术治疗、局部治疗、免疫治疗、分子靶向治疗，对化疗不敏感。

（1）对早期肾癌来说，手术是最重要的治疗手段，及早且选择适合的手术方式对于肾癌的预后起到关键作用。射频消融、冷冻消融及高强度聚焦超声可以用于不适合手术的小肾癌患者治疗。对体能状态较好、低危因素的转移性肾癌患者可行减瘤性肾切除术，对引起严重血尿、疼痛症状的患者可姑息性肾切除，提高生活质量。对孤立的转移灶、生活状态较好的患者，可选择外科手术治疗。

（2）转移性肾癌内科治疗：

1）透明细胞型肾癌一线治疗首选分子靶向治疗，研究发现肾透明细胞癌中细胞存在 VHL 基因缺失或失活，从而引起 HIF 基因上调，导致 PDGF、VEGF、CalX 等基因过表达，目前常用靶向药物有舒尼替尼、索拉非尼、帕唑帕尼、贝伐珠单抗 + IFN – α、替西罗莫司。靶向治疗问世以前，中高剂量的 IFN – α 和 IL – 2 一直被作为转移性肾癌标准一线治疗方案，客观缓解率为15%。由于国内没有相应大剂量的 IL – 2 制剂，因此转移性肾癌的细胞因子治疗主要以干扰素为主。对于一线靶向治疗失败后的转移性肾癌，可选用的有 mTOR 抑制剂依维莫司、阿昔替尼，对于一线索拉非尼治疗进展的患者，建议索拉非尼增量治疗或索拉非尼联合贝伐珠单抗治疗；对于细胞因子治疗失败后的患者，现有的 TKI 制剂均有不错疗效，CSCO 肾癌专家委员会推荐索拉非尼、舒尼替尼、帕唑替尼与阿西替尼均可作为细胞因子治疗失败后的二线治疗药物。

2）非透明细胞型肾细胞癌治疗：目前对于非透明型细胞癌，由于样本少，缺乏相应的大型对照临床试验，大多基于肾癌临床试验中非透明细胞型亚组分析显示：舒尼替尼、索拉非尼及依维莫司用于非透明细胞癌的疗效不如透明细胞癌。舒尼替尼与索拉非尼推荐用于非透明型肾癌一线治疗。对于高危型，替西罗莫司治疗优于干扰素治疗。

对伴有肉瘤样分化的肾细胞癌，预后差。靶向及细胞因子治疗失败后的患者，可考虑全身化疗，化疗方案选择吉西他滨联合多柔比星，或吉西他滨联合卡培他滨。

3）特殊转移部位的肾癌治疗：肾癌骨转移可根据情况选用手术及双膦酸盐类治疗，肾癌脑转移可根据情况选择全脑放疗或者伽玛刀治疗等；肾癌肝转移可考虑联合肝脏转移灶局部治疗，如射频消融治疗、局部肝动脉灌注化疗、介入栓塞治疗等。

【症状的观察与护理】

肾癌在泌尿系统肿瘤中发病率仅次于膀胱癌。原发性肾癌的恶性肿瘤有肾细胞癌、肾母细胞瘤、肾盂移行上皮细胞癌等。肾癌是最常见的肾脏恶性肿瘤。肾癌转移途径是沿深静脉以癌栓形式转移，其次为淋巴结转移，远处转移常见的部位是肺、肝和骨，很少发现转移到脑和肾上腺。血尿、腰痛及腰腹部肿块称为肾癌的"三联征"。

1. 血尿的观察与护理

多数突发无痛性全程血尿，偶尔会出现条索状血块，呈间断性。多数患者发现时已侵及肾盂或肾小盏，此时为晚期症状。指导患者多饮水，保持尿路通畅，必要时留置导尿，及时观察尿管情况。

2. 疼痛的观察和护理

疼痛是晚期肾癌患者常见症状。因肾包膜或肾盂被肿块牵拉，或肿块压迫腹后壁结缔组织、肌肉、腰椎或腰神经所致的患侧腰部持久性疼痛，也可能因血尿形成的肿块、肿块脱落组织阻塞输尿管引起的绞痛。

（1）观察评估患者疼痛的部位、性质及疼痛强度，给予适当的心理安慰，教会患者转移疼痛的方法，必要时遵医嘱给予止痛药物，告知患者注意事项及不良反应的处理。

（2）保持情绪稳定，焦虑的情绪易引起疼痛加重。转移注意力，可看些小说、漫画等分散注意力。

（3）保持环境安静舒适，执行保护性医疗制度，耐心听取患者倾诉，给予适当安慰，减轻患者心理负担，提高痛阈。

3. 腰部肿块的观察和护理

肿块通常表面光滑、质硬、无压痛、可随呼吸移动。肿块侵犯周围脏器和肌肉时则肿块固定。

【治疗时的护理】

肾癌的主要治疗手段为手术治疗。其他治疗为肾动脉栓塞术、免疫治疗、化疗、靶向治疗、放疗。下面主要了解化疗的护理。

（1）评估患者心理状态，给予针对性心理护理，鼓励患者正确对待疾病，积极配合治疗。向患者说明治疗过程中可能发生的问题，使其有心理准备。

（2）肾癌对于化疗不敏感，与肾癌细胞中含有 MDR，使其表面有过量的 P170 糖蛋白表达有关。联合化疗比单药化疗效果明显。

第二十节　肾上腺皮质癌化疗及护理

【概述】

肾上腺皮质癌是一种发生于肾上腺皮质的恶性肿瘤，分为有内分泌功能性肿瘤和无内分泌功能性肿瘤，可发生于任何年龄，约 50% 为有内分泌功能性肿瘤。在我国库欣综合征患者中，肾上腺皮质癌的发生率很低。12 岁以下儿童相对较多见，仅少数发生于成年人。

肾上腺皮质癌多为功能性，常表现女性男性化及肾上腺功能亢进，且易发生局部浸润和转移，如果有淋巴管和血管播散，一般平均存活期为 2 年。功能性和无功能性肾上腺皮质肿瘤，鉴别主要依靠临床表现、生化和激素测定。

【临床表现】

功能性肾上腺皮质癌临床表现为库欣综合征、原发性醛固酮增多症或性征异常，其中以库欣综合征表现最为常见。

肾上腺皮质癌表现为性征异常比较罕见，临床表现为：男性性早熟、男性女性化或女性男性化。若性征异常合并库欣综合征则预后不良，表现为典型的向心性肥胖、满月脸、水牛背、面部痤疮、阴毛发育及全身毛发增多，阴茎发育明显早于同龄儿童，检查血尿皮质醇增高且伴有 17 - 羟和 17 - 酮升高。

【主要检查】

B 超和 CT 为肿瘤早期定位诊断的主要手段。

【病理】

1. 肉眼观

肿瘤体积一般较大，常在 100 g 以上，偶可达 1 000 g 以上，呈侵袭性生长，边界不清，切面呈棕黄色或多色性，质较软，常有出血、坏死及囊性变。

2. 镜下

分化差者瘤细胞异型性大，常可见多核瘤巨细胞及核分裂象；分化好的似腺瘤，如果肿瘤体积小、有包膜，很难与腺瘤区别。肾上腺皮质癌和肾上腺皮质瘤的区别可参考以下几点：

（1）皮质癌常见广泛出血、坏死，而腺瘤很少有坏死。

（2）破坏包膜、侵入血管及周围组织者一般为癌。

（3）核分裂象多，大于 2/10 高倍视野者多为恶性，而腺瘤核分裂很少。

（4）癌有广泛而明显的核异型、多核瘤巨细胞、较大的核仁及核内有包涵体。

（5）肿瘤体积、重量有一定参考价值，腺瘤直径多在 5 cm 以下，重量不到 50 g。

【治疗方法】

手术切除是唯一有效治疗肾上腺皮质癌的手段。术后均辅以放疗，部分患者给予化疗、生物治疗，对延缓生存起到一定作用。目前，主要化疗药物为对二氯苯二氯乙烷（又称美托坦）和氨鲁米特。近年研究发现密妥坦 O - PDDP 联合含铂类药物方案能提高有效率。

【症状的观察与护理】

功能性肾上腺皮质癌临床表现为库欣综合征、原发性醛固酮增多症或性征异常，其中以库欣综合征表现最为常见。

1. 库欣综合征的观察与护理

（1）做好健康宣教：高血压时患者往往具有焦虑紧张、情绪不稳、猜疑恐惧、抑郁偏执等心理倾向，多由高血压知识不足，不能正确认识疾病所引起，因此，做好健康宣教非常重要，如常见症状、治疗原则、预防措施、血压监测方法、坚持服药的重要性；精神过度紧张、肥胖、吸烟、酗酒、高钠饮食等生活方式对血压的影响。告知患者熟悉药物名称、作用、使用方法及不良反应。对老年患者，反复提醒服药时间、剂量、方法，并指导家属协助患者服药，确保用药安全、有效。调动患者的积极性，使患者乐意接受治疗和护理干预。

（2）营造良好环境：对于住院患者做到病房环境舒适、幽雅，给患者以赏心悦目的感觉。病房要求清洁、整齐、舒服、美观、空气清新，尽量把轻、重患者分开，以免互相干扰。恢复期患者病房可配电视或收音机以分散患者注意力，使患者感到生活在富有生活气息的环境里，使患者早日康复。

（3）用药护理：住院患者用药时护士应全面监护。做好血压监测。

（4）做好饮食护理：合理的饮食是非药物治疗中的重要措施之一，是预防和治疗高血压的有效方法。教育患者限制钠盐的摄入，保持低胆固醇饮食，保持适量蛋白质饮食，补充足量的粗纤维、维生素和水分，并且养成良好的饮食习惯。

（5）做好患者运动指导：向患者说明适量运动对高血压治疗的好处，并告知运动的原则是有度、有序、有恒。根据患者的身体状况，指导患者选择运动种类、强度、频率，以没有出现不舒服为宜，控制体重，防止肥胖。

（6）做好患者生活起居指导：

1）向患者说明要有充足的睡眠时间，使身体得到充分休息，可降低血压。

2）向患者说明保持充足睡眠的方法。告诉患者：①在睡前避免过多活动及参与可引起兴奋的事情。②按时就寝及起床。③为患者提供良好的睡眠环境，避免其受到干扰，保持室内空气流通，避免强光、噪声。④睡前饮用少许热牛奶，可增强睡眠质量。⑤尽量避免长期服用安眠药。

2. 低钾血症的观察与护理

原发性醛固酮增多症的主要临床表现是高血压、低钾血症。

（1）轻者可口服果汁、牛奶，亦可口服含钾的药物。

（2）严重缺钾者或者不能口服补钾者需静脉补充。严格执行补钾的原则，无尿不补钾，尿量在 30 ~ 40 mL/h 或每天大于 500 mL 才补钾。

（3）补钾稀释液一般选择生理盐水。注意静脉补钾时的量、浓度、速度。补钾以缓慢、持续补入为原则。

【治疗时的护理】

（1）评估患者心理状态，给予针对性心理护理，鼓励患者正确对待疾病，积极配合治疗。向患者说明治疗过程中可能发生的问题，使其有心理准备。

（2）加强营养，鼓励患者进食一些高热量、高维生素、易消化的食物，遵循清淡饮食原则。呕吐和食欲减退的患者，可少食多餐。呕吐严重的患者，可在化疗前 30 min 给予止吐剂。

（3）加强口腔护理。鼓励患者多交流，勤饮水，促进咽部活动，减少充血水肿。有口腔溃疡的患者给予药物治疗。疼痛剧烈的患者，可在进食前用利多卡因稀释液漱口，以减轻疼痛。

（4）注意观察患者的大便情况，对于腹泻的患者，应注意观察腹泻次数与性质。必要时给予缓泻剂。

（5）化疗期间要经常巡视病房，密切观察患者用药后的反应，发现问题及时处理。

第二十一节 嗜铬细胞瘤化疗及护理

【概述】

嗜铬细胞瘤起源于肾上腺髓质嗜铬组织、交感神经节或其他部位的嗜铬组织。肿瘤释放大量的儿茶酚胺，引起阵发性或持续性高血压和代谢紊乱症候群。源于肾上腺髓质的嗜铬细胞瘤约占 90%。可发生于任何年龄，20～40 岁多见，男女无明显差别，有的有家族史。除肾上腺髓质之外，多见于腹膜后脊柱两侧，特别是腹主动脉分叉处的巨型副神经节。其他如膀胱、子宫、心肌、颅内等任何有交感神经节的器官均有发生的可能。

【临床表现】

1. 高血压

为本病最重要的临床症状，多数为阵发性发作，可因剧烈运动、体位改变、情绪波动、挤压或按摩腹部、灌肠、排尿等诱发。血压突然升高，收缩压可达40.0 kPa（300 mmHg），舒张压可达24 kPa（180 mmHg），同时伴有头痛、心悸、恶心、呕吐、出汗、面色苍白、焦虑、恐惧感、视力模糊、心动过速、心律失常、心前区紧迫感，甚至诱发左心衰竭和脑卒中。发作后皮肤潮红、全身发热、流涎、瞳孔小、尿量增多。一般发作历时数秒、数分、1～2 h或0.5～1 d。早期发作次数较少，间隔时间较长，以后逐渐加频，甚至1 d十余次。还有相当部分的病例表现为持续性高血压，也可有阵发性加剧。久病患者可有心肌肥厚、心律失常、心脏扩大、心衰等。

2. 代谢紊乱症候群

基础代谢率升高、低热、多汗，血糖升高，糖耐量降低，可发生尿糖，四肢乏力，体重下降，久病者多表现为消瘦体型。

【主要检查】

1. 24 h尿检测VMA

可多次进行，特别是症状发作之后，留取尿标本更有意义。正常值：5.0～45.4 μmoL/24 h尿（8～11 mg/24 h尿），阳性者常达20 mg/24 h尿以上，特别增高者可达70～80 mg/24 h尿或更高，应考虑肿瘤有恶性变的可能。

2. 药物抑制试验

药物抑制试验适用于血压持续高于22.7/14.7 kPa（170/110 mmHg）的患者，方法是快速静脉注射酚妥拉明5 mg，如15 min以内收缩压下降>4.5 kPa（35 mmHg），舒张压下降>3.3 kPa（25 mmHg），持续3～5 min者为阳性。此药为α-受体阻滞剂，有对抗儿茶酚胺的作用，对其他原因的高血压无明显降压作用，阳性者有诊断意义。

3. 药物兴奋试验

药物兴奋试验适用于阵发性高血压的非发作期，常用药物有组织胺、酪氨酸、高血糖素等。此试验患者承受一定痛苦，并非十分安全，现已少用或不用。

4. B超检查

B超为定位诊断方法，操作简便，准确率高，应作为首选定位诊断方法。

5. CT检查

CT对肿瘤定位提供准确信息，诊断准确率高，也为常用方法。

6. 腹膜后充气造影

腹膜后充气造影为过去常用的定位方法，由于 B 超及 CT 的广泛应用，目前已较少应用。

【病理】

分泌儿茶酚胺的功能性肿瘤称为嗜铬细胞瘤，恶性嗜铬细胞瘤很少见。从组织学上很难鉴别其良、恶性。

【治疗方法】

外科手术是根治嗜铬细胞瘤的唯一方法，诊断明确、定位清楚的嗜铬细胞瘤，应积极手术治疗，可达治愈目的。恶性嗜铬细胞瘤的化疗属姑息性治疗，用于缓解儿茶酚胺过度分泌产生的症状。

【化疗方案】

CVD 方案：

环磷酰胺 750 mg/m^2，静脉注射，第 1 天。

长春新碱 1.4 mg/m^2，静脉注射，第 1 天。

达卡巴嗪 400 mg/m^2，静脉滴注，第 1、2 天。

3~4 周重复 1 次。

【症状的观察与护理】

嗜铬细胞瘤源于肾上腺髓质及交感神经系统的嗜铬细胞组织。其特点是嗜铬细胞分泌大量的儿茶酚胺，包括肾上腺素、去甲肾上腺素及多巴胺，并作用于相应的受体，引起一系列直接相关的临床表现，如高血压、高血糖。

嗜铬细胞瘤分为良性和恶性，良性多以单侧发病，恶性的发病率不到 10%。

1. 心血管系统的观察与护理

临床表现为阵发性高血压、持续性高血压、低血压及休克。

（1）阵发性高血压约占 1/3，情绪波动、体位改变、劳累、吸烟、触压肿块、注射药物等原因诱发，也可能无明显原因诱发。发作先兆为四肢麻木、视觉异常、肌肉震颤、腹绞痛。发作时血压骤然升高，收缩压高达 220

mmHg以上，舒张压也相应升高。发作时间长短不一。发作时自觉剧烈头痛，心前区、上腹部紧迫感，心前区疼痛，大汗淋漓、恶心伴呕吐、视物模糊等。

（2）持续性高血压占2/3，可因阵发性加重，服用一般减压药物无效，甚至出现血压升高的现象。部分患者呈现急性血压升高，伴有心、肾、脑损害和急性心肌梗死，也可出现高血压危象。

（3）低血压、休克可能会突然出现，也可能交替出现高血压。并伴有急性腹痛、心前区疼痛、高热。

（4）密切观察患者的生命体征，做好抢救工作的准备。

2. 胃肠道的观察和护理

常因肠蠕动及张力的减弱出现便秘。血管压迫严重的患者，胃肠道缺血，易引起消化道出血、溃疡、穿孔、肠梗阻。

3. 泌尿系统的观察和护理

病程较久的患者会出现肾衰竭。

4. 代谢紊乱的观察和护理

糖耐量曲线呈现糖尿病型的患者占60%，并呈现高脂血症。少数患者血钾低于正常值，近半数的患者出现基础代谢率升高，临床表现为消瘦。

【治疗时的护理】

（1）高血压与水钠潴留和血管壁对去甲肾上腺素反应的增高有关，应定时监测生命体征，遵医嘱给予降压药物，并密切监测药效。若诊断为儿茶酚胺引起的高血压，应监测神志及心、肺、脑功能的变化。

（2）观测有无糖尿病症状、皮肤疖肿及蜂窝织炎、周期性肌无力、低钙性抽搐。记录24 h出入量。

（3）膀胱排空时会刺激儿茶酚胺的大量分泌，使血压突然升高，患者排尿时要专人陪护，必要时床上排便，密切观察患者生命体征的改变。及时了解患者的血压分型，有利于掌握病情。

（4）监测血糖和糖耐量试验，根据监测结果调整饮食，尽量选择低糖、低盐、高蛋白食物，食用高钾、营养丰富、易消化的食物，能够补充因电解质紊乱而消耗的能量。鼓励患者多饮水。

（5）24 h留陪护，预防患者跌倒、坠床的发生。做好健康宣教。

第二十二节　肾盂癌与输尿管癌化疗及护理

【概述】

肾盂癌和输尿管癌是指发生在肾盂、肾盏、输尿管被覆上皮来源的恶性肿瘤。尿路系统从上到下包括肾盂、肾盏、输尿管、膀胱及尿道，输尿管与膀胱交界处以上被称为上尿路，膀胱和尿道称为下尿路。因此，发生在肾盂、输尿管的肿瘤也称为上尿路肿瘤。上尿路肿瘤中，肾盂或输尿管尿路上皮癌最为常见，约占所有上尿路上皮肿瘤的95%。肾盂、输尿管癌患者男性多于女性，男、女患者比例为2∶1，高发年龄为60～70岁。

肾盂和输尿管分属2个器官，但这2个器官所发生的病因学、临床表现和诊断及治疗方面相似，可以分别发生，也可以同时或相继相伴。上尿路与下尿路器官的基本解剖结构、周围环境极其相似。因此，这些上尿路癌的生物学特点与膀胱癌也大致相同，但也具有自身的一些特点。与膀胱癌的发病率高相比，上尿路上皮癌相对少见。对上尿路上皮癌患者的治疗，往往难以采用局部治疗方法，通常是采用切除一侧的肾脏、输尿管全部及输尿管开口周围的部分膀胱，但患者的预后却不及膀胱癌。

【临床表现】

58%～98%的肾盂、输尿管癌患者以肉眼血尿为首发症状，肉眼血尿的特点是无痛性、间歇性、肉眼全程血尿，有些患者可由于短时间内出血量稍多，在输尿管内塑形成长条状血块，也有人称之为"蚯蚓状血块"，从尿液中排出。

少数患者因肿瘤阻塞肾盂、输尿管交界处，可引起腰部不适、隐痛及胀痛，偶可因凝血块或肿瘤脱落物通过输尿管时引起肾绞痛。因肿瘤增大或梗阻引起肾盂、输尿管积水时患者表现为腰部钝痛，但出现腰部包块者少见。

晚期患者出现贫血、肾功能不全、下肢水肿、体重下降、衰弱等恶病质表现。近年来由于大家注重健康查体，也有报告称有10%～15%的患者无临床症状，仅在健康查体或检查其他疾病时偶然发现。

【主要检查】

1. 超声检查

超声检查是最常用的检查方法，可发现肾盂或输尿管内肿瘤及肾盂、输尿管积水。

2. 排泄性尿路造影

排泄性尿路造影是诊断肾盂或输尿管癌的基本检查方法之一。肾盂或输尿管内见充盈缺损是肾盂或输尿管癌比较典型的表现。

3. 逆行性上尿路造影

逆行性上尿路造影是通过膀胱镜将导管插入输尿管及肾盂，再注入造影剂使上尿路显影的检查方法。

4. CT 检查

CT 扫描具有高分辨率，在平扫及增强扫描后，能清楚地显示病变部位、大小、密度、浸润范围及与周围器官的关系，对肾盂肿瘤的诊断正确率可达90% 以上。肾盂癌和输尿管癌典型 CT 表现为：①肾盂或输尿管内发现软组织肿瘤，可伴有肾盂或输尿管积水，还能发现肾盂或输尿管周围浸润，以及区域淋巴结转移。②增强后肿瘤强化不明显。

5. 磁共振（MRI）检查

与 CT 扫描相比 MRI 具有优良的软组织对比度，以及多轴位的扫描方式的优势。

6. 输尿管肾盂镜检查

输尿管肾盂镜检查需要在麻醉下进行，目前，输尿管肾盂镜检查并不是常规检查项目，通常在常规影像学检查不能明确诊断时应用。另外需要肉眼观察，从而决定是否能够做保留肾功能的手术。

【病理】

1. 尿路上皮肿瘤

尿路上皮肿瘤主要为移行细胞型，目前称为尿路上皮癌。

2. 鳞状细胞肿瘤

鳞状细胞肿瘤为鳞状细胞癌、疣状癌。

3. 腺性肿瘤

腺癌：黏液型、印戒细胞型、透明细胞型。

4. 神经内分泌肿瘤

小细胞癌，类癌。

【治疗方法】

以手术治疗为主要治疗方法，术后辅助化疗，晚期或不能耐受手术治疗病例，以全身化疗为主。

【化疗方案】

1. 丝裂霉素灌注化疗

丝裂霉素 40 mg，膀胱灌注，1 次/周。

共 8 周。以后每月 1 次，共 1 年。

2. GP 方案

吉西他滨 800 mg/m^2，静脉滴注，第 1、8、15 天。

顺铂 70 mg/m^2，静脉滴注，第 2 天（正规水化利尿）。

4 周重复 1 次。

3. M－VAC 方案

甲氨蝶呤 30 mg/m^2，静脉滴注，第 1、15、22 天。

长春花碱 3 mg/m^2，静脉注射，第 3、15、22 天。

阿霉素 30 mg/m^2，静脉注射，第 2 天。

顺铂 70 mg/m^2，静脉滴注，第 2 天（正规水化利尿）。

4 周重复 1 次。

【症状的观察与护理 】

肾盂癌和输尿管癌的首发症状为无痛性、间歇性、肉眼全程血尿，其次可表现为腰部不适、隐痛及胀痛，偶有肾绞痛，晚期患者可出现贫血、肾功能不全、下肢水肿、体重下降等恶病质表现。

1. 血尿的观察与护理

多会突发无痛性全程血尿，偶尔会出现条索状血块，呈间断性。多数患者发现时已侵及肾盂或肾小盏，此时为晚期症状。

（1）指导患者多饮水，保持尿路通畅，必要时留置导尿，及时观察尿管情况。

（2）定期检测血象，观察患者有无贫血及严重程度。

（3）观察并记录尿液颜色及量的变化，及时报告医生。

2. 疼痛的观察和护理

疼痛是晚期肾盂癌和输尿管癌患者常见症状。因肾包膜或肾盂被肿块牵拉，或肿块压迫腹后壁结缔组织、肌肉、腰椎或腰神经引起患侧腰部持久性疼痛，也可能因血尿形成的肿块、肿块脱落组织阻塞输尿管引起绞痛。

（1）观察评估患者疼痛的部位、性质及疼痛强度，给予适当的心理安慰，教会患者转移疼痛的方法，必要时遵医嘱给予止痛药物，告知患者注意事项及不良反应的处理。

（2）保持情绪稳定，焦虑的情绪易引起疼痛加重。转移注意力，可看些小说、漫画等分散注意力。

（3）保持环境安静舒适，执行保护性医疗制度，耐心听取患者倾诉，给予适当安慰，减轻患者心理负担，提高痛阈。

3. 水肿的观察与护理

肿瘤压迫或侵犯输尿管造成患者肾功能不全，患者就会出现不同程度的水肿。

（1）观察患者的生命体征，胸水征、腹水征及体重的变化，患者的营养状况、皮肤血供、张力变化及是否有移动性浊音。

（2）评估患者水肿的部位、范围、程度和发展速度，与患者饮食、活动及体位的关系，轻度水肿的患者限制活动，严重水肿的患者取适宜体位卧床休息。

（3）限制钠盐和水分的摄入，根据病情摄入适当的蛋白质。

（4）遵医嘱给予利尿药或其他药物，观察药物的疗效及副作用。

（5）严重水肿的患者执行各项有创性操作后延长按压时间。

（6）观察皮肤完整性，做好压疮的预防措施。

【治疗时的护理】

肾盂癌和输尿管癌主要治疗手段是手术治疗，术后给予辅助化疗，晚期不能耐受手术治疗的病例，以全身化疗为主，主要化疗方案有丝裂霉素膀胱灌注化疗、GP方案静脉化疗、M-VAC方案静脉化疗。

1. 化疗时注意事项

（1）神经系统毒性，主要引起外周神经症状，如手指、神经毒性等，与累积量有关。足趾麻木、腱反射迟钝或消失，外周神经炎。腹痛、便秘，麻痹性肠梗阻偶见。运动神经、感觉神经和脑神经也可受到破坏，并产生相应症状。

（2）有局部组织刺激作用，药液不能外漏，否则可引起局部坏死。选择中心静脉给药，预防化疗药物外渗。

（3）注意监测患者血压的变化。

（4）饮食营养均衡，适宜进高蛋白、低脂肪、低糖、高维生素、无刺激性饮食，除各种肉、鱼、蛋、奶外，应多吃新鲜蔬菜、水果。戒烟禁酒，少量多餐。

2. 膀胱灌注时注意事项

（1）做好膀胱灌注化疗的知识宣教，介绍灌注的方法、疗程、药物的作用、不良反应及防范措施、灌注前后的注意事项，使患者对灌注治疗有一个正确的认识。

（2）严格执行无菌导尿术操作规程。化疗药物灌注进入膀胱，患者应变换各种体位，可仰卧、左侧卧、右侧卧或俯卧等，以使药物与膀胱的各个部位充分接触，以提高疗效。

（3）对于有下尿路梗阻的老年患者，残余尿量多，药物在膀胱滞留时间过长，可使毒性增加，致膀胱刺激症状加重，可嘱患者在灌注药液2 h后饮水，加速尿液生成，促使药液尽快排尽，减少对膀胱长时间刺激，降低药液排出体外经过尿道时的浓度，防止药液性膀胱炎、膀胱挛缩、尿道炎等。

（4）加强营养，多食高蛋白、高热量及高维生素饮食，忌烟、酒、咖啡及辛辣刺激性食物。适量活动，以增强机体抵抗力。

（5）待药物排出后鼓励患者多饮水，饮水量保持每天的尿量在3 000 mL以上，其目的是加速尿液生成，起到生理性膀胱冲洗作用，以保护膀胱黏膜，避免造成化学性膀胱炎、尿道炎；患者要养成经常排尿习惯，降低膀胱内诱癌物质的浓度。

（6）注意个人卫生，保持会阴部清洁。

（7）化疗期间严密观察患者的化疗不良反应，并及时给予处理。

第二十三节　恶性黑色素瘤化疗及护理

【概述】

恶性黑色素瘤（malignant melanoma）简称恶黑，是一种来源于黑色素细胞的恶性肿瘤。绝大部分可以产生黑色素，仅少数表现为无色素性恶黑。黑色素细胞起源于神经嵴，分布于皮肤、眼睛、黏膜表面和神经系统。恶黑可发生于多种组织器官，其中90%发生于皮肤，另外10%发生于眼球的虹膜、睫状体、脉络膜、口腔、消化道、泌尿生殖系统的黏膜，以及脑膜的脉络膜等处。白种人多发。

恶性黑色素瘤占全部恶性肿瘤的1%~3%。一般好发于30~50岁，男女发病无差异。恶性黑色素瘤大部分由黑痣恶变，其常见转移部位为皮下、淋巴结、肺、肝等。90%原发病发生在皮肤上。

【临床表现】

当体表色素性病灶有以下改变时，提示有早期恶黑的可能。

1. 色泽

杂色为恶性病变的先兆，雀斑型及表面蔓延型恶黑，常在棕色或黑色中出现红色、白色或蓝色，常常提示恶性可能，白色常提示肿瘤有自行性退变。结节型恶黑大多为黑色或棕色。

2. 边缘

参差不齐呈锯齿状改变，为肿瘤向四周蔓延扩展或自行性退变所致。

3. 表面

不光滑，粗糙而伴有鳞形或片状脱屑，伴有渗液或渗血，病灶可高出皮面。

4. 病灶周围皮肤

出现水肿，丧失光泽或变白色、灰色。

5. 感觉异常

局部发痒、灼痛或压痛。当病变继续发展，呈结节状或息肉样肿物，亦可出现溃疡性病变，伴渗液，出血、刺痛或灼痛更加明显；原发灶周围可出现卫星结节，伴有淋巴结肿大。这些均提示病变进展迅速，是比较晚期的表现。

【主要检查】

活检病理检查。

【病理】

根据恶黑不同形态、部位及生物学行为分为以下几种类型。

（1）雀斑型。

（2）表浅蔓延型。

（3）结节型。

（4）肢端色斑样。

（5）辐射生长的未分型恶黑。

（6）巨大毛痣恶变的恶黑。

（7）口腔、阴道、肛门黏膜来源的恶黑。

（8）原发部位不明的恶黑。

（9）起源于蓝痣的恶黑。

（10）内脏恶黑。

（11）起源于皮内痣的儿童期恶黑。

随着近年来黑色素瘤分子生物学特征、临床组织学特征和基因突变之间的关系，目前国际上倾向于将黑色素瘤分为四种基本类型，包括肢端型、黏膜型、慢性日光损伤型、非慢性日光损伤型（包括原发灶不明型）。

【治疗方法】

主要治疗方法包括手术治疗、放疗、化疗、生物治疗等。早期恶性黑色素瘤的治疗主要靠手术切除原发灶，转移性恶性黑色素瘤预后很差。化疗可以提高恶性黑色素瘤患者的生存率。

1. 术后辅助治疗

对于低危患者，目前无推荐治疗方案，更倾向于预防原发灶出现，以观察为主；中高危患者，复发与死亡率均较高，大剂量干扰素能延长患者总生存期及无复发生存期；极高危患者，仍以高剂量干扰素治疗为主。

2. 黑色素瘤放疗

黑色素瘤对放疗不敏感，可作为术后补充治疗，也可用于骨转移及脑转移的姑息治疗中。

3. 晚期黑色素瘤治疗

晚期黑色素瘤治疗效果差，尚无有效治疗手段，一般以内科综合治疗为主。近年来，晚期黑色素瘤治疗取得了突破性进展，个体化靶向治疗和免疫靶向治疗已经取得较好疗效。2011 年美国 FDA 批准了靶向免疫治疗药物伊匹单抗用于治疗晚期黑色素瘤；Vemurafenib 是近年来研发的 BRAF 抑制剂，相比达卡巴嗪，能有效提高无进展生存时间。由于靶向免疫治疗费用昂贵，化疗药物治疗仍是重要的治疗手段，根据 NCCN 指南推荐，一线治疗推荐达卡巴嗪单药、替莫唑胺或替莫唑胺/达卡巴嗪为主的联合治疗；二线治疗一般推荐紫杉醇联合卡铂方案。

【化疗方案】

1. DPII 方案

达卡巴嗪 200 mg/m^2，静脉滴注，第 1～3 天。

顺铂 30 mg/m^2，静脉滴注，第 5～7 天合适水化，止吐。

白介素 -2 2 MIU/m^2，皮下注射，第 1、3、5 周，共 3 周。

干扰素 α 3 MIU/m^2，皮下注射，第 2 周，第 2、4、6 天。

6 MIU/m^2，皮下注射，第 3 周，第 2、4、6 天。

9 MIU/m^2，皮下注射，第 4 周，第 2、4、6 天。

28 d 为 1 个周期，3 个周期为 1 个疗程。

2. PII 方案

顺铂 100 mg/m^2，静脉滴注，第 1 天（水化、止吐、利尿）。

白介素 -2 18 MIU/m^2，持续静脉注射，第 3～6、17～21 天。

干扰素 α 9 MIU/m^2，皮下注射，第 1、3、5 天，共 4 周。

28 d 重复次。

3. DI 方案

达卡巴嗪 750 mg/m^2，静脉滴注，第 1 天。

顺铂 30 mg/m^2，静脉滴注，第 5～7 天。

白介素 -2 9 MIU/m²，皮下注射，第 1~4 天。

28 d 重复 1 次。

4. BPDT 方案

氮芥 150 mg/m²，静脉滴注，第 1 天。

顺铂 25 mg/m²，静脉滴注，第 1~3、22~24 天。

达卡巴嗪 220 mg/m²，静脉滴注，第 1~3、22~24 天。

三苯氧胺 10 mg/次，2 次/d，口服。

6 周重复 1 次。

5. CVDII 方案

顺铂 20 mg/m²，静脉滴注，第 1~4 天。

长春花碱 1.6 mg/m²，静脉注射，第 1~4 天。

达卡巴嗪 800 mg/m²，静脉注射，第 1 天。

白介素 -2 9 MIU/m²，持续静脉注射，第 1~4 天。

干扰素 α 5 MIU/m²，皮下注射，第 1~5 天。

3 周重复 1 次。

6. DVPII 方案

达卡巴嗪 800 mg/m²，静脉滴注，第 1 天。

长春花碱 1.5 mg/m²，静脉注射，第 1~4 天。

顺铂 20 mg/m²，静脉滴注，第 1 天。

白介素 -2 9 MIU/m²，皮下注射，第 1~4 天。

干扰素 -α 5 MIU/m²，皮下注射，第 1~5 天。

21 d 重复 1 次。

【症状的观察与护理】

恶性黑色素瘤占全部恶性肿瘤的 1%~3%。一般好发于 30~50 岁，男女发病无差异。恶性黑色素瘤大部分由黑痣恶变，其常见转移部位为皮下、淋巴结、肺、肝等。90% 原发病发生在皮肤上。

日常生活中避免阳光直射和暴露，避免过度受到阳光照射，尤其是紫外线辐射最强的时间段，尽量减少外出。在户外时，最好穿长袖和长裤，戴上帽子、太阳眼镜，并使用防晒产品。注意做好皮肤的清洁工作，避免碰伤及感染。

【治疗时的护理】

（1）饮食要清淡，温热适中。过分甜腻或脂肪过多的食物及热食均易引起呕吐。

（2）偏酸性的水果、硬糖及酸泡菜可缓解恶心。

（3）避免强烈的阳光、嘈杂的声音及强烈气味（如香水或其他患者的呕吐物）的刺激。

（4）看电视、听音乐、谈论患者感兴趣的话题，甚至下棋，都能有助于分散患者的注意力，减少恶心、呕吐。

（5）治疗间隙期，鼓励患者到室外散步，呼吸新鲜空气，做适宜的运动，如打太极等。

（6）在与患者的谈话中，不能渲染治疗引起的恶心、呕吐，以免加重患者心理负担。

（7）患者出现恶心、呕吐时，应做短暂休息。呕吐严重时暂禁食，每次呕吐后用患者感兴趣的液体漱口。呕吐停止后从汤水开始逐步恢复饮食。

（8）由于脱发后头皮很敏感，治疗期间不应使用有刺激性的香皂和洗发剂，头发剪短，不要染发和烫发，也不用温度太高的吹风机吹头发。脱发只是暂时现象，治疗结束后头发会重新长出，而且可能比治疗前更密更粗。

（9）保持口腔清洁，养成早晚刷牙、饭后漱口的习惯，治疗期间选用质地柔软的牙刷，不用牙签剔牙，不吃过烫、粗糙带刺或有刺激性的食物，避免造成口腔的微小损伤。

（10）食物不要太烫，以免因高热食物加速肠蠕动而加重腹泻，少吃甜食及富含纤维类食物，以免产气过多引起腹痛腹胀。应多补充水分，一般以开水、淡茶为宜，不宜饮用咖啡、浓茶和酒类等。同时多食用含钾丰富的食物，如土豆、橘子、桃、杏等。

（11）治疗时患者要予以配合，避免改变针头位置，引起药液外漏。治疗静脉用药过程及拔针后，禁止局部热敷，防止药物外渗，造成局部组织坏死。血管弹性差的老年患者，静脉穿刺后的针眼闭合要慢一些，拔除针头后压迫时间要长一点，以减少药物外渗的机会。一旦发现药物已漏出血管外，或出现疼痛、烧灼感，应立即请医护人员处理：立即停止注药，局部冰袋冷敷或做封闭，以防药物扩散。

（12）治疗期间根据患者口味给予清淡易消化饮食，少量多餐，鼓励进食。特别是治疗间歇期，更应注意补充高热量、高维生素、高蛋白、低脂肪食物，以保证营养需要。但治疗期由于药物的不良反应，常使患者食欲减退，应给予清淡、少油腻、易消化饮食。禁烟酒及辛辣刺激性食物和生冷过硬食物，鼓励患者多饮水、多喝汤类等，加速体内毒素的排泄，同时尽量为患者营造一个良好的就餐环境。

第二十四节　恶性淋巴瘤化疗及护理

【概述】

恶性淋巴瘤是起源于淋巴造血系统的恶性肿瘤。按照病理可分为霍奇金淋巴瘤（hodgkin lymphoma，HL）和非霍奇金淋巴瘤（non - hodgkin lymphoma，NHL）。恶性淋巴瘤是高度异质性疾病，不同细胞来源或同一细胞来源的各个亚型的肿瘤生物学行为、临床表现、对治疗的反应及预后都有很大差别。近年来，由于基础研究的发展，尤其是近十多年来免疫学、细胞和分子遗传学的深入研究，对恶性淋巴瘤的发病机制，从分子水平上有了进一步认识，随之恶性淋巴瘤的病理分类和临床治疗都有了很大的进展。

【临床表现】

临床以无痛性淋巴结肿大为典型表现。其临床表现是复杂多样的，用"千变万化"来形容毫不夸张。

（1）淋巴瘤最典型的表现是浅表部淋巴结无痛性、进行性肿大，表面光滑，质地较韧，触之如乒乓球感，或像鼻尖的硬度。以颈部和锁骨上淋巴结肿大最常见，腋窝、腹股沟淋巴结次之。也有患者以深部的淋巴结肿大为主要表现，如纵隔、腹腔、盆腔淋巴结肿大，起病较隐匿，发现时淋巴结肿大往往已比较明显。

（2）进行性肿大的淋巴结，可能对周围的组织器官造成影响或压迫，并引起相应的症状。如纵隔巨大淋巴结可压迫上腔静脉，导致血液回流障碍，表现为面颈部肿胀、胸闷、胸痛、呼吸困难等；盆腔和腹腔巨大淋巴结可压迫胃肠道、输尿管或胆管等，造成肠梗阻、肾盂积水或黄疸，并引起腹痛、腹胀。

（3）淋巴瘤也可以侵及淋巴系统以外的器官，表现为相应器官的受侵、破坏、压迫或梗阻。如胃肠道淋巴瘤的表现如同胃癌和肠癌，可出现腹痛、胃肠道溃疡、出血、梗阻、压迫等症状；皮肤淋巴瘤常被误诊为银屑病、湿疹、皮炎等；侵及颅脑，可能出现头痛、视物模糊、言语障碍、意识不清、性格改变、部分躯体和肢体的感觉及运动障碍，甚至瘫痪；侵及骨骼，可致骨痛、骨折；侵及鼻咽部，可出现鼻塞、流涕、鼻出血等，类似于鼻咽癌的表现。

（4）淋巴瘤是全身性疾病，因此，除了上述局部症状，约半数患者还可能出现发热、盗汗、乏力、消瘦、食欲减退、皮疹、瘙痒、贫血等全身症状。由此可以看出，如果是浅表部位的淋巴结肿大为主要表现，有可能会提醒我们早发现，深部病灶往往长到比较大的时候才有症状，因此很难早诊断。好在对于淋巴瘤的分期，并不像其他恶性肿瘤那样重要，分期只是决定预后的多个因素之一，肿瘤细胞对化疗方案是否敏感对治疗很重要。因此，不必因病情发现较晚就感到绝望和懊恼。

恶性淋巴瘤一般以淋巴结肿大为首发症状，以浅表淋巴结肿大为首发症状的约占70%。特点是无痛性、表面光滑、活动，扪及质韧、饱满、均匀。早期可活动，孤立或散在于颈部、腋下、腹股沟等处；晚期则相互融合，与皮肤粘连、固定或形成溃疡。HL 淋巴结 >90% 为连续侵犯，起病为单发部位，然后沿淋巴道至邻近淋巴结区域，如先为颈部淋巴结肿大，依次为腋下或总格淋巴结受侵。而 NHL 受侵的淋巴结为跳跃式的，无一定规律。发生在腹膜后和肠系膜的肿大淋巴结，可融合成团块伴疼痛，体检时可扪及腹部包块。腹膜后淋巴结可出现高热。恶性淋巴瘤患者有不同原因的发热、抗炎治疗无效，应考虑有腹膜后淋巴结肿大的可能。发生于胃肠道的恶性淋巴瘤早期可无任何症状，以后可有上腹部不适等消化不良症状，病程进展可有呕血、黑便、晚期可扪及上腹部包块、贫血、消瘦等；X 线检查早期胃黏膜完整，仅粗大或呈息肉状。肝受侵多继发于脾侵犯，在晚期病理常见肝大、黄疸及其他部位受累，临床除有相应症状外，还通常有发热、贫血、体重减轻、食欲减退等表现。肝功能异常与肝受累的关系不密切，另外肝侵犯多表现为弥漫性微小病灶，所以影像学检查如 CT、MRI、B 超等检查对诊断肝侵犯的意义不大。恶性淋巴瘤还可以原发于泌尿系统、骨、乳腺、甲状腺、口腔内器官、中枢神经系统等，出现相应的症状和体征。一些特殊亚型的淋巴瘤有其特殊的症状和体征。如茸样肉芽肿的皮肤表现，有红皮病、湿疹、红斑、丘疹和结节等。

【主要检查】

一般都包括浅表淋巴结 B 超检查（至少包括双侧颈部、颌下、锁骨上、腋窝和腹股沟淋巴结）、胸部增强 CT 检查、腹/盆腔增强 CT 检查或 B 超检查、骨髓穿刺涂片或活检。有时可能还需要做鼻咽、胃肠和呼吸内镜检查，或腰椎穿刺检查脑脊液。

【病理】

1. 非霍奇金淋巴瘤

病变淋巴结结构有不同程度破坏，但某些类型的淋巴结结构可以完全保存，大多数 NHL 的瘤细胞形态基本上为不同分化阶段的淋巴细胞，大部分为 B 细胞性，病变的淋巴结切面外观呈鱼肉样。镜下正常淋巴结结构破坏，淋巴滤泡和淋巴窦可消失。增生或浸润的淋巴瘤细胞成分单一、排列紧密。NHL 易发生早期远处扩散。侵袭性 NHL 常累及结外淋巴组织，发展迅速，往往跳跃性播散，越过邻近淋巴结向远处淋巴结转移。

2. 霍奇金淋巴瘤

以颈部淋巴结和锁骨上淋巴结累及最为常见，其次累及纵隔、腹膜后、主动脉旁淋巴结。病变常从一个或一组淋巴结开始，很少开始即为多发性。晚期可累及脾、肝、骨髓等处。肉眼观察，病变的淋巴结肿大，早起无粘连，可活动。随着病程的进展，相邻的淋巴结相互粘连，有时直径可达10 cm以上，不易推动。随着纤维化的增加，肿块由软变硬。肿块常呈结节状，切面灰白色、呈鱼肉状，可有黄色的灶性坏死。镜下观察，霍奇金淋巴瘤可以看成是由肿瘤成分—R－S 细胞核反应性成分—炎性细胞及间质组成。典型的 R－S 细胞，是一种直径20～50 cm 或更大的双核或多核的癌巨细胞。癌细胞呈椭圆形，胞质丰富，稍嗜酸细胞或嗜碱性，细胞核圆形或椭圆形，呈双叶或多叶形，以致细胞看起来像双核或多核细胞。染色质粗糙，沿核膜聚集呈块状，核膜厚而清楚。核内有一非常大的、直径与细胞相当的、嗜酸性的中位核仁，周围有空晕。最典型 R－S 细胞的双叶核面对面排列，形成所谓的镜影细胞，其在诊断霍奇金淋巴瘤上具有重要意义，故称为诊断性 R－S细胞。

【治疗方法】

1. 霍奇金淋巴瘤

治疗以化疗为主，放疗是局限期患者重要的治疗手段之一，即使对于进展期患者，局部残存病灶的放疗仍有重要的意义。

2. 非霍奇金淋巴瘤

治疗以化疗为主，可局部放疗或造血干细胞移植。不同的类型，选择不同的治疗策略。对于 CD20 阳性的患者，可加用利妥昔单抗联合化疗。

【化疗方案】

1. 霍奇金淋巴瘤

（1）ABVD 方案：多柔比星 ＋ 博来霉素 ＋ 长春新碱 ＋ 达卡巴嗪。

长春花碱 6 mg/m^2，静脉滴注，第 1、15 天。

阿霉素 25 mg/m^2，静脉滴注，第 1、15 天。

博来霉素 10 mg/m^2，静脉滴注，第 1、15 天。

达卡巴嗪 375 mg，静脉滴注，第 1、15 天。

4 周为 1 个周期。

（2）MOPP 方案：

长春新碱 1.4 mg/m^2，静脉滴注，第 1、8 天。

盐酸氮芥 6 mg/m^2，静脉滴注，第 1、8 天。

甲基苄肼 100 mg/m^2，口服，第 1～14 天。

强的松 40 mg/m^2，口服，第 1～14 天。

4 周为 1 个周期。

（3）MOPP/ABV 方案：

盐酸氮芥 6 mg/m^2，静脉滴注，第 1 天。

长春新碱 1.4 mg/m^2，静脉滴注，第 1 天。

甲基苄肼 100 mg/m^2，口服，第 1～7 天。

强的松 40 mg/m^2，口服，第 1～14 天。

阿霉素 35 mg/m²，静脉滴注，第 8 天。

长春花碱 6 mg/m²，静脉滴注，第 8 天。

博来霉素 10 mg/m²，静脉滴注，第 8 天。

4 周为 1 个周期。

2. 非霍奇金淋巴瘤

（1）COP 方案：

长春新碱 1.4 mg/m²，静脉滴注，第 1、8 天。

环磷酰胺 500 mg/m²，静脉滴注，第 1、8 天。

泼尼松 40 mg/m²，口服，第 1~14 天。

3 周为 1 个周期。

（2）COPP 方案：

长春新碱 1.4 mg/m²，静脉滴注，第 1、8 天。

环磷酰胺 650 mg/m²，静脉滴注，第 1、8 天。

甲基苄肼 100 mg/m²，口服，第 1~14 天。

强的松 40 mg/m²，口服，第 1~14 天。

3 周为 1 个周期。

（3）CHOP 方案：

长春新碱 1.4 mg/m²，静脉滴注，第 1、8 天。

阿霉素 40 mg/m²，静脉滴注，第 1 天。

环磷酰胺 750 mg/m²，静脉滴注，第 1 天。

强的松 40 mg/m²，口服，第 1~5 天。

3 周为 1 个周期。

（4）CEOP 方案：

长春新碱 1 mg/m²，静脉滴注，第 1、8 天。

表阿霉素 30 mg/m²，静脉滴注，第 1、8 天。

环磷酰胺 600 mg/m²，静脉滴注，第 1、8 天。

强的松 100 mg/m²，口服，第 1~5 天。

3 周或 4 周为 1 个周期。

（5）BACOP 方案：

博来霉素 15 mg/m²，静脉滴注，第 1、5 天。

长春新碱 2 mg/m²，静脉滴注，第 1、5 天。

阿霉素 50 mg/m^2，静脉滴注，第 1 天。

环磷酰胺 250 mg/m^2，静脉滴注，第 1 天。

强的松 100 mg，口服，第 1~5 天。

3 周为 1 个周期。

(6) CHOP – E 方案：

长春新碱 1.4 mg/m^2，静脉滴注，第 1 天。

阿霉素 45 mg/m^2，静脉滴注，第 1 天。

环磷酰胺 1 000 mg/m^2，静脉滴注，第 1 天。

强的松 100 mg/m^2，口服，第 1~5 天。

依托泊苷 100 mg/m^2，静脉滴注，第 1、3、5 天。

3 周为 1 个周期。

【症状的观察与护理】

淋巴瘤是起源于淋巴造血系统的恶性肿瘤，按病理组织改变可分为霍奇金淋巴瘤和非霍奇金淋巴瘤，其临床表现复杂多样，恶性淋巴瘤是全身性疾病，一般以淋巴结肿大为首要症状，病情进展可有乏力、消瘦、贫血、呕血、黑便、发热、盗汗，皮肤表现如红皮疹、湿疹、红斑等。

1. 发热的观察与护理

淋巴瘤是全身性疾病，约半数以上患者会出现发热、盗汗、乏力等症状。因此要做好患者的基础护理，并提供与护理相关的健康指导。

(1) 应注意对高热患者体温的监测：每 4 h 测量体温一次，待体温恢复正常 3 d 后可减至每日 2 次。同时密切观察其他生命体征，如有异常情况，应立即通知医生。

(2) 用冰袋冷敷头部，体温 >39.5 ℃时进行酒精擦浴或药物降温，降温 30 min 后测体温并记录。

(3) 补充营养和水分：高热时，由于迷走神经兴奋降低，使胃肠活动及消化吸收降低；而另一方面，分解代谢增加，营养物质大量消耗，引起消瘦、衰弱和营养不良。因此，应供给高热量、高蛋白的流质或半流质饮食，并鼓励患者进食，对不能进食者，必要时用鼻饲补充营养，以弥补代谢之消耗。高热可使机体丧失大量水分，应鼓励患者多饮水，必要时，由静脉补充液体、营养物质和电解质等。

（4）加强口腔护理：长期发热患者，唾液分泌减少，口腔内食物残渣易于发酵、促进细菌繁殖，同时由于机体抵抗力低下及维生素缺乏，易于引起口腔溃疡，应加强口腔护理，减少并发症的发生。

（5）高热患者由于新陈代谢增快，消耗大而进食少，体质虚弱，应卧床休息，减少活动。在退热过程中往往大量出汗，应加强皮肤护理，及时擦干汗液并更衣以防感冒。

（6）高热患者体温骤降时，常伴有大量出汗，造成体液大量丢失，年老体弱及心血管患者极易出现血压下降、脉搏细速、四肢冰冷等虚脱或休克表现，应密切观察。一旦出现上述情况，应立即配合医生及时处理，退热剂量不适合，可出现类似情况，应慎用。

2. 贫血症状的观察与护理

（1）观察患者的面色、睑结膜、口唇、甲床苍白程度，注意有无头昏眼花、耳鸣、困倦等中枢缺氧症状，注意有无心悸气促、心前区疼痛等贫血性心脏病的症状。贫血伴心悸气促时应给予吸氧。

（2）给予富于营养和高热量、高蛋白、多维生素、含丰富无机盐的饮食，有助于恢复造血功能。缺铁性贫血可多吃动物的内脏，如心、肝、肾，以及牛肉、鸡蛋黄、大豆、菠菜、红枣、黑木耳等。

（3）贫血患者免疫能力降低，常发生感染，应防寒保暖，有充足的阳光照射。

（4）由于贫血而皮肤干燥，应定时用温水擦洗，保持皮肤清洁。

（5）必要时进行输血，输血时护理人员认真做好查对工作，严密观察输血反应，给重度贫血者输血时速度宜缓慢，以免诱发心力衰竭。

3. 皮肤表现的观察与护理

（1）保持皮肤清洁，每天用温水擦洗，尤其要保护破溃区域皮肤，避免一切刺激因素如日晒、冷热、各种消毒剂、肥皂、胶布等对皮肤的刺激，内衣选用吸水性强的柔软棉织品，宜宽大。

（2）患者应该忌搔抓，皮炎湿疹患者在瘙痒感非常强烈的时候，往往都会用手进行搔抓，这是一种不科学的做法，因为抓挠会不断对皮肤造成刺激，会越抓越痒，其结果会使皮损处皮肤更加增厚粗糙和苔癣化，抓破皮肤又会引发感染。

（3）湿疹患者也不要用热水烫，在患有湿疹的时候，不要频繁地洗澡，尤其不能使用热水来烫洗患处部位，因为热水容易引起皮肤毛细血管扩张，红肿加重，皮肤渗出液增多，湿疹也会因此而加重。皮炎湿疹患者最怕受到刺激，肥皂特别是碱性强的肥皂对皮肤也是一种化学刺激，会使皮肤病变加重。

【治疗时的护理】

霍奇金淋巴瘤与非霍奇金淋巴瘤都是以化疗为主，其次是放疗、造血干细胞移植或靶向治疗，常用的化疗方案有 ABVD、MOPP、COP、CHOP、CEOP 等。

1. 化疗时的护理

（1）密切观察患者的血象变化，遵医嘱正确使用升血象药物，做好预防感染的护理。

（2）房间每天行紫外线消毒，定时开窗通风，保持室内空气新鲜。

（3）限制探视人数及次数，预防交叉感染。

（4）血小板低下的患者应观察患者有无出血现象，减少活动，防止碰伤。

（5）观察药物毒副作用，注意观察患者尿量、血压、心率的变化。

2. 靶向治疗时的护理

靶向治疗的主要用药为利妥昔单抗，输注该药时应注意以下几点：

（1）保证护理操作的准确性，严格遵守操作规程，正确调好输液速度，以保证药物及时、准确、有效地输入患者体内。

（2）严密观察患者的过敏反应。在输注过程中，每 15 min 巡视 1 次，严格按输注要求控制输液速度，注意观察病情变化，发现异常及时处理。

（3）注意心血管和呼吸系统症状的监测。利妥昔单抗可引起心律失常、体位性低血压、呼吸困难等，多柔比星对心血管系统也有影响，因此使用利妥昔单抗和多柔比星时应持续心电监护，建立特护记录单，密切观察心率、呼吸、血压、血氧饱和度的变化，嘱患者卧床休息，用药结束后卧床休息 4 h。

第二十五节　多发性骨髓瘤化疗及护理

【概述】

多发性骨髓瘤（multiple myeloma，MM）是单克隆浆细胞恶性增殖性疾病，又称浆细胞骨髓瘤，是浆细胞肿瘤中最常见的疾病。骨髓瘤细胞在骨髓内恶性增殖，浸润骨骼及软组织，并分泌大量单克隆蛋白（monoclonal protein，M 蛋白）或其多肽链亚单位，正常免疫球蛋白减少，从而引起多发性骨骼破坏、病理性骨折、骨痛、贫血、出血、高钙血症、肾功能损害、感染及高黏滞综合征等临床表现。

【临床表现】

MM 的各种临床表现均与浆细胞在骨髓内异常增殖和血中 M 蛋白增多有关。

1. 骨痛和病理性骨折

骨髓瘤细胞与骨髓基质细胞（BMSC）分泌的破骨细胞激活因子（OAF）能激活破骨细胞，导致骨质疏松和溶骨性破坏。溶骨损害最常发生于颅骨、锁骨、骨盆及肱骨和股骨的上段，常引起病理性骨折。由于是单纯性溶骨损害，呈典型的凿孔状边缘，脊柱骨质疏松导致椎体塌陷。下段胸椎和上段腰椎多个椎体压缩性骨折，常使身高萎缩数厘米。溶骨性损害、骨质疏松和病理性骨折是引起骨痛的主要原因。骨痛是骨髓瘤患者早期最常见症状，约见于 70% 患者。疼痛多发生于腰骶部和胸背部，特点是活动后疼痛加剧，夜间减轻或消失，此可区别于肿瘤骨转移性骨痛。当骨髓瘤细胞浸润到骨皮质及骨膜下时，可引起局部大小不一的肿块，多见于肋骨、锁骨、胸骨和颅骨等处。

2. 高钙血症

高钙血症约见于 25% 患者。骨质吸收增加是引起高钙血症的主要原因。肾衰竭、脱水及由于骨痛致患者活动减少，也是高钙血症常见的病因。表现为食欲减退、恶心、呕吐、便秘、乏力、意识模糊和昏睡等。

3. 神经症状

由于脊椎破坏压缩，或浆细胞压迫脊髓和神经根，引起瘫痪和根性神经痛，约见于 10% 患者。颅底浆细胞瘤的压迫可引起脑神经麻痹，淀粉样物质沉积引起多发性周围神经病变，但较少见。

4. 贫血与出血倾向

在诊断时大约 2/3 患者有贫血，并随病情进展而加重，后期见于所有患者。贫血主要是由于骨髓瘤细胞对骨髓浸润使红细胞生成减少。此外，肾衰竭、血浆容量增加、红细胞寿命缩短及随后的化疗等使贫血加重。出血与血小板减少，M蛋白引起血小板功能缺陷，M蛋白影响凝血因子活性与高蛋白及淀粉样物质对血管壁的损害等因素有关，表现为皮肤黏膜瘀点、渗血，晚期可有内脏出血。

5. 肾功能损害

诊断时约30%患者有肾损害，病程中约50%患者有肾功能不全，表现为蛋白尿、管型尿及血肌酐、尿素氮升高。肾衰竭是MM患者死亡的主要原因之一。肾功能损害主要原因是游离轻链沉积在肾小管，导致肾小管阻塞和扩张，终致肾单位萎缩，又称骨髓瘤肾病。其次是高钙血症，钙在肾内沉积引起多尿终致少尿。其他包括高尿酸血症、高黏滞综合征、肾淀粉样变、反复肾盂肾炎发作等。脱水、静脉肾盂造影等可诱发急性肾衰竭。

6. 感染

感染是引起患者死亡的另一主要原因。最常见致病菌是肺炎链球菌、流感嗜血杆菌、葡萄球菌和革兰氏阴性菌，表现为肺炎、尿路感染，甚至败血症。病毒感染以带状疱疹多见。易感因素包括正常免疫球蛋白减少、中性粒细胞减少，以及皮质激素治疗对机体免疫功能的抑制。

7. 高黏滞综合征

当 IgM > 30 g/L 或 IgG > 50 g/L、IgA > 40 g/L 时，可引起全血黏度增加，影响脑、眼、肾和指（趾）的有效血循环，引起口、鼻出血，视物模糊及意识障碍等。血容量增加和外周循环障碍可引起心力衰竭。

8. 其他

MM 伴发淀粉样变使免疫球蛋白轻链沉积在舌、心脏、胃肠道、皮肤及外周神经等引起器官衰竭。如果免疫球蛋白为冷球蛋白，则表现为冷性荨麻疹、手足发绀和雷诺现象。

【主要检查】

由于本病患者早期可无骨痛、贫血或血常规、尿常规改变，诊断主要依据以下三方面实验室检查。

（1）骨髓：出现一定比例的异常浆细胞（骨髓瘤细胞主要为原始浆细胞或幼稚浆细胞），或组织活检证实为骨髓瘤细胞（骨髓穿刺检查）。

（2）血清中出现大量单克隆免疫球蛋白（单克隆免疫球蛋白可在血清

蛋白电泳的 γ 区或 β 区或 α2 区出现一条明显电泳带，又称 M 蛋白），或尿单克隆免疫球蛋白轻链（即尿本周氏蛋白）。

（3）无其他原因的溶骨性病变或广泛骨质疏松。

【病理】

多发性骨髓瘤是浆细胞异常增生的恶性肿瘤，是一种进行性的肿瘤性疾病，其特征为：骨髓浆细胞瘤和一株完整的单克隆免疫球蛋白（IgG、IgA、IgD 或 IgE）或 Bence Jones 蛋白质过度增生。通过血清和尿免疫固定电泳检查，根据 M 蛋白性质将 MM 分为 IgG 型、IgA 型、IgD 型、轻链病、非分泌型及其他类型。

【治疗方法】

MM 如果未经治疗，从诊断起中位生存期小于 6 个月，主要治疗方法有化疗、靶向治疗、造血干细胞移植、放疗、免疫治疗。随着靶向治疗药物的研发及造血细胞移植术的发展，MM 的治疗反应率超过 80%，将生存期提高到 6～7 年。

无症状稳定期骨髓瘤无须治疗，定期随访即可；血或尿中 M 蛋白进行性升高或出现临床症状者，必须治疗。年龄小于 70 岁的患者，若条件允许尽量进行造血干细胞移植。对于大多数治疗有效的骨髓瘤患者，M 蛋白等主要指标在一定时间内趋于稳定，进入平台期，可给予免疫治疗、动态观察等。

1. 初发患者的治疗

初始患者可选化疗方案有 MP、MD、VAD、MPT、TD，以及强烈多药联合化疗 M2 方案，即 VBMCP 方案。对将来考虑做自身造血干细胞移植的患者避免使用烷化剂，因其可造成长久干细胞损伤，影响以后造血干细胞采集，可选择 VAD 或 TD 方案，或在烷化剂应用前先采集造血干细胞备用。

2. MM 的维持治疗

MM 是一种不可治愈的疾病，达完全缓解者最终不可避免地进展与复发。通过分子学认识到，传统形态学的完全缓解患者体内残留 10^{10} 肿瘤细胞，以及微小残留病变，被认为是日后复发根源，为维持治疗提供依据，常用药物有 α－干扰素、类固醇激素、沙利度胺等。

3. 复发难治性 MM 的治疗

①原方案再次治疗：如初始 MP 方案治疗有效，平台期大于 6 个月后复发，可再次使用 MP 治疗；如初始 VAD 方案与大剂量化疗加自身干细胞移植获得疗效，1 年后复发仍可选择 VAD 再诱导及随后的大剂量美法仑加第 2 次自身干细胞移植。②VAD 方案：用于烷化剂治疗后难治患者。③大剂量美法仑。④沙利度胺。⑤硼替佐米。

4. 靶向治疗

靶向治疗药物有沙利度胺、雷利度胺及硼替佐米等。

5. 造血干细胞移植

造血干细胞移植可分为自身造血干细胞移植及异基因造血干细胞移植两种方式。

6. 放疗

放疗是骨孤立性浆细胞瘤和髓外浆细胞瘤的首选治疗，可达治愈目的。

【化疗方案】

1. MP 方案：美法仑 + 泼尼松

美法仑（苯丙酸氮芥）8 mg/m^2，口服，第 1~4 天。

强的松 60 mg/m^2，口服，第 1~4 天。

4 周重复 1 次。

2. VAD 方案：长春新碱 + 阿霉素 + 地塞米松

长春新碱 0.4 mg/d，静脉滴注，第 1~4 天。

阿霉素 9 $mg/(m^2 \cdot d)$，静脉滴注，第 1~4 天。

地塞米松 40 mg/d，口服，第 1~4 天，第 9~12 天，第 17~20 天。

3. M2 方案：长春新碱 + 卡莫司汀 + 美法仑 + 环磷酰胺 + 泼尼松

环磷酰胺 400 mg/m^2，静脉滴注（长春新碱用后 6 h），第 1 天。

卡莫司汀 20 mg/m^2，静脉滴注，第 1 天。

美法仑 8 mg/m^2，第 1~4 天。

长春新碱 1.4 mg/m^2，静脉滴注，第 1 天。

泼尼松 40 mg/m^2，口服，第 1~7 天。

20 mg/m^2，口服，第 8~14 天。

35 d 为 1 个周期。

【症状的观察与护理】

多发性骨髓瘤是正常免疫球蛋白减少，从而引起多发性骨骼破坏、病理性骨折、骨痛、贫血、高钙血症、肾功能损害、感染及高黏滞血症等临床表现。

1. 骨痛的观察与护理

骨痛是本病的主要症状之一。疼痛程度轻重不一，早期常是轻度的、暂时的，随着病程进展可以变为持续而严重的。疼痛或突然加剧，常提示发生了病理性骨折。

（1）认真评估观察患者疼痛的部位、性质、持续时间及伴随的其他症状，保持情绪稳定，焦虑的情绪易引起疼痛加重。转移注意力，可看些小说、漫画等分散注意力。

（2）评估有病理性骨折风险的患者，嘱患者卧床休息，预防跌倒及坠床，家属24 h留陪，加床挡，做好防范措施。告知患者及其家属风险因素。

（3）取舒适的体位。患侧卧位及半卧位，可减轻疼痛。

（4）正确使用止痛药。严格按WHO推荐的三阶梯止痛法的原则，从非麻醉性止痛药开始，无效时逐步升级到强麻醉性止痛药。护士切记按时给药而不是按需给药，不要等到疼痛加重后才开始使用。特殊情况下可灵活掌握，临时增加止痛药。

2. 出血及贫血的观察与护理

贫血程度不一，一般病程早期较轻、晚期较重，血红蛋白可降到 < 50 g/L。造成贫血的主要原因是骨髓中瘤细胞恶性增生、浸润，排挤了造血组织，影响了造血功能。此外，肾功能不全、反复感染、营养不良等因素也会造成或加重贫血。出血程度一般不严重，多表现为黏膜渗血和皮肤紫癜，常见部位为鼻腔、牙龈、皮肤，晚期可能发生内脏出血及颅内出血。

（1）注意患者的休息，患者的活动强度应取决于贫血发生的速度及贫血严重的程度。

（2）给予患者富于营养和高热量、高蛋白、多维生素、含丰富无机盐的饮食，以助于恢复造血功能。缺铁性贫血可多吃动物的内脏，如心、肝、肾，以及牛肉、鸡蛋黄、大豆、菠菜、红枣、黑木耳等。

（3）有出血倾向的患者，观察贫血症状如面色、睑结膜、口唇、甲床苍白程度，注意有无头昏眼花、耳鸣、困倦等中枢缺氧症状，注意有无心悸气促、心前区疼痛等贫血性心脏病的症状。贫血伴心悸气促时应给予吸氧。

（4）必要时进行输血，输血时护理人员应认真做好查对工作，严密观察输血反应，给重度贫血者输血时速度宜缓慢，以免诱发心力衰竭。

（5）观察患者皮肤黏膜有无损伤，有无内脏或颅内出血的症状和体征，如呕血、黑便、血尿、头痛等表现。观察出血时间、性质和出血量。

3. 感染的观察与护理

本病患者易发生反复感染，尤以肺炎球菌性肺炎多见，其次是泌尿系统感染和败血症。此外，T 细胞和 B 细胞数量及功能异常，以及化疗药物和肾上腺皮质激素的应用，也增加了发生感染的机会。

（1）发热：卧床休息，减少机体消耗。室温维持在 20～24 ℃以利散热。指导患者摄入足够的水分，每天至少 2 000 mL，防止因出汗较多而导致脱水及血压降低。降温阶段患者出汗较多，应及时擦干皮肤，更换衣物，保持皮肤、床单清洁、干燥。

（2）感染患者，实行保护性隔离，如无条件时，可保证室内空气清新，每日定时进行地面消毒，谢绝探视，预防交叉感染。

（3）进行各项操作时，应严格注意无菌操作，戴口罩、帽子。

（4）注意个人卫生，避免去人多拥挤的公共场所，注意保暖，不用牙签剔牙，不用手挖鼻孔，避免外伤。定期复查血常规、外周血象、骨髓象，出现骨痛、发热、出血等要及时报告医生。

【治疗时的护理】

多发性骨髓瘤不治疗的生存期小于 6 个月，主要的治疗方法有化疗、靶向治疗、造血干细胞移植、放疗、免疫治疗。这里主要讲一下化疗及放疗时的护理。

1. 化疗时的护理

初发患者的治疗方案有 MP、MD、VAD、TD，以及多药联合化疗 M2 方案，即 VBMCP 方案。

（1）神经系统毒性，主要引起外周神经症状，如手指、神经毒性等，与累积量有关；足趾麻木、腱反射迟钝或消失，外周神经炎。腹痛、便秘，麻痹性肠梗阻偶见。运动神经、感觉神经和脑神经也可受到破坏，并产生相应症状。

（2）化疗药物有局部组织刺激作用，药液不能外漏，否则可引起局部坏死。选择中心静脉给药，预防化疗药物外渗。

（3）注意监测患者血压的变化。

（4）加强心理护理。由于该病终身不可治愈，给患者造成极大的恐惧感，加上不知化疗是否能达到预期的效果，患者往往多伴有悲观、消极、恐惧心理，所以我们应以真诚的语言，与患者交谈，因势利导，消除其不利的心理因素，合理解释患者及其家属提出的问题；与患者及其家属共同制定出统一的交流方式，对有文化者准备纸、笔以利于交流，使患者保持良好的、稳定的、最佳的心理状态，主动配合治疗及护理，争取早日康复。

（5）饮食营养均衡，适宜进高蛋白、低脂肪、低糖、高维生素无刺激性饮食，除各种肉、鱼、蛋、奶外，应多吃新鲜蔬菜、水果。戒烟禁酒，少量多餐。

2. 放疗时的护理

浆细胞瘤对放疗很敏感，但由于病变大多为全身性，故限制了放疗的作用。对于骨的孤立性浆细胞瘤和髓外浆细胞瘤，放疗是首选的治疗方法。

（1）放疗会出现头晕、乏力、胃纳减退、恶心、呕吐等反应。

（2）放射野皮肤会逐渐出现红、痒、脱皮反应，严重者可出现水疱、溃烂，一般出现在放疗第4周前后，这些症状经适当处理会在放疗后2~4周逐渐消失。经常穿棉质衣服，天气许可建议穿低领衣服，敞开放射部位，减少皮肤受到的摩擦，不宜穿高领衣服。

（3）放射野皮肤要保持清洁，避免刺激。不宜用肥皂、粗毛巾、热水清洗，不能涂驱风油、碘酒、红汞等含金属铅药膏或护肤霜、化妆品等。放射野皮肤需要清洁时用温水轻轻擦干净即可。

（4）避免皮肤受到冷或热的刺激，禁止热敷。治疗期间和放疗后半年，避免让阳光直接照射皮肤。

（5）放射性皮炎会有瘙痒，不能抓挠，否则会导致皮肤溃疡、破损、感染，可用手轻轻拍拍，分散注意力，可咨询医生使用药物止痒。放疗开始需剪指甲，有指甲者夜间入睡容易抓破放射野皮肤，造成感染。

第二十六节 骨肉瘤化疗及护理

【概述】

骨肉瘤又称成骨肉瘤，是最常见的恶性成骨性肿瘤之一，发病年龄多在15~25岁。男性多于女性。好发部位是长管状骨的干骺端，股骨远端和胫骨近端最多见，其次是肱骨和腓骨近端，其他部位如股骨上端、脊椎、髂骨等骨组织均可发生。该瘤恶性程度甚高，预后极差，特点是肺部转移早，在临床做出骨肉瘤诊断时，其中大部分已经发生肺的微小转移，这可能是既往骨肉瘤单纯截肢术后患者的5年生存率低至5%~20%的原因之一。

骨肉瘤是高度转移倾向的恶性肿瘤，起源于未分化的骨纤维组织，以能产生骨样组织的梭形基质细胞为特征。虽然肿瘤中可见纤维或软骨组织，但只要见到肉瘤基质细胞直接产生的骨样组织，就可以确定肿瘤的性质为骨肉瘤。

【临床表现】

起病初期常无典型症状，仅有围绕关节的疼痛，中等程度并间歇性发作，活动后加剧。由于患者多为青少年且经常参加体育活动，因此疼痛常被归为创伤或风湿类疾病治疗，而忽视影像学检查。起病数周后疼痛症状可加剧，触痛明显，局部可出现肿胀，并持续发作。由于肿瘤供血丰富，局部可有皮温增高，当病变累及骨骺时，可有关节腔渗液和相邻关节功能障碍，出现软组织红、肿及浅表静脉怒张现象。少数患者的疼痛部位可出现骨溶解，进展迅速者可出现淋巴结炎，主要因炎性物质吸收所致，而不常是肿瘤转移所致。通常在就诊时一般情况尚良好，如果出现体重下降和贫血等现象，常提示肿瘤转移或是肺转移。

【主要检查】

1. 放射性同位素骨扫描成像

全身核素骨扫描可以明确骨肉瘤的原发部位，还可以判定骨与骨骼外转移的部位，方法简便，定位明确，临床诊断时应用较多。

2. 血管造影

血管造影可以提供骨肉瘤的边界和骨肉瘤周围血管的受压情况，以及肿瘤组织的供血情况。为术前行介入血管栓塞治疗提供依据。

3. CT 检查

通过三维重建影像，可以确定骨肉瘤髓内及软组织侵犯的范围。CT 还有助于明确骨肉瘤的"跳跃性转移"的诊断。质量好的 CT 图像有助于医生术前设计治疗方案，尤其在保肢术方案的设计中更为有用。

4. 核磁共振（MRI）

MRI 与 CT 检查互为补充，对骨肉瘤在髓内，以及周围软组织中的侵犯范围所显示的图像更清晰。

5. 病理学检查

病理学检查对骨肉瘤的分型和临床诊断有重要意义。

（1）大体病理：不同的骨肉瘤病理表现可有很大差异。一般致密的肿瘤组织倾向于白色或玫瑰色，由于新生骨样组织的出现，可使肿瘤质地较为坚硬，肉眼直视下常可见到，起源于肿瘤骨的小梁骨结构呈现带状、束状和厚密的网状，肿瘤常可穿透骨皮质，有时肿瘤组织可被骨膜包容，或者骨膜被侵犯，同时肿瘤可浸润肌肉，肿瘤的最外层质地较软。肿块内常见出血、干燥坏死区和囊腔。有时可见到肿瘤在髓腔内扩展，上方似为放射影像的边界，这种扩散范围很少大于 2 cm，跳跃性转移灶并不常见。肿瘤一般不穿破生长软骨，在较大的侵袭性和进展型肿瘤中，可出现软骨破坏和肿瘤侵犯骨骺的现象。

（2）组织病理：肿瘤由产生类骨质、骨质的肉瘤组织细胞组成。肿瘤细胞呈多样化，越接近肿瘤的周围区骨化越少，而中心区域内骨化则较多。周边区域细胞特征非常明显，为高度恶性的大细胞，其中大的巨型细胞可见多形性、不典型、过度着色和核畸形等，有丝分裂常见。在中心区肉瘤组织中见骨样组织或骨质沉淀，这些物质的形态结构相当反常，可与正常骨组织区别。成骨显著的区域肿瘤细胞散在，数量显著下降，核变小，伴有浓密的染色质，有色分裂可消失，并可出现细胞坏死。新生骨结构紊乱，瘤骨在髓腔内扩散，宿主小梁骨或存留组织均被变异骨组织包藏。肿瘤内成骨越多的区域血管越少，相反成骨稀疏或中等量区的血管非常丰富，这些血管呈窦样肿胀或成为无壁层连续腔隙，在有些区域则直接以肉瘤细胞为血管壁。肉瘤组织中，常可以见到单个或多个形态奇特的巨型细胞。

（3）组化和生物力学研究显示：骨肉瘤细胞含有大量的 ALP，电镜显示肿瘤细胞可产生原纤维和类骨组织。病理诊断的关键有赖于肿瘤细胞产生的嗜酸性透明骨样组织的存在。

【治疗方法】

主要治疗手段有手术治疗、化疗、放疗、免疫和基因治疗。骨肉瘤的现代治疗应根据肿瘤的部位、分期及恶性程度，采用外科手术、放疗和化疗为主的多学科综合治疗。当前，大多数骨肉瘤采用术前、术后全身化疗和保留肢体手术。对于抗肿瘤药物，有高剂量甲氨蝶呤加亚叶酸钙解救治疗，顺铂、阿霉素、异环磷酰胺等，这些药物可以交替或联合使用。放疗在骨肉瘤治疗中争议颇多，不作为其常规治疗手段。

【化疗方案】

1. HDMTX

甲氨蝶呤 $8 \sim 12 \ g/m^2$，静脉滴注，第 1 天。

甲酰四氢叶酸钙 $10 \sim 15 \ mg$，每 6 h 一次，口服。

2. ADM + DDP

多柔比星 $25 \ mg/m^2$，静脉推注，第 $1 \sim 3$ 天。

顺铂 $100 \ mg/m^2$，静脉滴注，第 1 天。

21 d 重复 1 次。

3. IFO + VP – 16

依托泊苷 $100 \ mg/m^2$，静脉滴注，第 1 天。

异环磷酰胺 $3\ 500 \ mg/m^2$，静脉滴注，第 $1 \sim 5$ 天。

21 d 重复 1 次。

4. GEM + TXT

吉西他滨 $675 \ mg/m^2$，静脉滴注，第 1、8 天。

多西他赛 $75 \sim 100 \ mg/m^2$，静脉滴注，第 8 天。

21 d 重复 1 次。

【症状的观察与护理】

骨肉瘤是高度转移倾向的恶性肿瘤，病因不完全明确，主要的临床症状有疼痛、肿块、肿胀、功能障碍和压迫症状、病理性骨折等。

1. 骨痛的观察与护理

骨痛是本病的主要症状之一。疼痛程度轻重不一，早期常是轻度的、暂时的，随着病程进展可以变为持续而严重尤其是夜间疼痛加重。疼痛或突然加剧，常提示发生了病理性骨折。

（1）认真评估观察患者疼痛的部位、性质、持续时间及伴随的其他症状，保持情绪稳定，焦虑的情绪易引起疼痛加重。转移注意力，可看些小说、漫画等分散注意力。

（2）评估有病理性骨折风险的患者，嘱患者卧床休息，预防跌倒及坠床，家属 24 h 留陪，加床挡，做好防范措施。告知患者及其家属风险因素。

（3）取舒适的体位。患侧卧位及半卧位，可减轻疼痛。

（4）正确使用止痛药，严格按 WHO 推荐的三阶梯止痛法原则从非麻醉性止痛药开始，无效时逐步升级到强麻醉性止痛药。护士切记按时给药而不是按需给药，不要等到疼痛加重后才开始使用，特殊情况下可灵活掌握，临时增加止痛药。

2. 功能障碍与压迫症状的观察与护理

（1）功能锻炼：根据骨肉瘤患者情况制订健康锻炼计划，指导患者按照计划锻炼，要循序渐进，避免发生病理性骨折。

（2）骨肉瘤压迫膀胱或膀胱受侵时出现尿频、尿急或尿潴留；侵犯直肠时可发生腹泻、大便困难和大便带血；压迫下腔静脉时，发生下肢静脉充盈怒张，引起下肢水肿等症状。要观察患者尿液的颜色、性状、量及有无膀胱刺激征、排尿困难、尿潴留和转移症状，如有不适，报告医生，遵医嘱给予对症处理如留置导尿、尿常规检查等。下肢水肿患者评估患者水肿的部位、范围、程度和发展速度，与患者饮食、活动及体位的关系，轻度水肿的患者限制活动，严重水肿的患者取适宜体位卧床休息。观察皮肤完整性，做好压疮的预防措施。

（3）大多数骨肉瘤患者在未确诊前每天都担负极大的思想负担，并紧张、焦虑伴随着侥幸心理，一旦确诊后，处于恐惧、焦虑、失眠、绝望甚至想轻生的状态。因此我们的护理团队应本着以人为本、治病救人的宗旨，用阳光的笑容去服务、去关心他们的生活，用通俗易懂的话语去讲解疾病治疗的过程。和患者家属进行充分的沟通，使患者及其家属建立自信，充分认识疾病的可治性，讲解成功案例来增加患者信心，避免由于沟通不足而产生矛盾。

（4）预防病理性骨折：骨肉瘤患者应睡硬板床，指导患者走路时需谨慎，防止摔倒或被撞到，对于负重部位的骨肿瘤，在未骨化前，只能部分负重或应用支架保护。

【治疗时的护理】

良性的骨肉瘤主要采用手术治疗，恶性肿瘤趋向综合治疗，根据不同类型的肿瘤，选择手术治疗、化疗和放疗。这里主要讲一下化疗时的护理措施。

（1）行甲氨蝶呤化疗时，要注意肾毒性及口腔、消化道黏膜反应，严格遵医嘱做好水化、碱化、利尿和亚叶酸钙的解救工作，定期检测血药浓度、观察尿量，保证每日饮水使尿量在 3 000 mL 以上，监测 pH 值。

（2）多柔比星对心脏毒性较大，用药前后应行常规心电图检查，用药时使用心电监护。该药还可引起脱发，指导患者化疗前理短发，并做好心理护理。

（3）使用异环磷酰胺化疗时，可引起出血性膀胱炎等泌尿系统症状，还可能出现神经毒性，观察患者有无出现错觉、嗜睡、兴奋现象，加强护理，如有异常及时报告医生。

（4）饮食营养均衡，适宜进高蛋白、低脂肪、低糖、高维生素无刺激性饮食，除各种肉、鱼、蛋、奶外，应多吃新鲜蔬菜、水果。戒烟禁酒，少量多餐。

（5）骨髓抑制：早期可表现为白细胞尤其是总细胞减少，严重时血小板、红细胞、血红蛋白均可减少，同时患者还可有疲乏无力、抵抗力下降、易感染、发热、出血等表现，保持患者休息室通风、整洁，保持室内相对湿度 50% ~ 60%，必要时每日房间消毒，遵医嘱给予升白药物治疗。

（6）观察患者用药后的反应，如恶心、呕吐、腹痛、腹泻、血尿、便血、发热等情况。化疗期间注意观察患者生命体征，注意观察尿量，鼓励患者多饮水，24 h 尿量应大于 3 000 mL。

第二十七节 软组织肉瘤化疗及护理

【概述】

软组织肉瘤（soft tissue sarcoma）是发生在结缔组织的恶性肿瘤，包括皮下组织、肌肉、肌腱、血管、结缔组织间隙及空腔器官支柱基质等。但发生在骨骼、网状内皮系统、神经胶质等部位除外。软组织肉瘤的细胞起源为原始间叶干细胞，位于非节段性中胚层，故可生长在身体不同部位。软组织肉瘤的临床表现是肿块，但肿块本身没有功能，故只有肿块增大压迫周围组织时才产生症状。

软组织肉瘤发病率约 3/10 万，无性别倾向，一般中、老年人发病率较高，病因很少知道。不过可以肯定的是，有极少数的软组织良性肿瘤，可以发展成为肉瘤（肉瘤的名称在肿瘤中就是恶性肿瘤），放射线引起的肿瘤中，肉瘤最多见。软组织肉瘤虽少见，但其恶性程度高，可发生于任何年龄、任何部位，而且早期症状易被误诊为关节炎。约有 50% 的患者因得不到及时诊断和规范治疗，被迫截肢。

软组织肉瘤可发生于任何部位，但约 75% 的病变位于四肢（最常见于大腿）。最常见的转移部位为肺。至少不低于 30% 的软组织肉瘤患者死于肿瘤本身，其中大多死于肺转移。

【临床表现】

1. 肿块

患者常以无痛性肿块就诊，可持续数月或 1 年以上，肿块大小不等，恶性肿瘤生长较快，体积较大。恶性肿瘤的直径多大于 5 cm，生长迅速，且位于深层组织的肿瘤边界多不清晰。

2. 疼痛

高分级肉瘤因生长较快，常伴有钝痛。如果肿瘤累及邻近神经则疼痛为首要症状。肉瘤出现疼痛常预后不佳。

3. 硬度

肿瘤中纤维、平滑肌成分较多者则质地较硬，而血管、淋巴管及脂肪成分较多者则质地较软。

4. 部位

纤维源性肿瘤多发于皮下组织；脂肪源性肿瘤多发于臀部、下肢及腹膜后；间皮瘤多发生于胸、腹腔；平滑肌源性肿瘤多发生于腹腔及躯干部；滑膜肉瘤则易发生于关节附近及筋膜等处。

5. 活动度

良性及低度恶性肿瘤，生长部位常表浅，活动度较大。生长部位较深或周围组织浸润的肿瘤，其活动度较小。腹膜后肿瘤因解剖关系多为固定型。

6. 温度

软组织肉瘤的血供丰富，新陈代谢旺盛，局部温度可高于周围正常组织。良性肿瘤局部温度正常。

7. 区域淋巴结

软组织肉瘤可沿淋巴道转移。滑膜肉瘤、横纹肌肉瘤常有区域淋巴结肿大，有时融合成团。

【主要检查】

X 线摄片检查、超声显像检查、CT 检查、MRI 检查。

1. 活检

钳取活检：软组织肿瘤已破溃，细胞学涂片又不能确诊时，可做钳取活检。

切取活检：多在手术中采取此法。如较大的肢体肿瘤，需截肢时，在截肢前做切取活检，以便得到确切的病理诊断。肿瘤位于胸、腹或腹膜后时，不能彻底切除，可做切取活检，确诊后采用放疗或化疗。

切除活检：适用体积较小的软组织肿瘤，可连同肿瘤周围部分正常组织整块切除送病理检查。

2. 细胞学检查及免疫组化

细胞学检查是一种简单、快速、准确的病理学检查方法。最适用于以下几种情况：①已破溃的软组织肿瘤，用涂片或刮片的采集方法取得细胞，镜检确诊。②软组织肉瘤引起的胸腹水，必须用刚取到的新鲜标本，立即离心沉淀浓集，然后涂片。③穿刺涂片检查适用于瘤体较大、较深而又拟做放疗或化疗的肿瘤，也适用于转移病灶及复发病灶。

【病理】

软组织肉瘤来源于脂肪、筋膜、肌肉、纤维、淋巴及血管。每种都有不同的组织学、生物学特性和不一样的局部浸润、血行和淋巴转移倾向。肺转移是较常见行为，按身体不同部位发病的概率从大到小排列：躯干、下肢、头颈、上肢，后腹膜也常出现脂肪和纤维肉瘤。

2008 年 WHO 将软组织肿瘤分类：脂肪细胞性肿瘤；纤维母细胞性/肌纤维母细胞性肿瘤；纤维组织细胞性肿瘤；骨骼肌肿瘤（胚胎横纹肌肉瘤、腺泡状横纹肌肉瘤、多形性横纹肌肉瘤）；脉管肿瘤；软骨性－骨性肿瘤；分化不确定的肿瘤（滑膜肉瘤/上皮肉瘤/腺泡状软组织肉瘤）。

【治疗方法】

主要治疗手段有手术治疗、放疗、化疗及热疗等。横纹肌肉瘤对化疗、放疗相对敏感，因此横纹肌肉瘤采用以化疗、放疗为主的综合治疗，必要时行外科治疗。其他软组织肉瘤一般对化疗和放疗不敏感。因此，治疗以单纯外科治疗，手术加放疗加或不加化疗。

【化疗方案】

1. ADM 单药

多柔比星 75 mg/m^2，静脉滴注，第 1 天。

3 周重复 1 次。

2. IFO + ADM

多柔比星 50 ~ 75 mg/m^2，静脉滴注，第 1 天。

异环磷酰胺 5 000 mg/m^2，静脉滴注，第 1 天。

3 周重复 1 次。

3. MAID 方案

异环磷酰胺 2 000 ~ 2 500 mg/（m^2·d），静脉滴注，第 1~3 天。

达卡巴嗪 250 mg/（m^2·d），静脉滴注，第 1~4 天。

多柔比星 15 mg/（m^2·d），静脉慢推，第 1~4 天。

3 周重复 1 次。

4. GEM + TXT

吉西他滨 675 或 900 mg/m^2，静脉滴注，第 1、8 天。

多西他赛 75 或 100 mg/m^2，静脉滴注，第 8 天。

21 d 重复 1 次。

【症状的观察与护理】

软组织肉瘤常见的两大症状是肿块和疼痛。

1. 肿块的观察与护理

超过半数患者以肿块作为首发症状就诊。表浅肿瘤极易发现，而深部难以发现。在一些少数情况下肿块会有红、肿、热、痛的典型局部炎性包块，继之出现溃烂、出血、感染。

（1）肿块溃烂，遵医嘱给予清创换药，观察局部皮肤的颜色、温度及溃烂的面积，做好记录，查看评估患侧肢体功能。

（2）有出血的症状及时报告医生，给予处理。对于较大肿块的出血准备好止血药物及抢救药品，做好应急准备。

（3）感染的患者遵医嘱应用抗生素对症支持治疗，监测体温的变化。实行保护性隔离，如无条件时，可保证室内空气清新，每日定时地面消毒，谢绝探视，预防交叉感染。

（4）执行各项操作时，应严格注意无菌操作，戴口罩、帽子。

（5）注意个人卫生，避免去人多拥挤的公共场所，注意保暖。

2. 疼痛的观察与护理

肿块多为无痛性，当肿瘤浸润周围神经组织、骨骼时可产生疼痛，肿块破溃合并感染时也多伴有疼痛，疼痛的强度和肿瘤的部位、大小有关。

（1）认真评估观察患者疼痛的部位、性质、持续时间及伴随的其他症状，保持情绪稳定，焦虑的情绪易引起疼痛加重。转移注意力，可看些小说、漫画等分散注意力。

（2）评估有病理性骨折风险的患者，嘱患者卧床休息，预防跌倒及坠床，家属 24 h 留陪，加床挡，做好防范措施。告知患者及其家属风险因素。

（3）取舒适的体位。患侧卧位及半卧位，可减轻疼痛。

（4）正确使用止痛药，严格按 WHO 推荐的三阶梯止痛法的原则，从非麻醉性止痛药开始，无效时逐步升级到强麻醉性止痛药。护士切记按时给药而不是按需给药，不要等到疼痛加重后才开始使用，特殊情况下可灵活掌握，临时增加止痛药。

【治疗时的护理】

1. 化疗时的护理

软组织肉瘤的化疗同骨肉瘤，分为术前化疗、术后化疗、动脉内化疗。

（1）行甲氨蝶呤化疗时，要注意肾毒性及口腔、消化道黏膜反应，严格遵医嘱做好水化、碱化、利尿和亚叶酸钙的解救工作，定期检测血药浓度、观察尿量，保证每日饮水使尿量在 3 000 mL 以上，监测 pH。

（2）多柔比星对心脏毒性较大，用药前后应行常规心电图检查，用药时使用心电监护。该药还可引起脱发，指导患者化疗前理短发，并做好心理护理。

（3）使用异环磷酰胺化疗时，可引起出血性膀胱炎等泌尿系统症状，还可能出现神经毒性，观察患者有无出现错觉、嗜睡、兴奋现象，加强护理，如有异常及时报告医生。

（4）饮食营养均衡，适宜进高蛋白、低脂肪、低糖、高维生素无刺激性饮食，除各种肉、鱼、蛋、奶外，应多吃新鲜蔬菜、水果。戒烟禁酒，少量多餐。

（5）骨髓抑制：早期可表现为白细胞尤其是总细胞减少，严重时血小板、红细胞、血红蛋白均可减少，同时患者还可有疲乏无力、抵抗力下降、易感染、发热、出血等表现，保持患者休息室通风、整洁，保持室内相对湿度50%～60%，必要时每日进行房间消毒，遵医嘱给予升白药物治疗。

（6）观察患者用药后的反应，如恶心、呕吐、腹痛、腹泻、血尿、便血、发热等情况。化疗期间注意观察患者生命体征，注意观察尿量，鼓励患者多饮水，24 h 尿量应大于 3 000 mL。

2. 放疗时的护理

软组织肉瘤放疗常用的方法包括术后外部远距离放疗、辅助近距离放疗、术前放疗等。

（1）放疗时选择舒适的体位，尽量保持功能体位，妥善处理好伤口，促进愈合，如有感染者应控制好后再行放疗。

（2）放射野皮肤会逐渐出现红、痒、脱皮反应，严重者可出现水疱、溃烂，一般出现在放疗第 4 周前后，这些症状经适当处理会在放疗后 2 ~ 4 周逐渐消失。经常穿棉质衣服，天气许可建议穿低领衣服，敞开放射部位，减少皮肤受到的摩擦，不宜穿高领衣服。

（3）放射野皮肤要保持清洁，避免刺激。不宜用肥皂、粗毛巾、热水清洗，不能涂驱风油、碘酒、红汞等含金属铅药膏或护肤霜、化妆品等。放射野皮肤需要清洁时用温水轻轻擦干净即可。

（4）避免皮肤受到冷或热的刺激，禁止热敷。治疗期间和放疗后半年，避免让阳光直接照射皮肤。

（5）放射性皮炎会有瘙痒，不能抓挠，否则会导致皮肤溃疡、破损、感染，可用手轻轻拍拍，分散注意力，可咨询医生使用药物止痒。放疗开始需剪指甲，有指甲者夜间入睡容易抓破放射野皮肤，造成感染。

第二十八节　皮肤癌化疗及护理

【概述】

非色素性皮肤癌主要包括基底细胞癌与鳞状细胞癌，这两种病约占皮肤恶性肿瘤的 90% 以上，男、女发病比例为 3:1，全球皮肤癌发病率各大洲差异甚大。澳大利亚年龄标化率为 555/10 万，0 ~ 70 岁发病率为 67%。得克萨斯州发病率为美国最高，占全部肿瘤的 35%，据报道，2000 年美国基底细胞癌发病率为 200/10 万，而鳞状细胞癌的发病约占基底细胞癌的 1/5，白种人发病率更高。近年来，皮肤癌发病率在我国呈逐年上升趋势，而且呈年轻化趋势。2001 年上海市人口中，男性皮肤癌发病率为 2.17/10 万，女性为 2.87/10 万。2008 年上海市男性皮肤癌发病率上升至 4.02/10 万。这与环境污染造成的地球臭氧层破坏，紫外线增加有关，也与近年来参加户外运动与旅游的人越来越多，特别是年轻人接受日光照射机会增多有关。

【临床表现】

基底细胞癌和鳞状细胞癌都具有恶性程度低、发展缓慢、容易发现及方便活检的特点，容易做到早期诊断、早期治疗，故预后良好。兹就其临床症状体征分述如下。

1. 基底细胞癌

一般分为 4 型，最常见的是结节溃疡型。

（1）结节溃疡型：初期是表皮出现蜡样小结节，小米粒至豌豆大小不等，一般表皮相当硬，表面上常有少数扩张的毛细血管，略高于皮肤表面，或仅似红斑而并不显隆起，或略呈结节状，表面的皮肤轻度向下凹陷。结节可逐渐扩大或新的损害在附近出现，相互融合，形成一个有蜡样光泽的盘形斑块，中央往往结成棕色、黄褐色或黯灰色痂，继而痂下发生溃疡，逐渐扩大，形成圆形、椭圆形或不整形溃疡，大小自指甲盖至铜钱大小不等，溃疡边缘坚实及卷起，往往呈半透明状并凹凸不平，周围皮肤无炎症，底部呈珍珠样或蜡样外观，有时损害表面完全为痂所覆盖。溃烂缓慢向四周及深部扩展，有如鼠咬状，形成基底细胞癌的一种典型临床形态，名为侵蚀性溃疡。溃疡可部分愈合而发生瘢痕，亦可扩展至皮下组织甚至软骨及骨骼。各种组织可被摧毁而呈深坑状。发生于面部，能破坏鼻、耳、眼眶及上颌窦等部位的软骨和骨组织，引起出血或颅内侵犯或毁形。基底细胞癌损害发展缓慢，一般极少发生区域淋巴结转移，也不远处转移。

（2）色素型：结节较平面浅，损害与结节溃疡型相同。由于含有较多色素，损害边缘除有珍珠色光泽外，还有点状或网状黯棕色或黑褐色的色素斑，中央部分亦可见有色素沉着，结痂后揭痂容易出血，痂下可呈黯棕色甚至炭黑色颗粒状，与恶性黑色素瘤类似，容易误诊。

（3）硬斑状或纤维化型：常见于头颈部，为坚硬淡黄色或黄白色斑块，略微隆起，边界不清，似硬斑病样，可长期保持完整，最后发生溃破。

（4）浅表型：皮损表浅，多发生于躯干，呈一片或数片浸润性红斑，表面脱屑或结痂，边缘或整个皮损稍隆起，至少一部分边缘呈细小珍珠样或线条样堤状。本型最后可纤维化。类似银屑病、湿疹或脂溢性皮炎。

2. 鳞状细胞癌

对于早期的鳞状细胞癌和基底细胞癌，临床表现上无明显区别。鳞状细胞癌多发生于长期不正常状态的皮肤，往往是由角化病、黏膜白斑病或其他癌前疾病转变而成。初起皮肤损害往往是一个干燥的如小米粒至黄豆大坚硬之丘疹或小结节，表面呈暗红色或有毛细血管扩张，粗糙不平，中央有紧密附着的角质物，不易剥离，用力剥离则易引起出血，剥离后将再长出角质性物质。以后中央可发生溃疡，溃破面不断增大，其发展较基底细胞癌为快。在较短时间内，形成一个乳白色颗粒或坏死组织的癌性溃疡。有时形成相当深度的溃穴，状似火山喷口，合并感染则有黏稠脓液，臭味异常，自觉疼痛，有的鳞状细胞癌向外发展，可与深部组织粘连，形成基底广阔的赘生物，外表像乳状或菜花样肿瘤。

本病发展较快，破坏性大，可伸入结缔组织、软骨、骨膜及骨骼，常可发生区域性淋巴结转移，晚期可发生内脏转移。尤其是黏膜的鳞状细胞癌往往容易转移。

【主要检查】

皮肤癌的常见检查有体格检查、血常规检查、免疫功能检查、病理学检查、X线检查、B超检查、CT检查、核素检查等。

【病理】

皮肤癌包括基底细胞癌、鳞状细胞癌、恶性黑色素瘤、恶性淋巴瘤、特发性出血性肉瘤（Kaposi肉瘤）、汗腺癌、隆突性皮肤纤维肉瘤、血管肉瘤等。

组织病理检查对皮肤癌诊断分型有确定意义，且易于操作，现对基底细胞癌和鳞状细胞癌的组织病理分述如下：

1. 基底细胞癌

真皮内有边界明显的瘤细胞群，胞核较正常稍大，呈卵形或长形，胞浆少，细胞间界线不清，细胞间无间桥，因此，像很多细胞核密布在一个共同浆液中，细胞核染色无显著差异。有时可见细胞多核、核深染或呈不规则星状核。瘤细胞群周围结缔组织增生，在最外层排列成栅状的栓状细胞，瘤组织周围常可见到许多幼稚纤维母细胞，以及成熟的纤维细胞混杂在一起。基底细胞癌间质含有黏蛋白，在制作切片时间质收缩，使间质与肿瘤团块边缘呈裂隙状分离，对本病诊断有一定意义。在组织病理学上，基底细胞癌可分为分化型与未分化型两大类。未分化型可表现为实性型、色素型、纤维化型或硬斑状、浅表型。实性型可见多少不一、形态不同的癌肿团块埋在真皮内；色素型瘤细胞间有较多黑色素；纤维化型或硬斑状型有显著的结缔组织增生，结缔组织成条束地包绕瘤细胞群；浅表型为表皮下有较多短小花蕾状瘤细胞团。对于分化型，可出现向毛发结构分化的角化型基底细胞癌，向皮脂腺分化的囊肿型基底细胞癌，向大汗腺分化的腺样基底细胞癌等。

2. 鳞状细胞癌

癌细胞成团块或条索增生侵入真皮内，其中有多少不等、正常的和不典型分化不全鳞状细胞及角化不良细胞。不典型的鳞状细胞愈多，恶性程度愈高，其表现为细胞大小不等，核分裂不典型，染色深，胞浆嗜碱性，无细胞间桥。分化程度较高者，则向角化方向发展为角化鳞状细胞，愈近中心时愈角化，中心可完全角化。根据肿瘤中不典型鳞状细胞所占比例，可将鳞状细胞癌分成四度。Ⅰ度鳞癌：瘤组织不超过汗腺水平，不典型鳞状细胞少于25%，有很多角珠，真皮内有明显的炎性反应。Ⅱ度鳞癌：癌细胞团界线不清，不典型鳞状细胞占25%～50%，只有少数角珠，角珠中心多角化不全，周围炎症反应较轻。Ⅲ度鳞癌：不典型鳞状细胞占50%～75%，大部分没有角化，无角珠，周围炎症反应不显著。Ⅳ度鳞癌：不典型鳞状细胞占75%以上，核分裂象多，无细胞间桥，无角。

【治疗方法】

主要治疗方法有手术治疗、放疗、药物治疗、冷冻治疗，手术是最主要的治疗方法之一，对大多数患者是首选治疗方法。皮肤癌对放疗较敏感，单纯放疗可达到治愈目的。对小而表浅的基底细胞癌、原位鳞状细胞癌和癌前期疾病，可选用局部敷用氟尿嘧啶软膏治疗，也可选用冷冻治疗及刮除治疗。对不适合手术及放疗的晚期患者，可选用全身化疗。

【化疗方案】

DDP + 5 – FU。
顺铂 100 mg/m^2，静脉滴注，第 1 天。
氟尿嘧啶 1 000 mg/m^2，静脉滴注，第 1～4 天。
3 周重复 1 次。

【症状的观察与护理】

皮肤癌是人类常见的恶性肿瘤之一。包括基底细胞癌和鳞状细胞癌都具有恶性程度低、发展缓慢、容易发现及方便活检的特点，容易做到早期诊断、早期治疗，故预后良好。

日常生活中避免阳光直射和暴露，避免过度受到阳光照射，尤其是紫外线辐射最强的时间段，尽量减少外出。在户外时，最好穿长袖和长裤，戴上帽子、太阳眼镜，并使用防晒产品。注意做好皮肤的清洁工作，避免碰伤及感染。

【治疗时的护理】

（1）养成良好的生活习惯，戒烟限酒。世界卫生组织预言，如果人们都不再吸烟，5年之后，世界上的皮肤癌将减少1/3。烟和酒是极酸的酸性物质，长期吸烟、喝酒的人，极易导致酸性体质。

（2）不要过多地吃咸而辣的食物，不吃过热、过冷、过期及变质的食物；年老体弱或有某种疾病遗传基因者酌情吃一些防癌食品和含碱量高的碱性食品，保持良好的精神状态。

（3）有良好的心态应对压力，劳逸结合，不要过度疲劳。压力是皮肤癌的重要诱因，中医认为压力导致过劳体虚从而引起免疫功能下降、内分泌失调，体内代谢紊乱，导致体内酸性物质沉积；压力也可导致精神紧张引起气滞血瘀、毒火内陷等。

（4）加强体育锻炼，增强体质，多在阳光下运动，多出汗可将体内酸性物质随汗液排出体外，避免形成酸性体质。

（5）生活要规律，生活不规律的人，如彻夜唱卡拉OK、打麻将、夜不归宿等，都会加重体质酸化，容易患皮肤癌。应当养成良好的生活习惯，从而保持弱碱性体质，使各种皮肤疾病远离自己。

（6）不要食用被污染的食物，如被污染的水、农作物、家禽鱼蛋、发霉的食品等，要吃一些绿色有机食品，要防止病从口入。

（7）不要过频洗澡，最新研究表明过频洗澡也会导致皮肤癌（先皮肤出现红肿即皮肤炎，皮肤炎诱发皮肤癌），这不是危言耸听，这有事实依据。专家建议一周三天洗一次澡就足够了，而且搓揉力度要舒适，身上有些污垢不会影响健康，甚至会起到保护作用，这在炎热地带是很有帮助的。

（8）不要过度进行人工日光浴。

第二十九节　神经母细胞瘤化疗及护理

【概述】

神经母细胞瘤（neuroblastoma，NB）是儿童最常见的颅外肿瘤，是婴幼儿最常见的肿瘤。属于神经内分泌性肿瘤，从原始神经嵴细胞演化而来，交感神经链、肾上腺髓质是最常见的原发部位。不同年龄、肿瘤发生部位及不同的组织分化程度，使其生物特性及临床表现有很大差异，部分可自然消退或转化成良性肿瘤，但另一部分患者却又十分难治，预后不良。在过去的30年中，婴儿型或早期NB预后有了明显的改善，但大年龄晚期患者预后仍然十分恶劣。在NB中有许多因素可影响预后，年龄和分期仍然是最重要的因素。

【临床表现】

临床表现与原发部位、年龄及分期相关。65%患儿肿瘤原发于腹腔，大年龄儿童中肾上腺原发占40%，而在婴儿中只占25%。其他常见部位为胸腔和颈部。约10%病例原发部位不明确。约70%NB在5岁前发病，极少数在10岁以后发病。初发症状不典型，因此在早期诊断有困难。比较常见的症状包括疲乏、食欲减退、发烧及关节疼痛。肿瘤所导致的症状取决于肿瘤所处的器官，以及是否发生转移。

1. 不同部位的肿块

最常见的症状为不同部位的肿块。

（1）原发于腹部：以肾上腺及脊柱两侧交感神经链原发多见，一般在肿块较大时才出现症状，可有腹痛、便秘、腹围增大、腰背部饱满、扪及肿块、胃肠道症状。

（2）原发于胸腔：有纵隔压迫相关症状及呼吸道症状，如气促、咳嗽、呼吸困难等。

（3）脊髓神经母细胞瘤一般为躯干和肢体力量减退，患者往往会有站立、行走等困难；腿部及髋部等骨头的神经母细胞瘤，可以表现为骨痛及跛行；骨髓的破坏可以使患者由于贫血导致皮肤苍白。

2. 晚期表现

患者常有肢体疼痛、贫血、发热、消瘦、眼眶部转移。眼眶部转移形成具有特征性的熊猫眼，表现为眼球突出、眶周青紫。其他可有高血压及肿块部位相关压迫症状，如有椎管内浸润压迫时出现运动障碍、大小便失禁等。

3. 转移途径

NB 主要转移途径为淋巴及血行。在局限性病变患者中约 35% 有局部淋巴结浸润，血行转移主要发生于骨髓、骨、肝和皮肤，终末期或复发时可有脑和肺转移，但较少见。婴儿病例就诊时一般为局限性病变、局限性病变伴有局部淋巴结转移、播散性病变分别为 39%、18% 和 25%；但在大年龄儿童中分别为 19%、13% 和 68%，即大年龄患儿就诊时多数已处疾病晚期。

【主要检查】

1. 生化检查

近 90% 的神经母细胞瘤患者，其血液或尿液里儿茶酚胺及其代谢产物（多巴胺、高香草酸、香草扁桃酸）的浓度较正常人群有显著升高。

2. 影像学检查

X 线片、CT、MRI 可显示原发或转移病灶。

3. 免疫组化检查

显微镜下，神经母细胞瘤呈现为蓝染的小圆形细胞，呈菊花形排列。

【病理】

根据肿瘤细胞大小、形态、胞浆内容物及神经纤维的分化，将 NB 分为 4 级，未分化细胞越多，预后越差。

（1）国际神经母细胞瘤分期系统（International Neuroblastoma Staging System，INSS）于 1986 年建立并于 1988 年进行修订。该系统基于肿瘤原发器官及转移情况进行分期。

Ⅰ期：局限于原发器官，无转移灶。

ⅡA 期：次全切除的单侧肿瘤；同侧及对侧淋巴结明确无转移。

ⅡB 期：次全切除或者是全切除单侧肿瘤；同侧淋巴结有明确转移，而对侧淋巴结明确无转移。

Ⅲ期：肿瘤跨中线侵袭，伴随或未伴随局部淋巴结转移；或者是单侧肿瘤伴有对侧淋巴结转移；或者是跨中线生长的肿瘤，并伴有双侧淋巴结转移。

Ⅳ期：肿瘤播散到远处淋巴结、骨髓、肝脏或者是其他器官（除 4S 期所定义的器官之外）。

4S 期：小于 1 岁患儿；肿瘤局限于原发器官；肿瘤扩散局限于肝脏、皮肤，或者是骨髓（肿瘤细胞少于 10% 的骨髓有核细胞）。

（2）CCSG 分期（美国儿童肿瘤协作组）。

L1 期：病灶局限且无影像学确定的危险因素。

L2 期：病灶局限但具有影像学确定的危险因素。

M 期：病灶发生转移。

MS 期：病灶发生特异性转移（同上述的 4S 期）。

（3）新的风险分层体系将基于新的 INSS 分期体系、发病年龄、肿瘤级别、N – myc 扩增状态、11q 染色体不均衡突变及多核型因素，将神经母细胞瘤患者分为极低危组、低危组、中危组及高危组。

【治疗方法】

手术治疗、化疗、放疗。

低危组允许进行观察，并待疾病进展或者有变化后才进行干预；或者进行手术治疗，且往往可以治愈。中危组手术切除并辅以化疗。高危组大剂量化疗，手术切除，放疗。

抗肿瘤药物可单一使用也可联合应用，药物有长春新碱、环磷酰胺、异环磷酰胺、多柔比星、顺铂、卡铂、依托泊苷、替尼泊苷和达卡巴嗪等。

【化疗方案】

1. OPEC 方案

环磷酰胺 600 mg/m^2，静脉注射，第 1 天。

长春新碱 1.5 mg/m^2，静脉注射，第 1 天。

顺铂 80 mg/m^2，静脉滴注，第 1 天。

依托泊苷 200 mg/m^2，静脉滴注，第 3 天。

3 周为 1 个周期。

2. OPAC 方案

环磷酰胺 600 mg/m^2，静脉注射，第 1 天。

长春新碱 1.5 mg/m^2，静脉注射，第 1 天。

顺铂 80 mg/m^2，静脉滴注，第 2 天（正规水化利尿）。

阿霉素 30 mg/m^2，静脉注射，第 3 天。

3 周为 1 个周期。

3. EP 方案

依托泊苷 150 mg/m^2，静脉滴注，第 3 天。

顺铂 90 mg/m^2，静脉滴注，第 1 天。

3 周为 1 个周期。

4. COAF 方案

长春新碱 0.05 mg/m^2，静脉注射，第 1、2 天。

环磷酰胺 20～80 mg/m^2，静脉注射，第 1、2 天。

阿霉素 15 mg/m^2，静脉注射，第 1、2 天。

氟尿嘧啶 10 mg/m^2，静脉滴注，第 3、8、9 天。

3～4 周为 1 个周期。

【症状的观察与护理】

1. 发热的观察与护理

（1）补充营养和水分：高热时，由于迷走神经兴奋降低，使胃肠活动及消化吸收降低；而另一方面，分解代谢增加，营养物质大量消耗，引起消瘦、衰弱和营养不良。因此，应供给高热量、高蛋白的流质或半流质食物，并鼓励患者进食，对不能进食者，必要时用鼻饲补充营养，以弥补代谢之消耗。高热可使其机体丧失大量水分，应鼓励患者多饮水，必要时，由静脉补充液体、营养物质和电解质等。

（2）加强口腔护理：长期发热患者，唾液分泌减少，口腔内食物残渣易于发酵、促进细菌繁殖，同时由于机体抵抗力低下及维生素缺乏，易于引起口腔溃疡，应加强口腔护理，减少并发症的发生。

（3）加强皮肤护理：高热患者由于新陈代谢增快、消耗大而进食少，体质虚弱，应卧床休息减少活动。在退热过程中往往大量出汗，及时擦干汗液并更衣以防感冒。应勤换内衣裤，加强皮肤护理，防止褥疮发生。

（4）高热患者体温骤降时，常伴有大量出汗，以致造成体液大量丢失，年老体弱及心血管患者极易出现血压下降、脉搏细速、四肢冰冷等虚脱或休克表现，应密切观察，注意保暖，一旦出现上述情况，应立即配合医生及时处理，不恰当地使用退热剂，可出现类似情况，应慎用。

（5）高热出现谵妄，应及时用床挡防坠床，出现昏迷时，按昏迷患者护理常规护理。

（6）发热过程的心理护理：发热期患者心情恐惧、紧张、不安、烦躁；对发热毫无思想准备，会有一种害怕心理。要及时开导患者，疏通患者的心理，并根据患者的情况加强巡视。

（7）发热患者的饮食护理：发热期间选用营养高、易消化的流质饮食，如豆浆、藕粉、果泥和菜汤等。体温下降，病情好转，可改为半流质饮食，如面条、粥，配以高蛋白、高热量菜肴，如豆制品、鱼类、蛋黄等及各种新鲜蔬菜。恢复期改为普通饮食，食欲好可给鸡、鸭、牛肉、鱼、猪肉、蛋、牛奶和豆类等。

2. 疼痛的观察和护理

（1）观察评估患者疼痛的部位、性质及疼痛强度，给予适当的心理安慰，教会患者转移疼痛的方法，必要时遵医嘱给予止痛药物，告知患者注意事项及不良反应的处理。

（2）体表止痛法：可通过刺激疼痛部位周围的皮肤或相对应的健侧皮肤达到止痛目的。刺激方法可采用按摩、涂清凉止痛药等，也可采用各种温度的刺激，或用 65 ℃热水袋放在湿毛巾上做局部热敷，每次 20 min，可取得一定的止痛效果。

（3）保持情绪稳定，焦虑的情绪易引起疼痛加重。转移注意力，可看些小说、漫画等分散注意力。

（4）保持环境安静舒适，执行保护性医疗制度，耐心听取患者倾诉，给予适当安慰，减轻患者心理负担，提高痛阈。

【治疗时的护理】

（1）加强化疗期间的饮食指导：应少量多餐，进食易消化、富营养的食物，如瘦肉、鱼类、蛋类、豆制品等，避免过甜、油腻的食物，补充足够的水分。必要时遵医嘱给予止吐药物治疗。

（2）加强患者的心理护理和疏导：消除恐惧、紧张等情绪反应，鼓励患者诉说自己的感觉，耐心倾听其诉说，分散患者注意力。

（3）骨髓抑制的护理：化疗过程中骨髓抑制常有发生，导致白细胞、红细胞、血小板3个系统发生造血障碍。机体处于易感染、贫血、出血倾向。对于易感染者应施行保护性隔离，病房消毒应每日2次，防止同室病友之间交叉感染。加强口腔护理和皮肤护理，根据情况按时给予抗生素，血象低者给予升血针剂。贫血时为减少氧耗，需少活动。有出血倾向时，应认真观察，发现点状出血或鼻、齿龈等异常症状要及时处理。

（4）胃肠道反应的护理：呕吐是将胃内容物或部分小肠食物不自主经贲门、食道逆流出口腔的一种复杂的反射动作。恶心、呕吐是化疗最严重的不良反应之一。遵医嘱给予654-2，可能解除胃肠道痉挛，改善微循环、控制胃肠蠕动，从而起到间接止吐作用。另外，刺激足三里、内关等穴位也可减轻胃肠不适。治疗前纠正患者不正确的认识可减少恐惧和焦虑的产生。

第三十节　胸腺瘤化疗及护理

【概述】

胸腺瘤是最常见的自身免疫相关纵隔原发肿瘤，其发病率占纵隔肿瘤的10%~20%，居纵隔肿瘤的第三、四位。胸腺瘤与其他肿瘤的不同之处在于：其局部侵犯倾向和肿瘤相关的全身综合征，最常见的是重症肌无力。胸腺瘤主要发生在成人，儿童极少见。平均诊断年龄在45~52岁（5~80岁），女性稍多见，且多伴重症肌无力。约一半的胸腺瘤患者无症状，因常规胸片检查而发现。

【临床表现】

30%~40%的胸腺瘤患者无症状，多由常规胸部X线检查发现。肿瘤较大压迫肺或支气管时，可有咳嗽、低热、胸痛、消瘦、食欲减退及声嘶等症状，晚期患者可出现进行性淋巴结肿大、上腔静脉压迫及胸腔积液。胸腺瘤与一系列的全身紊乱有关，最常见的为自身免疫、内分泌紊乱。重症肌无力是最常见的自身免疫疾病，见于30%～50%的胸腺瘤患者。对于重症肌无力，主要表现为活动后某些横纹肌异常，容易疲劳，休息或使用抗胆碱酯酶类药物后，症状减轻或消失。90%以上累及眼肌，导致眼睑下垂，眼球活动受限，其他可累及面肌、咽肌及近端肌肉，甚至累及呼吸肌导致呼吸麻痹。部分胸腺瘤患者合并红细胞再生障碍、低丙球蛋白血症、血细胞减少症、恶性贫血等。

【主要检查】

（1）放射学检查：胸部 X 线、胸部 CT 检查是发现、判定胸腺肿瘤最常用的检查手段。

（2）怀疑为胸腺瘤的患者，均应检查乙酰胆碱抗体、血常规、AFP、β－HCG 及 LDH 等，以排除贫血、重症肌无力及胚细胞肿瘤。

（3）活检：一般认为，前纵隔肿瘤不宜有创活检，影像学结合肿瘤标记物的检查可以基本确诊前纵隔肿瘤；活检后破坏了非侵袭性胸腺瘤的包膜，使其变为侵袭性胸腺瘤；针吸活检往往不能采集到足够的标本，不能进行免疫组化检查。但也有人认为，当不能与其他恶性肿瘤鉴别或有症状时，可考虑针吸或 VATS 活检。

【病理】

胸腺瘤大小不一，最大径中位数为 5～10 cm，重量为 30～250 g，平均为 130 g，多数为实质性，结节状，切面呈灰色或灰黄色，常可见纤维组织分隔成多个小体，其内可有出血或坏死。显微镜下胸腺瘤主要成分为两种，即上皮样细胞和淋巴细胞，有时可见角化的上皮细胞形成的胸腺小体结构，有诊断意义。

1. 根据肿瘤中的细胞成分，病理类型分为三类

①淋巴细胞为主型，即以淋巴细胞为主形成弥散结节状增生，上皮细胞不多。②上皮细胞为主型，即以上皮细胞为主，淋巴细胞不多。③混合型：两种细胞成分均匀地增生，其中有较多结缔组织间质变。真正的胸腺瘤含有良性的胸腺上皮细胞，并且应与胸腺癌相鉴别，后者含恶性细胞成分且预后较差。目前被广泛接受的是把胸腺瘤分成两大类，浸润型和非浸润型。非浸润型的胸腺瘤有完整的纤维性包膜，活动而且容易切除，虽可与周围组织粘

连，但显微镜下无包膜的侵犯。浸润型胸腺瘤肉眼即可见肿瘤浸润周围结构，而且切除困难，需要对粘连的纵隔结构整块切除。

多数胸腺瘤是生长缓慢、包膜完整的肿瘤，切除可治愈。文献报告的侵袭型（恶性）胸腺瘤所占的比例差异很大，为 5% ~ 50%，恶性胸腺瘤一般从诊断到治疗后复发的平均时间为 6 年，故认为胸腺瘤应长期随访。

2. 分期

所谓的肿瘤分期，就是根据肿瘤侵犯的范围和程度，人为地将其划分为 4 期。胸腺瘤的临床及病理分期均基于 1978 年 Bergh 的分期，1981 年 Masaoka 改良为标准的临床分期系统，1995 年进一步给予了改良。

Ⅰ期：肉眼见完整包膜，无镜下包膜外侵犯。

Ⅱ期：镜下侵出包膜，或肉眼见侵犯纵隔脂肪组织或纵隔胸膜。

Ⅲ期：肉眼见侵犯邻近结构（如心包、大血管或肺）；或在其余正常胸腺组织内发现灶性瘤组织。

ⅣA 期：胸膜腔播散（胸膜或心包转移）。

ⅣB 期：淋巴或血源转移，胸腔外播散（以骨转移最为常见）。

生存期：Ⅰ期即所谓的非侵袭性胸腺瘤，胸腺瘤的 10 年存活率为 86% ~ 100%；Ⅱ期以后均为侵袭性胸腺瘤，Ⅱ期胸腺瘤 10 年存活率为 60% ~ 84%；Ⅲ期胸腺瘤 10 年存活率为 21% ~ 77%；ⅣA 期胸腺瘤 10 年存活率为 26% ~ 47%。

【治疗方法】

主要治疗手段有手术治疗、放疗、化疗、综合治疗。

手术切除为胸腺瘤首选治疗方案，应发现即手术。适合于Ⅰ~Ⅲ期的胸腺瘤。Ⅰ期术后不需要放疗，除非肿瘤切除不完整。术前发现邻近脏器受侵（Ⅲ期），可考虑术前放、化疗后再行手术。现在更多地采用胸腔镜手术，优点是：微创、美观、康复快、切除肿瘤彻底，故适用于所有Ⅰ、Ⅱ期患者和部分Ⅲ期患者。目前认为以顺铂为主的联合化疗方案最为有效，激素治疗也已用于临床。

【化疗方案】

［参考美国国立综合癌症网络（National Comprehensive Cancer Network）

指南，2009〕

1. CAP 方案

顺铂 50 mg/m²，静脉滴注，第 1 天（正规水化利尿）。

多柔比星 50 mg/m²，静脉注射，第 1 天。

环磷酰胺 500 mg/m²，静脉注射，第 1 天。

21 d 为 1 个周期。

2. CAP 联合泼尼松方案

顺铂 30 mg/m²，静脉滴注，第 1~3 天。

多柔比星 20 mg/（m²·d），静脉注射，第 1~3 天。

环磷酰胺 500 mg/m²，静脉注射，第 1 天。

泼尼松 100 mg，口服，第 1~5 天。

21 d 或 28 d 为 1 个周期。

3. ADOC 方案

顺铂 50 mg/m²，静脉滴注，第 1 天（正规水化利尿）。

多柔比星 40 mg/m²，静脉注射，第 1 天。

长春新碱 0.6 mg/m²，静脉注射，第 3 天。

环磷酰胺 700 mg/m²，静脉注射，第 4 天。

28 d 为 1 个周期。

4. PE 方案

顺铂 60 mg/m²，静脉滴注，第 1 天（正规水化利尿）。

依托泊苷 120 mg/m²，静脉滴注，第 1~3 天。

21 d 为 1 个周期。

【症状的观察与护理】

胸腺瘤的患者多无明显症状，肿瘤压迫肺或支气管时，出现相应的症状，在护理时应做好：

1. 呼吸困难的观察与护理

（1）观察患者神志、面容与表情、口唇、指端的皮肤颜色，呼吸的节律、频率的变化，评估血氧饱和度，如有异常及时报告医生，给予对症处理。

（2）保持呼吸道通畅，痰液不易咳出的患者采用辅助排痰法或遵医嘱给予化痰药物、压缩雾化等。

（3）根据病情采取坐位或半卧位，改善通气，以患者自我感觉良好为原则。

（4）指导患者有计划地进行休息和活动，循序渐进地增加活动量和改变运动方式。

2. 咳嗽的观察与护理

咳嗽是最常见的症状，合并感染时有脓痰，如有剧烈咳嗽，应警惕有无出血的危险性。护理人员要严密观察病情变化，及时与医生联系，防止意外的发生。

（1）保持室内空气清新，无刺激气味，严禁吸烟。避免吹风受凉。

（2）观察患者咳嗽的性质、声音、时间及痰液的颜色、性质、量及气味，患者的体温和伴随症状，做好记录。

（3）剧烈咳嗽，痰液不易咳出者，遵医嘱用糜蛋白酶加生理盐水雾化吸入，也可让患者饮少许温开水润喉后，轻拍其背，帮助排出痰液。

（4）注意气候变化，督促患者随时增减衣物，冬季外出戴口罩。

（5）遵医嘱应用止咳药物。

3. 贫血症状的观察与护理

（1）注意患者的休息，患者的活动强度应取决于贫血发生的速度及贫血严重的程度。

（2）给予患者富含营养和高热量、高蛋白、多维生素、含丰富无机盐的饮食，以助于恢复造血功能。缺铁性贫血患者可多吃动物的内脏，如心、肝、肾，以及牛肉、鸡蛋黄、大豆、菠菜、红枣、黑木耳等。

（3）观察贫血症状，如面色、睑结膜、口唇、甲床苍白程度，注意有无头昏眼花、耳鸣、困倦等中枢缺氧症状，注意有无心悸气促、心前区疼痛等贫血性心脏病的症状。贫血伴心悸气促时应给予吸氧。

（4）贫血患者免疫能力降低，易发生感染，应防寒保暖，有充足的阳光照射。与传染患者隔离。

（5）由于贫血而皮肤干燥，应定时用温水擦洗，保持皮肤清洁。

（6）必要时进行输血，输血时护理人员应认真做好查对工作，严密观察输血反应，给重度贫血者输血时速度宜缓慢，以免诱发心力衰竭。

【治疗时的护理】

主要的治疗手段有手术治疗、放疗、化疗、综合治疗。手术切除为胸腺瘤的首选治疗方案，如发现邻近脏器受侵，可考虑术前放、化疗再行手术。目前认为顺铂为主的联合化疗方案最有效。化疗时应注意：

（1）严格执行化疗用药要求，保证有效治疗，化疗药物应现配现用，遵医嘱调节输液速度、用药时间，注意观察药物的不良反应，随时检查患者血象、肝功能、尿常规。

（2）根据药物性质，选择给药途径，建议使用中心静脉置管给药，如果发生化疗药物外渗，按药物外渗进行处理。

（3）室内定期进行空气消毒，定时开窗通风，保持空气清新，根据病情，实行保护性隔离。

（4）饮食护理：给予高蛋白、高热量、高维生素、清淡易消化的饮食，注意多饮温开水，排出毒素。

第三十一节 类癌化疗及护理

【概述】

类癌（carcinoid）又称类癌瘤（carcinoid tumor），是一组发生于胃肠道，或其他器官的新生物，其临床、组织化学和生化特征因其发生部位不同而异。此种肿瘤能分泌5－羟色胺（血清素）、激肽类、组织胺等生物学活性因子，引起血管运动障碍、胃肠症状、心脏和肺部病变等，称为类癌综合征（carcinoid syndrome）。90%以上的类癌瘤发生于胃肠道，主要见于阑尾、末端回肠和直肠，少数发生于结肠、胃、十二指肠、meckel 憩室及胆道、胰管、性腺、肺和支气管等。

【临床表现】

类癌瘤缺乏特殊征象，诊断颇为困难，临床上往往被忽略或误诊为阑尾炎、克罗恩病、肠癌等疾病，当类癌瘤出现类癌综合征时，诊断较容易，典型者表现为皮肤潮红、腹泻、腹痛、哮喘、肢体发麻等，严重者出现休克，呈发绀，四肢发冷，血压下降，甚至呼吸停止，右心瓣膜病变和肝大等。

【主要检查】

1. 5 - HT 测定

类癌综合征患者血清 5 - HT 含量常明显升高，多为 83 ~ 510 μmol/24 h（正常为 11 ~ 51 μmol/24 h）。

2. 5 - HIAA 测定

类癌综合征患者尿中 5 - HIAA 排出增多，往往超过 78.5 μmol/24 h，一般在 156.9 ~ 3138 μmol/24 h（正常值 < 47.1 μmol/24 h）。

3. 皮肤潮红激发试验

①将 10 mL 乙醇加入 15 mL 橘子汁中口服，3 ~ 5 min 后，约 1/3 患者出现皮肤潮红。②静脉注射去甲肾上腺素15 ~ 20 μg、肾上腺素 5 ~ 10 μg，此二种激发试验对诊断有一定帮助，但有心律失常、心功能不全及哮喘史应慎重。

4. 类癌的原发部位及有否转移，需要根据病情选择检查方法

①消化道内镜检查及活检。②支气管镜检查可确定位于支气管的类癌。③选择性血管造影对肠道类癌有帮助。④B 超或 CT 检查可了解类癌肝转移情况。⑤直肠指诊和直肠镜检查有助于直肠类癌的诊断。

【病理】

典型的胃肠道类癌，瘤常为细小的黄色或灰色黏膜下结节样肿块，单发或多发，黏膜表面多完整，其形态不一，有结节状、息肉样或环状等表现。少数瘤体表面可形成溃疡，外观酷似腺癌，常侵入肌层和浆膜层。类癌细胞在显微镜下呈方形、柱状、多边形或圆形。细胞核均匀一致，很少有核分裂象，细胞浆内含有嗜酸性颗粒。根据电子显微镜的观察，胃肠道各部分类癌的胞浆内，颗粒形态与组织化学各呈不同表现。小肠类癌细胞内含有较大而多形的颗粒，银染色反应阳性故为亲银性。胃类癌细胞的颗粒呈圆形，银染色反应时，必须加入外源性还原剂才呈阳性反应，故为嗜银性。直肠类癌细胞的颗粒较大、圆形、均匀一致，亲银和嗜银的染色反应均阴性，故为无反应性。

【治疗方法】

主要治疗手段有手术治疗、放疗及化疗。对已转移而未能手术清除转移灶的患者应予化疗，化疗常用药物有 5 – FU、环磷酰胺、左旋溶肉毒素、阿霉素、链脲霉素、VP – 16、氮烯咪胺等，可缓解症状，但疗效较差，一般有效率为 30% ~ 50%，联合化疗较单一用药疗效好，常用的联合化疗方案有链脲霉素（streptozotocin）＋ ADM 或 5 – FU、VP – 16 + 顺铂等。放疗可缓解骨转移引起的疼痛。

【症状的观察与护理】

类癌 90% 以上发生于胃肠道，主要见于阑尾、末端回肠和直肠，典型的表现为皮肤潮红、腹泻、腹痛、哮喘，严重时可出现肢体发麻等，严重者出现休克，呈发绀、四肢发冷、血压下降，甚至呼吸停止等。由于症状不易诊断，往往被忽视，所以需认真观察患者的症状。

1. 胃肠道症状的观察与护理

（1）腹泻患者：密切观察患者的腹泻情况，严重时及时报告医生，给予静脉输液和补充水、电解质等对症支持治疗。讲解疾病和治疗的相关知识，减轻患者焦虑情绪，保持会阴部清洁，排便后用温水洗净皮肤，保持清洁，必要时涂氧化锌软膏，指导患者穿棉质松软的内衣，减少对皮肤的摩擦。

（2）腹痛患者：观察评估患者疼痛的部位、性质及疼痛强度，给予适当的心理安慰，教会患者转移疼痛的方法，必要时遵医嘱给予止痛药物，告知患者注意事项及不良反应的处理。保持情绪稳定，焦虑的情绪易引起疼痛加重。转移注意力，可看些小说、漫画等分散注意力。

2. 意识状态的观察与护理

（1）密切观察患者的血压、心率、血氧饱和度、皮肤的颜色与温度、意识障碍的程度、瞳孔的变化。有异常及时报告医生。

（2）保持呼吸道通畅。及时清除呼吸道分泌物，防止误吸。

（3）对躁动不安的患者，遵医嘱应用镇静剂，给予保护性约束，使用约束带时要注意防止约束过紧而造成的皮肤损伤。

【治疗时的护理】

化疗时应注意观察：

（1）饮食营养均衡，适宜进高蛋白、低脂肪、低糖、高维生素无刺激性饮食，除各种肉、鱼、蛋、奶外，应多吃新鲜蔬菜、水果。戒烟禁酒，少量多餐。如出现进食时咳嗽、声音嘶哑，应减少流质饮食，防止食物进入气管。

（2）注意休息，加强口腔卫生，避免剧烈运动和精神刺激，并预防感染，加强营养。

（3）骨髓抑制：早期可表现为白细胞尤其是总细胞减少，严重时血小板、红细胞、血红蛋白均可减少，同时患者还可有疲乏无力、抵抗力下降、易感染、发热、出血等表现，保持患者休息室通风、整洁，保持室内相对湿度 50%～60%，必要时每日房间消毒，遵医嘱给予升白药物治疗。

（4）观察患者用药后的反应，如恶心、呕吐、腹痛、腹泻、血尿、便血、发热等情况。化疗期间注意观察患者生命体征，注意观察尿量，鼓励患者多饮水，24 h 尿量应大于 3 000 mL。

第三篇　肿瘤转移性患者
化疗及护理

第七章 肿瘤并发症与急症的护理

第一节 感 染

一、概况

感染是恶性肿瘤患者常见的并发症和重要死因。Inagaki 等早在 1974 年就指出，感染是恶性肿瘤的第一位死因，这与肿瘤患者存在感染的易感因素有关。易感因素包括细胞和体液免疫缺陷、粒细胞减少、由肿瘤相关梗阻所致的自然通道梗阻、机体解剖屏障防御功能的破坏、中枢神经系统功能障碍、脾功能低下和医源性因素等。实际上感染的发生率及严重性，在很大程度上与粒细胞减少密切相关。David 认为，当粒细胞计数低于 $1.0 \times 10^9/L$ 时，就有感染的可能性；当低于 $0.5 \times 10^9/L$ 时，就易发生严重感染；低于 $0.1 \times 10^9/L$ 时，患者在 1 周内 100% 会发生严重感染。感染源有一半来自患者自身寄生在人体表面或与外界相通腔道中的正常微生物，一般无致病性，但在患者免疫功能低下时，会引起机体感染。

病原体有细菌、真菌、病毒和原虫等。20 世纪 60 年代，革兰氏阳性菌属是最常见的感染菌种。目前引起肿瘤患者感染的主要是革兰氏阴性菌，特别是大肠杆菌、克雷伯氏杆菌、链球菌和绿脓杆菌，主要来自胃肠道，占所有病原体的 60% ~ 80%。近年来，革兰氏阳性菌属所致的感染有所增加，包括金黄色葡萄球菌、表皮葡萄球菌，可能与青霉素类耐药的葡萄球菌属的流行增加，以及临床广泛使用内置导管装置有关。对长期使用广谱抗生素的患者，易感染真菌，包括念珠菌属、曲霉菌属、藻菌和新型隐球菌等。病毒感染较多见的是疱疹病毒和巨细胞病毒。原虫感染在我国较少见，有肺孢子虫和弓形虫。

肿瘤患者并发感染最常见的疾病是肺炎、败血症和腹膜炎。泌尿系统炎症、口腔溃疡和皮肤带状疱疹也不少见。

二、诊断要点

通过病史和体检、实验室检查，诊断一般不困难。但患者免疫反应低下时，临床感染不易被发现。在粒细胞较少时，感染部位的炎症细胞少，体征常不典型。如化脓时波动感可以不出现，而红肿和疼痛可能是仅有的指征；胸部 X 线片显示的浸润性改变可能不明显，啰音也许是肺炎最初的症状；腹部紧张或触痛可能是唯一的外科急腹症症状；尿频不伴尿痛可能是泌尿系统感染的主要表现。

对发热原因不明时，必须进行全面细致的检查，特别应该注意观察所有病原体入口。注意皮肤有无破损，导管穿刺部位有无红肿、压痛；口腔黏膜、牙周、鼻窦等也需仔细检查。肛周病变在白血病患者中特别普遍，感染仅有的证据可能是排便疼痛或有小的黏膜撕裂。

尽早取得患者的血、尿、粪、痰及其他体液（如胸水等），送培养及革兰氏染色是重要的诊断措施。

三、护理

1. 抗感染治疗

恶性肿瘤患者并发感染，特别是粒细胞低下伴发热者，常处于危急状态。为了不延误治疗，采取标本后立即开始治疗。在治疗中应遵循以下基本原则：①根据经验尽早使用广谱抗生素。②联合用药。③足够的治疗期限。④静脉给药。

目前，两药方案仍是标准的抗生素经验治疗模式。氨基糖苷类或头孢菌素类及广谱青霉素联合使用，已成为标准的治疗方案。如能检出致病菌，应参考体外药敏试验合理的抗生素。很多患者对经验式抗生素治疗有效。对培养阳性的患者，抗生素的治疗至少 10～14 d。培养阴性者，即使不再发热，仍需继续用药至中性粒细胞超过 0.5×10^9/L。必须注意停用抗生素时，所有感染症状必须消失。

对培养阴性及使用抗生素仍有持续发热的中性粒细胞减少者，或有效抗生素治疗后再次发热者，应考虑双重感染的问题。特别是真菌感染。对真菌感染，两性霉素 B 仍被看作标准治疗用药。其他药物有氟尿嘧啶、克霉唑、酮康唑、氟康唑等。鉴于两性霉素 B 的毒性较大，新一代抗真菌药氟康唑等有可能成为替代药品。

病毒感染可用阿昔洛韦（无环鸟苷）、阿糖胞苷、利巴韦林（病毒唑）及 IFNα。对原虫引起的感染，磺胺类药物复方新诺明（SMZ－TMP）有良好疗效。

2．消毒隔离措施

患者一旦并发感染，应采取严密的消毒隔离措施，以避免医院内交叉感染。当患者粒细胞低下时，最好住单人间。有条件的可进入"隔离岛"或"空气层流室"。对皮肤、口腔、胃肠道和会阴等部位，应采取预防感染的措施。注意食物消毒。避免一些侵入性检查和治疗（骨穿、胸穿等）。

3．增强患者的抗病能力

（1）注意休息，给予高热量、高蛋白食物。

（2）免疫增强剂。丙种球蛋白、左旋咪唑对免疫功能有调节作用。

（3）粒细胞低下者可输注新鲜血或成分血。应用升白细胞或集落刺激因子（GM－CSF、G－CSF）。

第二节　出　血

一、概况

出血是恶性肿瘤常见的并发症，也是致死的主要原因之一。肿瘤合并出血的原因主要有两类：一是肿瘤本身所致，肿瘤侵蚀血管，特别是并发感染、溃疡，是导致出血的重要因素；肿瘤广泛侵犯骨髓，导致全血减少；肿瘤侵犯脾脏引起脾功能亢进；肿瘤导致弥散性血管内凝血（DIC）。二是医源性因素，即由治疗或放疗引起骨髓造血功能低下，导致继发性血小板减少症。

当血小板严重减少时，患者可出现广泛性出血，表现为皮肤、黏膜瘀点、瘀斑、鼻出血，也可出现胃肠道或泌尿道出血，而颅内出血是死亡的常见原因。一般而言，出血的严重程度与血小板数量有密切关系，当血小板低于 $50 \times 10^9/L$ 时，即有出血倾向；血小板低于 $30 \times 10^9/L$ 时，则出血危险明显增加。

二、治疗

1. 一般处理

（1）一旦发现出血征象，应及时停止任何诱发出血的药物，避免肌内注射，采取相应的止血措施。

（2）呼吸道及上消化道大出血，应防止窒息。

（3）给予抗感染治疗，能减少出血的危险。

（4）出血多时，可输注全血或浓缩红细胞和血浆扩容剂。

2. 止血措施

（1）肿瘤侵蚀血管：浅表部位可用吸收性明胶海绵加压止血。内腔脏器采用外科手术是理想的方法。对不能手术的胃肠道或肺出血，可用垂体后叶素（高血压、冠心病忌用）静脉注射，每次 5~10 U。也可用冰盐水灌洗，使血管收缩。或用热探针、激光凝固止血。还可行血管造影灌注术及栓塞术，达到暂时止血的目的。

（2）血小板减少的治疗：①针对原发肿瘤进行治疗（对骨髓、脾受侵犯或 DIC 者）。②吸收性明胶海绵栓塞部分脾动脉，是治疗脾功能亢进的较好方法。③输注血小板。当血小板低于 $30 \times 10^9/L$ 时应予输注，可有效地控制活动性出血。④弥漫性血管内凝血 DIC 治疗。给予低分子肝素皮下注射一日两次，每日剂量 50~100 u/kg 疗程 5~10 d 或更长可中止 DIC 过程。对有严重肝、肾功能受损、广泛血管损伤、败血症、血小板减少或低纤维蛋白原血症的患者，肝素的应用需十分慎重，用低剂量 50 U/kg 皮下注射，6~12 h/次，是较稳妥的方法。同时补充纤维蛋白原（初次剂量 2 kg 体重补 200~500 mg/d，以后每 15 kg 体重补 200~500 mg/d），输注血小板及足量血浆和浓缩红细胞，以预防和治疗休克。

三、护理

1. 上消化道出血的护理措施

（1）及时补充血容量：迅速建立两条或两条以上静脉通道，及时补充血容量，抢救治疗开始滴速要快，但也要避免因过多、过快输液、输血引起肺水肿或诱发再出血，从而加重病情。

（2）加强基础护理：①体位护理。出血期间绝对卧床休息，采取平卧位，头偏向一侧，防止因呕血引起窒息。②饮食护理。严重呕血或明显出血时，必须禁食，24 h 后如不继续出血，可给少量温热流质易消化的饮食，病情稳定后，指导患者要定时定量，少食多餐，避免进食粗糙、生冷、辛辣等刺激性食物，同时要禁烟、酒、浓茶和咖啡。③口腔护理。每次呕血后，及时做好口腔护理，减少口腔中的血腥味，以免再次引起恶心、呕吐，同时能增加患者舒适感。④皮肤护理。保持皮肤清洁及床铺清洁、干燥，呕血、便后及时清理污物。

（3）心理护理：是指在护理全过程中，由护士通过各种方式和途径积极影响患者的心理状态，以达到其自身的最佳身心状态。其必要条件是护士要与患者建立良好人际关系，这种关系必须是互相信任的，并对患者存在的心理问题有较深的了解和准确评估。上消化道出血的患者在对疾病缺乏正确认识的前提下，易产生紧张、恐惧的情绪而加重出血，尤其反复出血者因反复住院，会给家庭带来沉重的经济负担，感到前途黯淡、消极悲观，对治疗失去信心。因此做好有效的心理护理尤为重要。医护人员从容的态度，亲切的语言，认真的答疑，果断的决策，沉着、冷静、熟练的操作，可给患者以安全感，解除患者精神紧张及恐惧心理，益于良好护患关系的建立和进一步治疗的配合。

（4）用药指导：严格遵医嘱用药，熟练掌握所用药物的药理作用、注意事项及不良反应，如滴注垂体后叶素止血时速度不宜过快，以免引起腹痛、心律失常和诱发心肌梗死等。

（5）对症护理：发绀者应吸氧，休克者注意保暖，精神紧张者给予安定。

（6）健康指导：向家属宣教一些本病的常识，使之对治疗过程有一定的了解，取得家属配合，并协助医生解决一些实际问题；教会患者及其家属识别早期出血征象及应急措施，出现呕血或黑便时应卧床休息，保持安静，减少身体活动；帮助掌握有关病症的病因、预防、治疗知识，以减少再度出血的危险；保持良好的心态和乐观精神，正确对待疾病，合理安排生活，增强体质，应戒烟戒酒，在医生指导下用药，勿自用处方，慎重服用某些药物。总之，上消化道出血，起病急、变化快、来势凶险，易造成失血性休克和循环衰竭而危及生命，如能正确诊断，即能进行有效的止血治疗。

2. 鼻出血的护理措施

（1）首先要安慰患者，保持安静，解除患者的恐惧心理。精神紧张乃是激发鼻出血并使出血持续不止的重要因素。

（2）鼻出血后，患者应保持坐位或半卧位，勿平躺，因为平躺后会使头部血压升高，更容易再出血。流到咽部的血尽量别咽下，以免刺激胃部，引起恶心、呕吐。少量鼻出血的患者可用食指和拇指紧压两侧鼻翼10～15 min，同时拿湿凉毛巾或冰袋冷敷前额及后颈。也可用指压法治疗鼻出血：单侧鼻孔出血时选择对侧食指，双侧鼻孔出血时选择双侧食指，将食指掌指关节向掌心屈曲，用力按压，以出现局部酸胀疼痛感为好，小儿及高龄体质较差者，用力应稍轻，以能耐受为宜，一般按压10～15 min 即可达到止血效果。另外，可卷一小纸筒将云南白药、田七、马勃中的一种，吹入鼻中。

（3）给患者清洗面部的血迹，及时更换衣服、被褥。不在患者面前议论病情，避免其精神上的不良刺激，减轻和消除不良心理的影响。

第三节 血 栓

一、概况

血栓是恶性肿瘤患者的常见并发症，是恶性肿瘤患者死亡原因的第2位。肿瘤患者在局麻下进行中心静脉穿刺置管术后，静脉输入化疗药物，中心静脉导管及化疗药物可以对患者本身的血管内皮形成一定程度的刺激及损伤，从而很容易诱发血栓的形成。血栓的形成主要指在心血管系统管腔中形成的血凝块，这样的病理性血栓可以发生组织器官血液灌注障碍和功能失调的病理现象。此种血栓脱落可以引起身体内部其他血管的堵塞。一旦血栓形成，就很有可能诱发血栓栓塞。静脉血栓栓塞性疾病（VTE）包括下肢静脉血栓（DVT）和（或）肺栓塞（PE）。DVT 是指血液在下肢深静脉系统的不正常凝结，若未得到及时治疗可导致下肢深静脉致残性功能障碍，严重者血栓脱落可继发致命性肺栓塞。

血栓形成包括几个主要因素：血管内皮损伤，尤其是心血管内皮的损伤；血液状态的改变，主要是血流减慢和血流产生漩涡；血液凝固性增加；血液成分的改变，包括血小板、凝血因子、抗凝因子、纤溶和抗纤溶因子。易栓症是指易于发生血栓的一种病理状态。高凝状态和血栓前状态充分体现了血栓形成的潜在危险度。大量科学研究证实：肿瘤细胞显示的各种促凝物质是引起高凝状态或易栓状态的主要原因，且肿瘤细胞的促凝活性对肿瘤的生长和转移有重要作用。多种危险性因子均可诱发癌症患者的高凝状态，抗肿瘤疗法如一种或多种药物的静脉化疗、激素治疗、靶向治疗药物及血液细胞生长因子治疗等容易诱发动脉和静脉的血栓形成。其中化疗药物能够改变凝血因子和自然抗凝物的水平，降低纤溶活性，直接损伤血管内皮细胞。并且肿瘤细胞自身影响止血作用的各个方面如凝血、抗凝、纤溶及血小板。肿瘤新生血管的高通透性可促使血液黏度增加、血流瘀滞从而导致血栓的形成。

二、临床表现

对于遗传性易栓症和获得性高凝状态最主要的临床特点是容易诱发血栓的形成，大多以 VTE 的表现形式呈现，某种疾病也可以诱发动脉血栓的发生。

深静脉血栓（DVT）主要是指下肢深静脉血栓，上肢深静脉血栓的发生率也在不断增高，与深静脉置管、恶性肿瘤等因素有关。DVT 最主要的临床表现：下肢不对称肿胀（也包括头颈部及颜面部肿胀）、疼痛及压痛（性质多为坠痛或钝痛）、浅静脉曲张（或颈静脉怒张）、呼吸困难、头涨痛、视物模糊等颅内压增高症状。如果发生在肠系膜，可表现为急腹症。

肺栓塞是下肢 DVT 最主要也是最危险、最严重的并发症，可以诱发患者猝死。主要的临床表现：咯血、胸痛、呼吸困难三联征。对于下肢 DVT 患者来说，如果出现胸闷、气促、咯血或突发晕厥，应考虑为肺栓塞。患者还可表现为肺炎、胸腔积液、心肌梗死、焦虑等。

三、诊断要点

高凝状态的诊断重点是血栓栓塞性疾病的诊断。影像学诊断内容包括多普勒静脉超声检查、CT 扫描、MRI、静脉造影。诊断 PE 的主要方法是 CT 血管造影、肺血管造影、胸片、VQ 扫描。实验室诊断内容包括血常规、

PTA、APTT、血清肌酐、D - 二聚体。

四、治疗

1. 抗凝治疗

主要是通过使用抗凝剂来降低血液的凝固性，防止血栓的进一步延伸和扩大，通过自身的纤维蛋白溶解系统溶解已形成的血栓，增加阻塞血管的通透性。可选普通肝素或者低分子肝素皮下注射、凝血酶特异性抑制剂。此种治疗方法主要的不良反应为出血，所以要进行严密的实验室监测。抗凝治疗的禁忌证包括活动性出血、大手术、高血压、严重肝病等。

2. 溶栓治疗

使用促纤维蛋白溶解药物，直接或间接地使血栓中的纤维蛋白溶解，从而使被阻塞的血管再通。包括全身和局部介入溶栓。主要不良反应是出血，如果是颅内出血，可以危及患者的生命。

3. 抗血小板治疗

血小板在凝血过程的启动和血凝块发展过程中起着非常主要的作用。抗血小板药物主要是通过各种途径达到抑制血小板聚集等目的，最终抑制血小板黏附、聚集和分泌功能，从而抑制血栓的进一步发生和发展。

五、护理

1. 心理护理

为患者创造安静、舒适的环境，做好患者的心理护理，耐心地向患者解释清楚，告知患者及其家属的配合要点及注意事项，使患者树立战胜疾病的信心。从而使患者精神放松，避免周围血管长期处于收缩状态。

2. 饮食指导

告知患者禁烟酒，给予高蛋白、高维生素、清淡、易消化、粗纤维饮食，鼓励患者多食蔬菜、水果，保持大小便通畅，以免增加腹压，提供坐便器。

3. 健康指导

鼓励患者床上多翻身，尤其肢体要多主动或被动活动，以利于血液回流。尽量减少卧床的时间。

4. 针对性地实施治疗护理措施

严密观察双下肢的温度及皮肤颜色，下肢肿胀程度和足背动脉搏动的情况。对于有静脉置管或留置针的患者，输液前先回抽血 2 mL，在感觉无阻力、导管通畅的情况下再输液，防止导管内栓子进入血管。正压封管，每次输液完毕及化疗间隙期用肝素液封管，将针头斜面留在肝素帽内，封管液剩余 1 mL 时，边推边退，保证导管内充满肝素液，以避免导管内血栓的形成。拔管时仍先回抽 2 mL，防止导管内或导管末端可能有的血栓引起栓塞。对于肿瘤患者化疗通常是多种药物联合用药，输液时应注意药物间的配伍禁忌，防止发生药物浑浊、沉淀而引起血栓。

5. 使用抗凝、溶栓药物的护理

告知患者应绝对卧床，可以适当抬高患肢，床上活动时动作幅度不宜过大，注意保暖。禁止给予患者按摩或者剧烈活动，以免引起栓子脱落。禁止冷热敷，热敷能够促使组织代谢，增加机体的耗氧量。冷敷造成血管收缩，增加患者的疼痛及破坏侧支循环的建立。严密观察患者生命体征及皮肤温度的变化，避免患肢受压。给予患者进行注射，评估患者用药前有无出血性疾病，在患者治疗的过程中，加强对凝血酶原时间及凝血酶原的活动的监测，用药后定期对患肢的色泽、温度、足背动脉的搏动进行观察。并且要注意监测患者有无出血倾向（包括皮肤淤点、牙龈出血、血便、咯血等）。如果患者出现剧烈胸痛、胸闷、气促、咳嗽、咯血，严重者出现休克，应立即给予患者平卧位，同时给予高流量高浓度氧气吸入，并且立即报告医生，遵医嘱用药，采取相应的抢救措施。

6. 康复期的护理

可鼓励患者在陪护或家属的帮助下在床上被动活动，做深呼吸和咳嗽的一些动作，活动时间控制在 30 min 以内，禁止劳累或者久站。在医生的指导下可给予患者的患肢穿弹力袜或者是弹力绷带，严密保护患肢。也可以遵医嘱给予中药熬汤外敷，从而促进侧支循环的建立。

第四节　高尿酸血症

一、概况

血尿酸增高常见于化疗或放疗过程中的肿瘤患者，特别是一些对化疗特别敏感的肿瘤，如白血病、恶性淋巴瘤、多发性骨髓瘤。对化疗敏感的实体瘤也可发生，如小细胞未分化肺癌和转移性生殖细胞肿瘤。恶性淋巴瘤和白血病患者，因细胞分裂增殖旺盛，核酸分解增多偶尔也可自发发生。当血清尿酸高于 892.5 μmol/L（15 mg/dL）时，便存在高尿酸血症肾病的危险。继之发生氮质血症和尿毒症，导致肾功能衰竭。

尿酸是嘌呤代谢的最终产物，由于嘌呤代谢紊乱，或肾脏排泄尿酸减少，均可引起高尿酸血症。肿瘤经积极化疗或放疗，瘤组织被迅速破坏，核酸分解剧增，以致并发高尿酸血症和肾功能减退。一般在尿 pH 值 >7.4 时，尿酸均为可溶性尿酸钠盐；在尿 pH 值 <5 时，则成为不溶解的尿酸盐结晶沉积于远端肾小管，导致急性高尿酸血症肾病。现将这种急性代谢紊乱称为"肿瘤溶解综合征"。此征代谢紊乱主要是高尿酸血症、高钾血症、高磷酸盐血症和低钙血症。可单独出现，也可同时出现。实践表明，肾血流量减低者立即化疗易发生肾功能衰竭。肿瘤迅速溶解且尿少者，发生肾功能衰竭的危险比正常尿量者明显增高。

二、诊断

（1）上述肿瘤患者在放、化疗过程中突然尿量减少（<500 mL/24 h），应考虑此并发症可能。

（2）血尿酸 >416 μmol/L（7 mg/dL）。

（3）尿中发现尿酸盐结晶者。

三、预防与治疗

本症的主要危险在肾脏，应着重于预防。

1. 服用别嘌呤醇

剂量 300~600 mg/d，以抑制次黄嘌呤氧化酶，减少尿酸的产生。

2. 水化

使尿液保持在 2 000 mL/24 h 以上，以防止尿酸在尿中过度饱和。

3. 碱化尿液（pH 值 ≥7）

每日口服碳酸氢钠 6~8 g，以提高尿酸的溶解性。

4. 利尿

尿少时可用 20% 甘露醇或速尿。

5. 透析

出现肾功能衰竭者进行血液透析。

四、护理

限制蛋白质摄入：多选用牛奶、奶酪、脱脂奶粉和蛋类，它们所含嘌呤少；尽量别吃肉、禽、鱼类，如一定要吃，应将肉煮沸后弃汤食用。这是因为嘌呤易溶于水，汤中含量很高。豆制品蛋白质含量较高，高尿酸血症患者不宜食用，因为含嘌呤成分较高，如黄豆、豆腐、豆干等都是禁止食用的。预防本病的发作，首先要节制饮食，避免大量进食高嘌呤食物，如动物的内脏、沙丁鱼、豆类及发酵食物等。严格戒酒，防止过胖。避免过度劳累、紧张、受寒、关节损伤等诱发因素。要多饮水以助尿酸排出。不宜使用抑制尿酸排出的药物。对患者的家族进行普查，及早发现无症状的高尿酸血症者，定期复查，如血尿酸高达 420 μmol/L 以上时，应使用促进尿酸排出或抑制尿酸生成的药物，以使血尿酸恢复正常而防止本病的发生。

第五节 高钙血症

一、概况

高钙血症系恶性肿瘤的一种代谢并发症，当血钙水平显著升高时，可威胁患者生命。产生高钙血症的原因很多，恶性肿瘤是引起高钙血症最常见的原因之一，发生率为 5%～20%，常见于恶性肿瘤伴骨转移的患者，乳腺癌和非小细胞肺癌占45%。肿瘤并发高血钙，而临床无骨转移者称体液性高钙血症综合征，为 15%～20%。其中最常见于肺鳞状细胞癌和大细胞癌、肾细胞癌、肝细胞癌和胆管癌等。血液系统肿瘤中特别好发于多发性骨髓瘤（约60%）。恶性淋巴瘤和 T 细胞白血病有时也发生溶骨改变和高钙血症。此症在我国发生率较低，湖北省肿瘤医院化疗科 33 例多发性骨髓瘤中，仅12.5%有轻度血钙升高。

肿瘤骨转移伴破骨性骨溶解，这是导致高钙血症最常见的机制，而溶骨性改变与肿瘤局部骨溶解因子增多有关。体液性高钙血症，是由甲状旁腺激素样因子介导所致，该因子能增加肾小管对钙的重吸收。由淋巴细胞产生的破骨细胞激活因子，可能是多发性骨髓瘤等血液系统肿瘤患者发生骨溶解高钙血症的原因。

二、临床表现

此症可出现多种器官系统功能失调，其严重性因高钙血症程度、伴发疾病、体质及有关的代谢紊乱而有所不同。

1. 胃肠道

症状出现早，有恶心、呕吐、厌食及腹痛，晚期可发生便秘和肠梗阻。

2. 神经肌肉系统

疲乏、嗜睡、抑郁，进而出现迟钝和昏迷。脑电图示弥漫性慢波。

3. 肾

早期表现烦渴、多尿，进一步导致肾损害。结果氮潴留，酸中毒，甚至肾功能衰竭。慢性高钙血症出现代谢性碱中毒、氮质血症和异位钙化。

4. 心血管

表现心动过缓、心率减慢。心电图示 P - R 间期缩短及 Q - T 间期缩短。血钙高于 4 mmol/L（16 mg/dL）时，T 波增宽，Q - T 间期延长，ST 段压低，洋地黄作用增强。急性高钙血症还可引发高血压。

恶性肿瘤伴高钙血症者体重常迅速减轻，血清钙水平高 > 3.5 mmol/L（14 mg/dL），血氯水平降低 < 102 mmol/L（362 mg/dL），血磷和重碳酸盐水平增高或正常，碱性磷酸酶增高。以上指标有助于与甲状旁腺功能亢进相鉴别。后者仅 25% 患者血钙 > 3.5 mmol/L，血氯升高，血磷和重碳酸盐常降低，碱性磷酸酶正常或降低。

三、治疗

肿瘤引起的高钙血症，最好的治疗是病因治疗。然而高钙血症常为晚期肿瘤并发症，可视患者具体情况选择治疗措施。治疗包括：减少钙的摄入，增加钙的排泄，增加骨对钙的结合。当出现症状或血钙 > 3.25 mmol/L（13 mg/dL），应视为内科急症。

1. 一般处理

（1）水化、利尿：输注足量生理盐水能恢复血容量，增加肾小球滤过率，并抑制近端肾小管对钙的重吸收。呋塞米可进一步阻断对钙的重吸收，并增加钙的排泄。常用量 40～80 mg 静脉注射。水化期间应注意水、电解质平衡。

（2）停用可增加血清钙的药物：利尿剂如双氢克尿噻、维生素 A、维生素 D 等。

（3）摄入低钙食物：如避免奶制品。

2. 减少骨吸收的药物

（1）普卡霉素（mithramycin）：为治疗高钙血症主要药物，有无骨转移均有效。具有抑制骨吸收作用。可持续降低血钙水平，一般在 24～48 h 见效，是顽固性高钙血症的首选药。主要不良反应是血小板减少、肝功能受损及肾毒性。一般 25 μg/kg 静脉注射，每周 1～2 次。

（2）双膦酸盐：是抗骨溶解的新型药物，为焦膦酸盐的类似物。可抑制破骨细胞介导的骨吸收；与骨基质理化结合，直接干扰骨吸收过程。除降低血钙外，还有明显止痛作用。对患者不良反应小，肾功能不全者应慎用。目前在临床应用的有两种产品。

1）氯甲双膦酸盐（clodronate，骨膦）：一般 3～5 mg/kg，用 500 mL 生理盐水稀释，3～4 h 输注完毕，连用 3～5 d。口服用药每日 2 400～3 200 mg，分 3～4 次。血钙正常后可减量维持。

2）帕米膦酸二钠（pamidronate，阿可达）：一般每次 60～90 mg 加入 500 mL 生理盐水稀释，静脉输注不小于 2 h，每月 1 次。

（3）降钙素（calcitonin）：主要通过抑制骨吸收和增加肾脏对钙的清除，使血钙降低。能迅速改善高血钙而不良反应少，但作用短暂。当其他措施无效时，该药有效。每次 100～200 U，皮下或肌内注射，8～12 h/次。

（4）糖皮质激素：可增加尿钙排泄，减少肠道对钙的吸收，可加强降钙素的作用。主要用于恶性淋巴瘤、白血病、多发性骨髓瘤和乳腺癌。一般泼尼松可用每日 1～2 mg/kg 或相当此剂量的其他制剂。

四、护理

1. 饮食护理

高钙血症患者应多给予患者高热量、高蛋白、高维生素、易消化的低钙饮食。根据患者个体差异，帮助患者制订膳食计划。尽量减少含钙丰富的牛奶、蛋黄、豆制品、虾、泥鳅、松子、海带和木耳等高钙饮食摄入。注意饮食卫生，不食生冷、隔夜食物，叮嘱多饮水、多排尿，食物尽量做到色、香、味俱全，鼓励少量多餐，保证营养的摄入。腹胀、便秘患者指导多饮水，多吃新鲜蔬菜、水果，适时鼓励患者适当床边活动等。

2. 用药监护

高钙血症治疗时应严密观察有无发热、寒战、类似骨骼和肌肉酸痛、胃肠道不适等症状，治疗后应注意观察血钙的情况，防止低血钙发生。利尿、水化等综合治疗期间，严密观察患者的生命体征，记录 24 h 尿量，检测患者的电解质及肾功能等变化等。

3. 安全保护措施

癌症患者骨转移常见部位有肋骨、椎骨、盆骨等。告知患者存在病理性骨折可能及预防措施。指导患者避免剧烈活动，避免抬、举重物，注意不宜久站、久坐或长时间固定某一姿势，防止病变骨骼发生骨折或塌陷。胸椎转移患者，卧硬板床，避免拍背。腰椎转移患者，使用腰托。搬运患者时，无障碍物，光线充足。地面干燥防滑。避免单独外出，护工用轮椅护送患者检查或放疗。嘱患者卧床休息，病情许可时，穿防滑鞋，适当床边活动。指导患者使用辅助工具，如拐杖。护士送饭、送水到床边。

4. 心理护理

肿瘤患者发生高钙血症时，病情多数已属晚期。他们不仅要承受面对死亡的恐惧，还要承受疼痛、腹胀、便秘、四肢乏力等不适的折磨。因此感情上特别依赖亲属，希望得到亲属的关怀、照顾。因此在护理过程中，护士要同情患者，多关心、体贴患者，用举例法、请病友现身法等开导患者，多与患者交流沟通，尽量满足患者需求，促使患者保持心情愉快，提高生活质量。

高钙血症综合治疗过程中，尽可能改善患者体质状况，缓解患者不适症状，同时在治疗过程中，加强电解质及病情观察，防止低钙血症发生，及时为患者采取有效的护理措施，提高患者生活质量。

第六节　上腔静脉综合征

一、概况

上腔静脉综合征（superior vena cava syndrome，SVCS），因上腔静脉阻

塞引起的一组症状，具有典型的临床表现，属肿瘤急症或亚急症范畴，往往需及时处理。

上腔静脉阻塞的原因是血栓形成、纤维化、外来压迫、肿瘤侵犯。过去50%系良性病变所致，如梅毒性主动脉瘤、淋巴结核、胸骨后甲状腺肿、心包炎和纤维化纵隔炎等。近来的报道中97%是恶性肿瘤所致，其中以支气管肺癌最多，占75%，尤其是小细胞未分化癌。恶性淋巴瘤占15%，转移性癌占7%。

上腔静脉位于上纵隔前方，周围为右主支气管、动脉、胸腺及淋巴结所包绕。因其管壁薄、压力低，故易受外来压迫造成阻塞。上腔静脉汇集头、颈、上肢、胸部的血液，回流至右心房，发生阻塞可导致上述区域静脉回流障碍，压力升高，从而引起相应的症状和体征。如长时间阻塞，可导致不可逆的血栓形成，中枢神经系统损害和肺部并发症。

二、临床表现

上腔静脉综合征的临床表现为面部水肿，甚至躯干和上肢水肿，头皮、颈部、胸壁静脉怒张，呼吸短促，当仰卧或前倾时呼吸困难更严重。如继发颅内压升高，可出现中枢神经系统症状，伴有意识改变、视力下降或头痛，但临床较少见。如出现背痛，应考虑可能有椎弓根压迫。

三、诊断

根据临床特征，本症一般很容易诊断。胸部摄片可发现上纵隔肿块，特别是右上纵隔较多见。CT对比增强扫描是常有的诊断方法，如有肿块存在，CT扫描多可显示。血管造影和放射性核素静脉造影剂磁共振（MRI）检查，可用于确定阻塞部位。

上腔静脉综合征的病因诊断非常重要，有助于制订合理的治疗计划。为了明确组织学诊断可通过痰细胞学、淋巴结活检、支气管镜检查（活检或刷检）及骨髓活检，约70%患者可确诊。此外，还可在B超或CT引导下，经皮行肿块或淋巴结针吸活检。条件允许的情况下，可行纵隔镜检查或开胸探查术。

四、治疗

上腔静脉综合征往往需及时处理，诊断初步确定后，不必等待组织学诊断即可进行。目的是防止颅内压增高，改善压迫症状，减少并发症。

1. 放疗

对大多数恶性肿瘤所致的上腔静脉压迫综合征，放疗是首选的治疗方法，常可很快缓解症状。一般最初放疗用大剂量（3~4 Gy/d），持续数天后，再改为常规剂量。放疗总量可视具体情况决定。

放疗初期局部水肿加重，可配合地塞米松和利尿剂辅助治疗。如放疗效果不明显，可能提示存在血栓形成的阻塞。

2. 化疗

对化疗敏感小细胞未分化肺癌恶性淋巴瘤患者，化疗可作为首选方法。对非小细胞肺癌，当压迫症状明显，卧床困难者也可选用，待症状缓解后再做放疗。化疗往往在数天内即可解除压迫，缓解症状。化疗方案可根据肿瘤类型选用。

化疗时应避免从上肢静脉注射，特别是右上肢静脉，因血流速度慢，甚至有血栓形成和静脉炎的情况，故宜选用下肢小静脉。

3. 手术治疗

外科手术对良性病因所致的阻塞通常有效。对放、化疗不敏感的肿瘤也可采用手术治疗。但手术难度往往较大，并发症和死亡率均高。

4. 抗凝治疗

Adelstein 等认为上腔静脉综合征常伴有血栓形成。早期研究表明，肝素抗凝治疗合并放疗和（或）化疗时，可以缩短住院时间。因静脉导管所致血栓形成的上腔静脉阻塞，单用抗凝治疗即可消除阻塞。

抗凝治疗能防治血栓，但也有引起出血的潜在危险，因而需有实验室检查配合，控制凝血时间及凝血酶原时间延长 1.5~2 倍。

肝素 1 mg（125 U）/kg 静脉推注，进行全身肝素化。继之，每 4~6 h 静脉滴注 0.5 mg/kg。用药后 2~4 h 抽血查凝血时间，调整滴注速度，使凝血时间延长 1.5~2 倍。必要时间隔 2~4 h 再送检及调整滴速。停用时需慢慢减量，常需 12~24 h 才完全停用，以免引起反跳。

如发生出血，可减慢滴速。出血多时，静脉注射硫酸鱼精蛋白中和，剂量按 1 mg 对抗 1 mg 的肝素计算。如肝素已注射 30 min 以上，鱼精蛋白剂量可减半，以生理盐水配成 2 mg/mL，缓慢静脉注射。

五、护理

（1）保持呼吸道通畅。

（2）采取平卧位或者高枕卧位，减轻对心、肺的压迫。

（3）做好病情观察，监测水、电解质平衡，监测生命体征和意识变化，观察患者呼吸喘鸣音和精神状态的改变，观察颜面部、颈部及上肢肿胀消退的情况，根据患者病情准确记录出入量，观察皮肤颜色、温湿度和末梢血液循环。

（4）做好输液护理，避免在指、趾端进行侵入性和压迫性操作，避免使用有关指、趾端的血管，操作后出血考虑的主要原因为静脉充血。选择注射的静脉血管时，应禁止使用颈外静脉、上肢静脉、上腔静脉，应选择下肢静脉建立通道，以免加重上肢水肿，静脉滴注抗肿瘤药物时，避免使用下肢，特别是发泡剂和刺激性较强的药物，推荐使用中心静脉导管，股静脉置管术是安全的给药途径。

（5）放、化疗患者做好相关的护理。

（6）做好饮食指导和营养指导，保证患者大便通畅。

（7）为患者提供安静、舒适的环境。

第七节　急性恶性肿瘤溶解综合征

急性恶性肿瘤溶解综合征可发生于任何肿瘤细胞增殖速度快，以及治疗后肿瘤细胞大量死亡的患者，一般常见于急性白血病、高度恶性淋巴瘤，较少见于实体瘤患者，如小细胞肺癌、生殖细胞恶性肿瘤、原发性肝癌等。肿瘤溶解综合征具有以下特征：高尿酸血症、高钾血症、高磷血症而导致的低钙血症等代谢异常。少数严重者还可发生急性肾功能衰竭、严重的心律失常如室速和室颤、DIC（弥散性血管内凝血）。临床医生应判断出肿瘤溶解综合征的高危患者，加强预防和检测，一旦发现立即开始治疗。

一、预防

白血病、淋巴瘤等患者化疗前 24 h 开始给予别嘌呤醇 600 mg/d，口服，持续用药 1 ~ 2 d。此后可给予别嘌呤醇，每日 300 mg，口服。对于需要立即抢救的患者，给予相同剂量的别嘌呤醇，并需要碱化尿液（pH 值 >7.0），静脉输注含 0.4% 碳酸氢钠的溶液和利尿剂，使尿量维持在100 ~ 150 mL/h。在给予足够液体后，如果未达到理想尿量，可静脉给予呋塞米 20 mg。若尿 pH 值 <7.0，增加碳酸氢钠用量或每日 4 次口服乙酰唑胺 250 mg。

二、监测

对有发病危险者，在进行化疗前及化疗期间，应至少每日 1 次测血清电解质、磷、钙、尿酸、肌酐水平，对于高风险患者（如肿瘤体积大的高度恶性淋巴瘤），在治疗开始后 24 ~ 48 h，每 6 h 检测上述的实验指标。检测过程中，一旦血清值发生异常，即应给予适当的治疗，并且每6 ~ 12 h重复检测异常的值，直至化疗完成或达正常实验室值。

三、治疗

确诊后，必须给予足够的生理盐水水化治疗，口服氢氧化铝可用于治疗高磷血症。可用多种方法治疗高钾血症，但从机制上可分为两种：一是促进钾离子向细胞内转移（葡萄糖、胰岛素或碳酸氢钠），二是使钾快速排出体外（呋塞米促其通过尿液排出体外，聚磺苯乙烯促其通过肠排出）。出现高钾血症或低钙血症者，应做心电图检查，并长期监测心率，直至高钾血症纠正。对继发于高钾血症和低钙血症的潜在性心律失常，可以通过静脉给予钙剂保护心肌。推荐的治疗方法如下：

（1）血清钾不高于 5.5 mmol/L，增加静脉输液量，生理盐水和静脉给予呋塞米 1 次（20 mg）即足够。也可用碳酸氢钠替代生理盐水加入 1 L 5% 葡萄糖或水中给予。

（2）血清钾水平在 5.5 ~ 6.0 mmol/L，增加静脉输液量和呋塞米的用量，并口服聚磺苯乙烯 30 g 和山梨醇。

（3）血清钾水平高于 6.0 mmol/L 或有明显心律失常者，应采用多种方法联合治疗。首先静脉给予 10% 葡萄糖酸钙溶液 10 mL，然后增加静脉液体输入量及呋塞米剂量，加 50% 葡萄糖注射液 20 mL 和 10 u 的普通胰岛素。亦可口服聚磺苯乙烯和山梨醇，有充血性心力衰竭病史的患者，或是左心室功能减退的患者禁用。透析可用于顽固性高钾血症。

四、护理

1. 重视患者的饮食护理

肿瘤患者在接受化疗之后常出现不同程度不适，比如恶心、呕吐、食欲减退等。按照医嘱要给予患者必要的止吐、镇静剂及加强口腔的护理。对于那些病情相对稳定的患者，给予其刺激性小、容易消化、营养丰富的食物。根据急性肿瘤溶解综合征患者的饮食习惯，经常变换食物的品种，适当地增加一些调味品来诱导患者进食，以增加患者的机体抵抗力。要注意的是应该给予患者低钾、低磷、低蛋白的优质饮食，加强患者的饮食宣传教育，并提高患者及其家属对肿瘤患者饮食的认识。

2. 重视患者的心理护理

众所周知，恶性肿瘤患者的心理状况及生活质量，是决定其健康的一个重要的因素。对患者进行护理的医护人员，应该牢记以患者为中心的护理理念，与患者建立良好的护患关系，并根据不同的年龄、性格、文化背景的患者，给予不同的个性化心理护理。提前给患者讲解关于治疗过程中出现的不良反应知识，可有效地减轻患者的应激反应。提高患者及其家属对该综合征的认知适应能力，从而减轻患者的负面情绪和心理负担，多方面调动患者主动配合医生治疗，充分发挥患者战胜疾病的主观能动性。

第八节　脊髓压迫症

一、概况

脊髓压迫症（compressive myelopathy）是一组具有占位效应的椎管内病变。脊髓受压后的变化与受压迫的部位、外界压迫的性质及发生速度有关。随着病情的发展，脊髓、脊神经根及其供应血管受压并日趋严重，一旦超过代偿能力，最终会造成脊髓水肿、变性、坏死等病理变化，出现脊髓半切或横贯性损害及椎管阻塞，引起受压平面以下的肢体运动、感觉、反射、括约肌功能及皮肤营养功能障碍，严重影响患者的生活和劳动能力。

脊髓压迫症病因在成人以肿瘤最为常见，约占1/3以上，椎管内肿瘤也称脊髓肿瘤，按照肿瘤的位置及与脊髓的关系，椎管内肿瘤可以分为脊髓内肿瘤、脊髓外硬脊膜内肿瘤、硬脊膜外肿瘤及椎管内外都存在的哑铃形肿瘤。肿瘤位于椎管内硬脊膜外者以转移瘤多见，硬脊膜下脊髓外的以良性神经鞘膜瘤为多，其次为神经纤维瘤、室管膜瘤，脊髓内肿瘤则以神经胶质细胞瘤常见。在儿童约 70% 以上的椎管内肿瘤为脊髓外硬脊膜内肿瘤。儿童椎管内肿瘤大多为先天性肿瘤，如畸胎瘤、皮样囊肿、表皮样囊肿等良性肿瘤，也可见神经母细胞瘤、网状细胞肉瘤及淋巴瘤等恶性病变。椎管内转移性肿瘤以肺、乳房、肾脏、胃肠道的恶性肿瘤为常见，亦偶见淋巴瘤、白血病等。

二、发病机制

1. 脊髓机械性受压

脊柱骨折、肿瘤等硬性结构直接压迫脊髓或脊神经根，引起脊髓受压、移位和神经根刺激或麻痹等症状，髓内的占位性病变直接侵犯神经组织，压迫症状较早出现，髓外硬膜内占位性病变症状进展缓慢。由于硬脊膜的阻挡，硬脊膜外占位性病变对脊髓的压迫作用相对很轻，症状往往发生在脊髓腔明显梗阻之后。

2. 浸润性改变

脊柱及脊髓的转移瘤、脓肿、白血病等浸润脊膜、脊神经根和脊髓，使其充血、肿胀，引起脊髓受压。

3. 缺血性改变

供应脊髓的血管被肿瘤、椎间盘等挤压，引起相应节段脊髓缺血性改变，使脊髓发生缺血、水肿、坏死、软化等病理变化，从而出现脊髓压迫症状；另外，脊髓局部神经细胞及传导束坏死、充血及水肿，椎管内储备空间缩小，静脉回流受阻，使脊髓水肿进一步加重，动脉受压后血运受阻使脊髓缺血、坏死，也可导致脊髓传导功能完全丧失，出现肢体麻木、无力甚至大小便障碍。

三、临床表现

1. 神经根症状

神经根性疼痛或局限性运动障碍，具有定位价值。早期病变刺激引起的根性痛，如刀割样、针刺样、电击或火烙样疼痛的异常感觉，有时可表现相应节段"束带感"。随病变可由一侧、间歇性进展为双侧、持续性；前根受压可出现支配肌群束颤、肌无力和萎缩。

2. 感觉障碍

（1）传导束性感觉障碍：脊髓丘脑束受损时，出现受损平面以下对侧躯体痛、温觉减退或消失；后索受压出现受损平面以下同侧深感觉缺失；横贯性损害上述两束均受损，表现为受损节段平面以下一切感觉均丧失。

（2）感觉传导纤维在脊髓内存在一定的排列顺序，使髓内与髓外病变感觉障碍水平及顺序不同。髓外压迫的感觉障碍是由下肢向上发展；而髓内压迫的感觉障碍是，自病变节段向下发展，鞍区感觉保留至最后才受累，称为马鞍回避。

（3）脊膜刺激症状：表现为与病灶对应的椎骨叩痛、压痛和活动受限，多由硬脊膜外病变引起。因此，感觉障碍对判断髓内外病变，以及脊髓压迫平面有重要参考价值。

3. 运动障碍

急性脊髓损害早期表现为脊髓休克，2～4周后表现为痉挛性瘫痪。慢性脊髓损伤，当单侧锥体束受压时，引起病变以下同侧肢体痉挛性瘫痪；双侧锥体束受压，则引起双侧肢体痉挛性瘫痪。初期为伸直性痉挛瘫，后期为屈曲性痉挛瘫。

4. 反射异常

脊髓休克时各种反射均不能引出。受压节段因后根、前根或前角受损，出现相应节段的腱反射减弱或消失，锥体束受损则损害水平以下同侧腱反射亢进、病理反射阳性、腹壁反射及提睾反射消失。

5. 括约肌功能障碍

髓内病变早期出现括约肌功能障碍，圆锥以上病变双侧锥体束受累，早期出现尿潴留和便秘，晚期为反射性膀胱，而马尾及圆锥病变则出现尿、便失禁。

6. 自主神经症状

自主神经低级中枢位于脊髓侧角，病变节段以出现泌汗障碍、皮肤划痕试验异常、皮肤营养障碍、直立性低血压等表现为特征，若病变波及脊髓 $C_8 \sim T_1$ 节段则出现 Horner 征。

四、辅助检查

（1）磁共振成像（MRI）：为非侵袭性检查，能清晰地显示脊髓受压部位及范围、病变大小、形状及与椎管内结构关系，必要时可增强扫描推测病变性质。

（2）CT：有助于显示肿瘤与骨质之间的关系，以及骨质破坏情况。

五、治疗

应及早明确诊断，尽快去除脊髓受压的病因，手术是唯一切实有效的措施。同时应积极防治并发症，早期康复和加强护理。

（1）硬膜外转移肿瘤或淋巴瘤者，应放疗或化疗；髓内肿瘤者应视病灶边界是否清楚，予以肿瘤摘除或放射治疗；恶性肿瘤或转移瘤如不能切除，可行椎板减压术，术后配合放、化疗治疗。

（2）药物：

1）激素：脊髓急性损伤早期，可应用大剂量甲泼尼松静脉内注射，改善损伤后脊髓血流和微血管灌注，使脊髓功能得到改善。伤后 8 h 内给药，脊髓功能恢复最明显，伤后 24 h 内给药仍有治疗意义。

2）胃肠动力药物：西沙必利能改善患者的结肠和肛门直肠功能，促进排便。

3）B 族维生素有助于神经功能的恢复。

六、护理

1. 心理护理

脊髓压迫解除至脊髓功能恢复需要较长时间，甚至不能完全恢复。耐心解释疾病的过程，稳定患者及其家属的情绪，在生活中应多鼓励患者，消除其恐惧、紧张的心理，使其保持心情开朗，树立战胜疾病的信心。患者可能出现抑郁，也可能出现烦躁易激惹，医护人员应告知患者脊髓功能恢复的进程，使患者树立信心，积极配合治疗，必要时加用抗焦虑抑郁药物。

2. 应向患者及其家属讲解功能锻炼的重要性

指导和协助患者及其家属进行主动和被动运动，逐渐增加运动量，逐渐增强其生活自理能力，协助患者做好各项生活护理；保持关节功能位置，每天给予肢体按摩，防止关节变形及肌肉萎缩；长期卧床患者每 2 h 翻身一次，全身用温水擦拭，保持床单清洁、干燥，避免皮肤的机械性刺激和骨突处受压，防止压疮。注意保暖，防止烫伤。应给予高营养且易消化的食物，以刺激肠蠕动增加，减轻便秘及胀气；多吃富含 B 族维生素的食物，如绿叶蔬菜、新鲜水果、大豆、谷类、蛋、瘦肉、动物肝脏等。大剂量使用激素时，注意有无消化道出血的倾向。保持患者会阴清洁，鼓励患者多喝水，如出现排尿困难，可给予导尿并留置尿管，活动锻炼时取坐位，以利于膀胱功能恢复，避免泌尿系统感染。加强肢体锻炼，锻炼时要注意保护，以防跌伤等意外的发生。

3. 预防并发症

（1）预防感染：主要是预防呼吸道感染、泌尿系统感染及深静脉血栓。定时翻身拍背，促进排痰，鼓励咳嗽和深呼吸，协助饭后漱口，保持口腔清洁，预防口腔和肺部感染。对于尿潴留及尿失禁的患者，一定要加强护理，预防泌尿系统感染。

（2）预防压疮：长期卧床患者要避免软组织长期受压，特别是骶部、臀外侧和内外踝部，每 2 h 翻身一次，压迫处皮肤擦拭 30% ~50% 酒精并局部按摩。如有皮肤发红或破溃，即用软圈垫，还可用红外线灯照射。

（3）预防关节挛缩：注意纠正卧位姿势，不得压迫患侧肢体，肢体关节应保持功能位置，给患肢各关节做简单的被动运动。

4. 脊髓功能的康复指导

康复治疗的目的，是通过对患者功能的重新训练及重建，促进中枢神经系统的代偿功能，从而使患者恢复步行、恢复大小便功能，以及恢复生活自理能力，重返工作岗位。包括按摩、被动运动、主动运动、坐起锻炼等功能训练。瘫痪肢体的理疗，可改善患肢的血液循环，延缓和防止肌肉萎缩。步行锻炼的目的在于进一步恢复肢体功能，以达到步行和个人生活自理。重点是训练单个肌肉的动作，降低痉挛状态，减轻由于不活动、肌肉紧张或肩关节半脱位等所致疼痛，进行站立、行走及日常生活动作训练。日常生活活动锻炼时，着重训练健手代替患手或单手操作技巧，目的是达到生活自理或半自理状态。

5. 疾病预后

脊髓压迫症的预后好坏取决于以下几个因素：

（1）病变性质：髓外硬脊膜下肿瘤一般均属良性，能完全切除，预后比不能完全切除髓内肿瘤和恶性肿瘤好。

（2）脊髓受损程度：脊髓功能障碍的程度，在于解除压迫之前脊髓功能尚未完全丧失者，手术效果大多良好。

（3）治疗时机：早期治疗解除病因预后好，急性压迫病变在发病 6 h 内未减压则预后较差。

（4）病变进展速度：急性压迫脊髓的代偿功能来不及发挥，因此比慢性压迫预后为差。

（5）脊髓受压平面：高位的压迫比低位压迫预后差。

（6）解除压迫后神经功能恢复情况：较早出现运动或感觉功能恢复则预后较好，1 个月以上仍不见脊髓功能恢复，则提示预后不良。

（7）其他：出现屈曲性截瘫提示预后差，脊髓休克时间越长预后越差，合并尿路感染和压疮等并发症预后不佳。

第九节　心包压塞

一、概况

胸部创伤导致心包积血、癌症患者心包积液是心包压塞的原因。当心包腔内有过多积液或者积血时，影响心脏的舒张，心每搏输出量急剧下降，并导致心脏停搏。怀疑为心包压塞征时，可在剑突下左肋弓旁行心包穿刺，如抽出液体，即可确诊。两维超声心动图亦可确定心包压塞的诊断。

二、临床表现和体征

急性心包压塞表现为急性循环衰竭、休克等。

（1）心前区闷胀疼痛：疼痛位于心前区，性质呈尖锐性，与呼吸运动有关，常因咳嗽、深呼吸或变换体位而加重。疼痛也可为压榨性，位于胸骨后。

（2）呼吸困难：严重时可有端坐呼吸，伴身体前倾、发绀等。

（3）其他症状：烦躁不安、少尿至无尿、面色苍白、脉搏快弱，有时可扪及奇脉；血压下降或不能测出，但静脉压明显升高，超过 1.47 kPa（15 cmH$_2$O）。

三、治疗

急性心包压塞往往病情危急，可先做心包腔穿刺减压缓解症状，同时输血补液，争取剖胸抢救时间。

四、护理

（1）根据病情帮助患者采取半卧位或前倾坐位，提供床上小桌依靠，并保持舒适。观察呼吸困难的程度，有无呼吸浅快、发绀，血气分析结果，根据缺氧程度调节氧流量，观察用氧效果。嘱患者避免受凉，防止呼吸道感染，以免加重呼吸困难。

（2）控制输液速度，防止加重心脏负荷。

（3）心包穿刺术的护理：抽液要缓慢，第一次抽液量不宜超过100～200 mL。

（4）疼痛的护理：评估疼痛的情况，卧床休息，保持情绪稳定，勿用力咳嗽，勿深呼吸或突然改变体位，以免使疼痛加重。遵医嘱给予解热镇痛剂，注意有无胃肠道反应、出血等不良反应，若疼痛严重，可适量使用吗啡类药物。

第八章 常见肿瘤转移性患者的护理

第一节 转移性癌患者的一般护理

在各种疾病中，癌症给人们带来的精神压力是巨大的，癌症发生转移的患者，感觉失去了治愈的希望，其精神压力和肉体痛苦更难以忍受。这就需要护理人员给予患者更加耐心的心理疏导、饮食指导等方面的护理，帮助患者重新树立战胜疾病的信心，积极配合治疗。

一、心理护理

（一）焦虑、恐惧、悲观甚至失望是癌症转移患者常见的情绪反应

由于患者对癌症治疗的医学进展和发展不甚了解，认为癌症发生了转移就不可能治愈，因此就产生焦虑、恐惧，甚至悲观、失望的情绪。首先，护理人员应理解患者的情绪反应，并给予高度的同情。其次，创造合适的交流气氛，利用浅显易懂的语言，向患者介绍一些医学治疗进展的情况，以及治疗转移的方法，帮助患者重新树立战胜疾病的信心。再次，对承受能力较强的患者，应把疾病的实际情况告诉患者本人，让他们客观地面对疾病发展的现状，并让其参与治疗上的抉择，主动配合，接受新的治疗方案，充分调动其积极性。

（二）孤独、忧郁或暴躁是癌症转移患者的另一种情绪反应

这是患者消极对待疾病治疗的一种表现，这种情绪反应造成的后果更加严重。因为患者病灶发生转移一般情况下是病程比较长、进展快、期别晚，长期患病而失去了工作、学习、参与家务劳动的能力，切断了与社会、同事及亲朋好友的联系，加上疾病的进展，改变了患者在正常生活中的角色，使

其有一种孤独感。护理人员应调动患者的家属共同关心和帮助他们，从患者感兴趣的话题开始交谈，善于倾听患者的心声和要求，创造一种能够让患者表达意愿和心理需求的气氛，鼓励他们说出情绪反应的原因，根据不同的情况分别做出不同的心理疏导。在实际工作中不要操之过急，更不能对患者的病情做不合实际的承诺，把治疗效果及时反馈给患者，逐渐消除不良情绪。

（三）对疾病本身引起的情绪反应，在做好心理护理的基础上，积极地对症治疗

如骨转移引起的疼痛，肺转移引起的呼吸功能障碍，脑转移引起的精神症状等，根据不同的症状给予相应的治疗，以解除患者的痛苦，减轻患者的情绪反应。

二、饮食护理

（一）饮食护理的意义

转移癌患者，常因病情的进展及反复治疗产生不良反应，最常见的为食欲减退、味觉异常，严重者伴有恶心、呕吐，吸收发生障碍。如不及时采取措施会导致营养不良、体重下降、抵抗力降低，甚至发生恶病质，加重病情的发展。由于患者免疫功能低下，存在癌症复发的危险，患者通过加强营养、扶正固体，改善机体的一般状况，纠正癌症造成的营养不良，提高机体的免疫功能，有利于疾病的治疗。

（二）饮食的特点及护理

营养不良是癌症患者病情恶化、死亡的主要原因。大多数晚期患者都有机体新陈代谢的异常改变，即合成代谢减少，分解代谢加强。基础代谢率及消耗的总量明显增加。晚期肿瘤患者主要的治疗方法以放疗、化疗为主，放疗、化疗的同时，对正常组织细胞也有不同程度的损害，营养成分对组织的修复、减轻不良反应，有重要的作用。

化疗中患者的味觉、嗅觉发生改变，主要症状是恶心、呕吐、腹胀、腹泻等，相当一部分患者因营养摄入不足，导致水和电解质紊乱。有些药物致口腔炎或便秘。严重的胃肠道反应阻碍了营养物质的吸收，也影响了患者的

食欲及进食量，因此，须对患者维持静脉营养，在维持静脉营养时，对消化道反应较轻者做以下指导：

（1）对食欲减退者，可根据患者平时喜好的口味，选用一些能刺激食欲的食物，如酸、咸、甜等浓重口味的食品，也可增加一些调味品，如姜、葱等。

（2）为避免恶心，给予少油或无油的蔬菜。

（3）为了防止便秘，多吃含纤维素高的食物，如大白菜、韭菜、芹菜、山芋、香蕉等以促进肠蠕动。

（4）当患者合并口腔炎或胃炎时，要给予易咀嚼、易消化、无刺激的软饭或半流质食物，同时多吃动物肝脏、蛋黄，必要时服用维生素 B_2、维生素 C 等。

另外，根据不同转移部位的肿瘤，搭配相应的饮食。如胸膜、腹膜转移的患者，以胸、腹水为主要表现，由于腹水带走大量的蛋白，出现低蛋白血症，饮食上给予高蛋白食物。另外，由于药物的不良反应，患者的食欲明显下降，在进食的时间上做适当调整，如果上午用药，早饭要提前，午饭要推后，以减轻反应。脑转移的患者，进食时间在服用脱水剂后，以减轻呕吐症状。

三、皮肤护理

转移癌患者，不仅有原发灶的症状，还有转移性肿瘤症状，病情较重，卧床时间长，患者抵抗力低，易发生压疮，需要定时观察和皮肤护理。骨转移患者，护士进行皮肤护理时动作要轻柔，以免引起病理性骨折。皮肤转移的患者往往出现皮肤大面积的破溃，在无菌换药的同时要特别注意患者情绪变化，因为肿瘤引起皮肤破溃，分泌物有一种特殊的恶臭味，影响患者的自信，易挫伤患者的自尊心。护理人员要细心观察其情绪的变化，引导患者正确对待疾病带来的不适，保持良好的心理状态，积极配合治疗。

四、促进睡眠

多数肿瘤患者存在程度不同的睡眠紊乱，特别是转移性肿瘤患者，由心理因素、疾病因素、家庭因素引起的失眠，比较常见。

（一）心理因素

一个健康人患病后，必然产生相应的心理变化，肿瘤患者心理变化则更为明显，而肿瘤转移患者的心理变化可想而知。表现为意志薄弱、情绪低沉甚至绝望，由此而引起失眠症状。医护人员要富有同情心，从语言、行为上给予热情关怀和疏导，鼓励患者树立战胜疾病的信心，消除消极心理，从而解除因焦虑引起的失眠症状。

（二）疾病因素

肿瘤导致的如疼痛、呼吸困难、消化道的症状等引起的睡眠紊乱，要积极对症治疗。对于肿瘤引起的疼痛，服用止痛药物时，一定要按时服药，保持不痛状态，对其他症状引起的睡眠紊乱，护理人员应配合医生积极对因治疗，从根本上解除影响睡眠的因素。

（三）家庭因素

恶性肿瘤是一种慢性消耗性疾病，由于需要长期的治疗，患者及其家属承受了巨大的心理负担和经济负担，给患者带来心理上的影响，也会引起睡眠紊乱。首先，要让患者了解患病不是主观能控制的事情，既然患了病就应该坦然面对这一切，护理人员应帮助患者正确对待，与家属取得配合，共同解除患者的心理负担，从而减轻失眠症状。严重者，遵医嘱适当给予镇静、催眠类的药物，如艾司唑仑 2.5~5 mg，睡前服用。

第二节　脑膜转移癌患者的护理

脑膜转移癌（MM）又被称作软脑膜癌病（MC），是恶性肿瘤患者常见转移去处之一。常见的实体原发肿瘤为乳腺癌、肺癌、恶性黑色素瘤及淋巴瘤，以肺癌最常见。脑膜转移癌是指原发灶的肿瘤细胞转移并弥漫浸润软脑膜、蛛网膜下隙引起的脑组织、脑神经和脊髓损害。脑膜转移癌患者临床表现复杂多样，主要由两方面引起：一是脑脊液流动受限；二是肿瘤直接浸润蔓延。其症状和体征表现为颅内压增高引起的一系列反应，如头痛、眩晕、恶心、呕吐、性格改变或神经系统症状，早期诊断、早期治疗可有效延缓因病情进展而导致的神经功能缺损。护理人员要耐心细致地全面观察病情，及时采取有效的护理措施，协助医生赢得抢救和治疗的最佳时机。

一、诊断

脑膜转移癌主要采取以下诊断标准：

（1）具有明确的肺、乳腺、肾上腺、子宫、胃、肠、甲状腺等器官的恶性肿瘤病史和手术史。

（2）新发神经系统症状与体征，如头痛、呕吐、视物模糊、偏瘫或单瘫、语言不清等症状。

（3）具有典型 MRI 的表现：为脑膜增厚或伴结节、脑膜线形或条索状强化、脑膜弥漫性强化，有时可见"脑膜尾征"等直接征象，并伴脑实质容量减小、脑水肿、脑室周围水肿等继发性改变。

（4）脑脊液细胞学检测发现肿瘤细胞。

凡具备前两项及后两项中任意一项者即可明确诊断。

二、治疗

根据患者具体情况选择全身化疗、靶向治疗、全脑放疗、鞘内化疗和对症支持治疗，在制订治疗方案的同时，应综合考虑患者的身体状态、原发灶情况及先前抗肿瘤治疗的敏感性。口服化疗是现代治疗的趋势，如替莫唑胺是近年来应用于中枢神经系统恶性肿瘤的新药，抗肿瘤效果较好。且其为口服药物，服用方便，患者的依从性也较好。替莫唑胺容易穿过血-脑屏障，生物利用度较高，因而疗效也更为显著，联合放射治疗能起到协同作用。替莫唑胺的不良反应较少，患者耐受性较好。

三、护理

（一）症状的观察及护理

脑膜转移癌侵犯的部位不同，临床表现各有差异，如意识障碍、头痛、恶心、呕吐、视神经乳头水肿等颅内压增高征象，以及癫痫、眩晕、偏听、偏瘫等。

1. 颅内压增高时的观察及护理

脑膜转移癌患者随着病情进展，颅脑容积不断加大，颅内压逐渐升高，颅内痛觉敏感组织如脑膜、血管等受牵连、扩张、挤压，患者出现剧烈头痛，呈喷射态的频繁呕吐，严重时会发生脑疝，危及生命。因此要严密观察病情、神志，发现异常，及时与医生联系，严防意外。

（1）绝对卧床休息，取头高足低位，头部抬高 15°～20° 为宜，使颅内压有所下降，减轻头痛；避免和减少咳嗽及大幅度转头，保持病房安静，以免不良刺激加重头痛。

（2）恶心、呕吐者注意观察呕吐的次数、呕吐物的性质及伴随症状，及时做好口腔护理，保持口腔清洁，防止患者将呕吐物呛入呼吸道发生窒息或吸入性肺炎。

（3）合理应用脱水剂：按照医嘱采取有效的脱水治疗，常用 20% 甘露醇 250 mL 快速静脉滴注，20～30 min 滴完，每日 1～2 次。同时注意药物不得外渗，长期应用者注意监测电解质。严密观察入出水量，防止体内水分过多，加重颅内高压；体内水分过少，血压过低导致虚脱。

（4）保持大便通畅：便秘时可给予番泻叶、果导等口服，亦可用开塞露等润肠协助排便，避免用力排便导致颅内压力升高，加剧头痛。

2. 意识障碍的观察及护理

脑膜转移癌患者典型临床表现除颅内压增高症状外，还存在程度不同的意识障碍，护理人员应密切观察病情，及时与医生联系，对症处理。

（1）将患者安置在备有抢救设备的监护室内，保持室内空气清新，温湿度适宜。颅内压增高者取头高脚低位。昏迷患者取仰卧位，头偏向一侧，使口腔分泌物自口角流出，以防吸入呼吸道，引起窒息或吸入性肺炎。

（2）按时测量体温、脉搏、呼吸、血压，观察意识、瞳孔变化，病情危重时，应设专人护理。

（3）保持呼吸道通畅：随时清除患者口、鼻腔分泌物，吸痰时动作轻柔，防止损伤黏膜。持续氧气吸入，保持氧气道通畅。

（4）做好口腔护理：对于张口呼吸的昏迷患者，应用两层湿纱布敷于患者口、鼻部，口唇部涂液状石蜡，避免口唇干燥。每日两次口腔护理，观察口腔黏膜变化，预防口腔溃疡发生。

（5）加强皮肤护理，预防压疮：做到勤翻身、勤擦洗、勤按摩、勤检查，保持床铺平整、干燥，严格交接班等措施。正确使用便盆，避免因便盆使用不当擦伤皮肤。同时，根据患者情况给予静脉高营养治疗。

（6）做好大小便护理：对于尿潴留和尿失禁患者应留置导尿管，长期置尿管者，每月更换 1~2 次，给予膀胱冲洗，隔日 1 次，病情允许时，鼓励患者多喝水，预防逆行尿路感染。大便失禁者，做好肛周皮肤护理，定时温水擦洗，保持肛周皮肤清洁、干燥。便秘者，酌情给予缓泻剂或开塞露，保持大便通畅，避免因用力排便导致颅内压迅速增高。

（7）保持静脉输液通畅，保证营养供给，维持水、电解质及酸碱平衡。同时监测电解质浓度，做血气分析，适当控制输液速度，维持血压，以免血压过高，导致头痛。

3. 眩晕的护理

当肿瘤侵犯脑干，前庭系统维持机体平衡的协同作用发生障碍，使机体平衡紊乱而发生眩晕。主要护理措施有以下几点：

（1）护理患者卧床休息，避免声、光刺激。

（2）做好心理护理，安慰患者减轻恐惧心理，必要时遵医嘱应用镇静剂。

（3）协助患者做好生活护理，减少不必要活动，严防跌倒。

（4）眩晕患者常伴有恶心、呕吐，做好口腔护理。

（二）治疗时的护理

脑膜转移癌患者的治疗主要是放疗和化疗，其次是内分泌治疗和免疫治疗等，以缩小或延迟肿瘤的进展，降低颅内压，缓解症状。

1. 放疗时的护理

（1）放疗前向患者说明放疗的基本知识、注意事项，可能会出现的局部和全身反应，讲解出现不良反应的处理方法，使患者理解，接受治疗。提前洗澡、理发。

（2）对有牙周炎、牙龈炎和龋齿的患者，放疗前应先行抗感染治疗和拔牙。

（3）嘱患者对照射部位皮肤保护，保持清洁、干燥，避免日光暴晒。若照射部位皮肤因放疗而受损严重时应停止放疗。

（4）放疗期间注意观察有无消化道反应，可按医嘱给予维生素 B_6、甲氧氯普胺等药物预防。反应较重时应给予止吐药物，必要时补充液体和营养，保持水、电解质平衡。

（5）观察血象变化，每周查血常规 1 次，白细胞低于 3×10^9/L，血小板低于 50×10^{12}/L 时，或体温高达 38 ℃以上均应停止放疗。

（6）保持病房内空气清新，每日进行空气消毒，加强营养，预防感冒。

2. 化疗时的护理

按化疗的护理常规护理。

第三节　腹膜转移癌患者的护理

腹膜转移癌引起恶性腹水是晚期恶性肿瘤并发症之一，中位存活期有几周至几个月，1 年生存率＜10%。引起恶性腹水的常见肿瘤有卵巢癌、胰腺癌、大肠癌、胃癌、子宫颈癌和淋巴瘤。一般卵巢癌和淋巴瘤的腹水预后相对要好，乳腺癌比胃肠道肿瘤预后要好。尽管恶性腹水患者生存期有限，成功的姑息治疗对某些患者的症状有所改善。

一、诊断

80% 以上恶性腹水在既往数月至数年已有恶性肿瘤史，查体可发现腹部移动性浊音。腹部 B 超和 CT 检查协助诊断。诊断性腹水穿刺是血性腹水最为特异性的检查方法。腹水常规和生化检查提示恶性者可见蛋白含量增高，60% 可找到恶性细胞，肿瘤标志物 CEA、CA－125、CA－199、β－HCG 和 LDH 检查对恶性腹水诊断有帮助。细胞遗传学分析也有助于认识恶性细胞。

二、治疗

引起恶性腹水治疗包括全身化疗及针对腹水治疗。后者主要有腹腔穿刺排液，腹膜腔内注入抗肿瘤药物或生物制剂。腹膜腔内化疗因腹腔提供了局部化疗条件，易于获得高浓度的抗肿瘤药物，并延长了药物与肿瘤的直接接触时间，并不增加不良反应，而腹部热疗可以明显提高腹腔内药物对细胞膜的通透性，增强药物的细胞毒性作用。腹腔化疗联合热疗有利于对肿瘤组织的杀灭，起到抗肿瘤和抑制肿瘤生长的作用。

腹膜腔内化疗主要不良反应除了与药物本身有关外，还可致腹腔感染发生率增加、腹痛、发热、肠粘连及肠梗阻等。

三、症状的观察及护理

恶性腹水患者常有乏力、腹胀、踝或下肢水肿、呼吸困难等。

（一）呼吸困难的观察及护理

腹膜转移癌早期，腹水较少，呼吸困难症状不明显。当大量腹水形成，使横膈上移，影响肺功能，呼吸困难加重。因此，应密切观察病情变化，及时采取有效措施，减轻患者的痛苦。

1. 休息

患者应减少活动量，适当卧床休息。严重时应绝对卧床休息，限制探视人次，减少病区噪声。

2. 卧位

取舒适的半卧位或坐位，使纵隔下降，肺部受压减轻，增加肺活量，改善肺通气功能，减轻呼吸困难。

3. 氧气吸入

给予间断或持续氧气吸入，保持呼吸通畅，注意保持鼻孔清洁，并密切观察吸氧后的有效指征。

4. 保持病室内适宜的温度、湿度

温度 18~22℃，湿度 50%~70%，且通风良好，阳光充足，保持室内清洁，避免烟雾、尘埃等不良物理性刺激，以免加重病情。

（二）腹胀的观察及护理

腹膜转移癌形成腹水后，大多数患者肝功能代谢发生障碍，出现腹胀、腹痛等症状，对此应着重在饮食、卧位等方面加以护理。

（1）避免进食产气过高的食物，以免加重腹胀。进食以高热量、高蛋白、高维生素、适量脂肪为原则，尤其大量放腹水的患者，由于腹水带走了大量的蛋白质，易引起低蛋白血症，更应增加蛋白质的摄入量。食物应新鲜可口、柔软易消化、无刺激性且少食多餐，严禁饮酒。

（2）大量腹水者宜采取半卧位，减少肺瘀血，有利于呼吸运动循环功能的正常进行。

（3）定期测量体重、腹围，每日记录出入水量，为治疗提供依据。

（4）大量腹水时可发生脐疝，及时治疗引起腹压增高的因素，如咳嗽、便秘等。应保持大便通畅，养成定时大便的习惯，多食蔬菜、水果、香油、香蕉等，必要时给予缓泻剂或使用开塞露 40 mL（液状石蜡 30 mL）加生理盐水 20 mL 灌肠。

（5）腹水早期腹痛不明显，腹水严重时，由于腹膜牵拉，腹痛明显，给患者造成痛苦。注意观察疼痛的程度，向患者说明引起疼痛的原因及有关的知识，取得患者合作。腹痛严重者按医嘱采取三阶梯止痛措施。

（三）腹水的观察及护理

大量的腹水，引起下肢静脉回流受阻，出现下肢甚至全身水肿，皮肤抵抗力明显下降，易发生感染，应加强皮肤护理。

（1）保持患者床铺干燥、平整，衣服应宽大柔软。

（2）避免局部长期受压，按时翻身，翻身应避免拖、拉等动作，防止擦伤皮肤。

（3）抬高双下肢，利于血液回流，减轻水肿。

（4）促进血液循环，经常用温水擦澡，或用 50% 酒精进行按摩，预防褥疮的发生。

四、腹腔穿刺术的护理

大量恶性腹水，主要治疗的方法是腹腔穿刺放液、腹腔内注入药物及配合全身用药。因此，应积极地协助医生做好穿刺前后护理及注入药物后的各项护理。

（一）腹腔穿刺前的护理

（1）做好解释：向患者说明穿刺的目的和注意事项，以解除患者的顾虑，取得其合作。将备好的用物携至床旁，用屏风遮挡患者，协助患者排空尿液，以免穿刺时误伤膀胱。如大量放腹水，应在放液前测量体重、血压、脉搏。

（2）腹腔内注入的药物应配置好备用，严格三查七对，准确掌握药物的剂量和浓度。

(3) 备齐用药：一次性无菌腹腔穿刺包（内有腹腔穿刺针 1 套、5 mL 注射器、洞巾、纱布、手套）、Ⅰ型吉尔碘棉球数个、2% 利多卡因 5 mL×2 支、1% 肾上腺素 1 mg、10 cm×12 cm 敷贴 1 张、一次性引流袋。

(二) 穿刺中的配合

根据病情，安排适当的体位，取穿刺卧位（半卧位或平卧位），协助患者解开上衣，松开腰带，暴露腹部，背部铺好腹带，腹下部铺好油布及治疗巾。穿刺部位：取脐与左髂前上棘连线的内 2/3 与外 1/3 交界处或取脐与耻骨联合连线中点，左右旁开 1~1.5 cm 或 B 超定位点，勿在腹部手术瘢痕部位或肠襻明显处穿刺。打开穿刺包，协助医生常规消毒已选定的穿刺部位。术者戴口罩及无菌手套，铺无菌洞巾，用 5 mL 一次性注射器抽 2% 利多卡因 5 mL 自皮肤至腹膜壁层行浸润麻醉。用套管针沿穿刺点穿刺，边进针边抽吸，见回液后置入导丝，穿刺完毕后拔出套管针，将腹腔导管经导丝引导置入腹腔内 8~10 cm。拔出导丝，消毒穿刺点及周围皮肤，用敷贴固定。先用注射器抽取少许腹水，留取标本做常规检查或培养用。大量放腹水时，接一次性引流袋，间断引流。整理用物，并详细记录腹水量、性质、颜色，及时送检。

(三) 穿刺中的观察及护理

少量腹水进行诊断性穿刺时，穿刺前宜嘱患者先侧卧于拟穿刺侧 3~5 min。对腹水量多者，进行腹腔穿刺时，应先将其腹壁皮肤向下向外牵拉，然后穿刺，拔针后可使皮肤针眼与腹肌针眼错开，以防腹水沿针眼外溢。腹腔穿刺放液中，应密切观察病情，如患者出现面色苍白、出汗、心悸、头晕、恶心等症状，应立即停止放液，卧床休息 24 h，并给予静脉输液等急救措施。

(四) 穿刺后的观察及护理

1. 取合适体位

嘱患者卧床休息 24 h 之后取半卧位以利于液体引流，病情允许可指导患者带引流管床边活动。如需腹腔化疗时，尽量将腹水引流干净，将备好的药液核对后注入腹腔内，术后协助患者变换体位，使药物与腹腔充分接触，均匀分布吸收，更好发挥药效。

2. 饮食指导

由于引流导致大量的蛋白质丢失、电解质紊乱，患者多伴消瘦、营养不良、低蛋白血症等。因此，要指导患者进食高蛋白、高热量、高维生素食物，如鸡蛋、鱼汤、牛奶、瘦肉、水果等，进食量少者给予静脉滴注复方氨基酸、白蛋白、脂肪乳等以补充营养，增强抵抗力。

3. 导管的护理

（1）妥善固定：中心静脉导管质地柔软，易打折或扭曲，用力牵拉时可引起导管向外滑脱，护士应指导患者在改变体位时注意保护导管，穿脱衣服时尽量保持轻柔，防止导管滑脱、扭曲。穿刺点用无菌敷贴固定后，再用胶布加强固定，可有效防止导管滑脱、扭曲。

（2）保持引流通畅：置管后应加强巡视病房，保持引流通畅。因中心静脉导管管腔细，容易受血块、坏死组织及肉芽组织等堵塞而使引流失败。因此在放液中要注意观察，如出现引流液减少，患者感到腹胀，伴发热，应先检查导管是否打折、扭曲，并嘱其变换体位，然后用 10～20 mL 生理盐水冲洗导管，并定时挤压导管。

（3）预防感染：严格皮肤消毒和无菌操作。感染的发生与留置部位、留置时间、微生物的依附性及全身情况等方面有关。皮肤消毒范围要大，应在穿刺点周围 10 cm 范围内消毒 2 遍。保持置管皮肤清洁干燥，敷料每周更换 2～3 次，如有渗血、渗液、潮湿或敷料脱落应及时更换。引流袋应低于腹腔 60 cm 以下，以免引流袋内液体逆流入腹腔，造成逆行感染。观察引流液的性状，必要时留取标本送检。在引流过程中，如有导管滑脱，应重新置管，不能将引流管直接送入腹腔，以免腹腔内感染。常规使用抗菌药物，如出现体温升高、畏寒、腹痛加剧等情况，应及时报告医生处理。

（4）引流液的观察：在开放腹水时应密切观察患者的全身情况，注意体温、脉搏、呼吸、血压的变化。大量放腹水可能引起电解质紊乱，血浆蛋白大量丢失，除特殊情况外一般不予放液。血性腹水留取标本后应停止放液。若在短时间内引流量过多时应当减慢引流速度，避免引流过快，使腹内压骤降而发生虚脱或休克。放液量应根据患者的全身情况而定，一般每次放腹水 600～1 000 mL。注意观察引流液的颜色、量和性质，准确记录 24 h 引流液。若有血性腹水，及时通知医生处理。大量放腹水时速度不可过快，液量不宜过多，随着腹水的流出，将腹带自上而下逐渐束紧，以免腹内压骤降而发生虚脱或休克。腹带不宜过紧，以免造成呼吸困难。

（5）腹水渗漏的防护：置管引流腹水期间，由于患者腹内压高，营养不良及窦道形成等，会出现腹水渗漏现象。嘱患者取患侧高位，避免用力，以减轻腹腔压力。同时管口周围加棉垫覆盖，敷料潮湿随时更换，可用火棉胶涂抹，及时更换敷料，防止伤口感染。

（6）拔管：B超检查确定无胸腔积液或有少量积液，腹腔化疗结束即可拔管，拔管时注意无菌操作，拔管后用无菌纱布覆盖。

附：腹腔穿刺术

腹腔穿刺术（abdominocentesis）是指对有腹腔积液的患者，为了诊断和治疗疾病进行腹腔穿刺，抽取积液进行检验的操作过程。

【适应证】

（1）抽取腹腔积液进行各种实验室检验，以便寻找病因，协助临床诊断。

（2）对大量腹水引起严重胸闷、气促、少尿等症状，使患者难以忍受时，可适当抽放腹水以缓解症状。一般每次放液不超过 3 000～6 000 mL。

（3）腹腔内注射药物，注射抗生素如卡那霉素、链霉素或庆大霉素，注射化疗药物如环磷酰胺、塞替派、丝裂霉素等，以协助治疗疾病。

【方法】

（1）术前先嘱患者排空尿液，以免穿刺时损伤膀胱。

（2）放液前应测量腹围、脉搏、血压和检查腹部体征，以观察病情变化。

（3）扶患者坐在靠椅上，或平卧、半卧、稍左侧卧位。

（4）选择适宜穿刺点，一般常选于左下腹部脐与左髂前上棘连线中外1/3 交点处，也有取脐与耻骨联合中点上 1 cm，偏左或右 1.5 cm 处，或侧卧位脐水平线与腋前线或腋中线之延长线的交点。对少量或包裹性腹水，常须在 B 超指导下定位穿刺。

（5）将穿刺部位常规消毒，戴无菌手套，铺消毒洞巾，自皮肤至腹膜壁层用2%利多卡因逐层做局部浸润麻醉。

（6）术者左手固定穿刺处皮肤，右手持针经麻醉处逐步刺入腹壁，待感到针尖抵抗感突然消失时，表示针尖已穿过腹膜壁层，即可行抽取和引流腹水，并置腹水于消毒试管中以备做检验用，诊断性穿刺可直接用无菌的20 mL或50 mL注射器和7号针头进行穿刺。大量放液时可用针尾连接橡皮管的8号或9号针头，助手用消毒血管钳固定针头并夹持橡皮管，用输液夹子调整放液速度，将腹水引流入容器中计量或送检。腹水不断流出时，应将预先绑在腹部的多头绷带逐步收紧，以防腹压骤然降低，内脏血管扩张而发生血压下降甚至休克等现象，放液结束后拔出穿刺针，盖上消毒纱布，并用多头绷带将腹部包扎，如遇穿刺孔继续有腹水渗漏时，可用蝶形胶布或涂上火棉胶封闭。

【注意事项】

（1）有肝性脑病先兆、包虫病、卵巢囊肿者，禁忌腹腔穿刺放腹水。

（2）术中应密切观察患者，如发现头晕、恶心、心悸、气促、脉搏增快、面色苍白应立即停止操作，并做适当处理。

（3）腹腔放液不宜过快过多，肝硬化患者一次放腹水一般不超过3 000 mL，过多放液可诱发肝性脑病和电解质紊乱，但在补充输注大量白蛋白的基础上，一般放腹水1 000 mL补充白蛋白6~8 g，也可以大量放液。

（4）在放腹水时若流出不畅，可将穿刺针稍做移动或变换体位。

（5）大量腹水患者，为防止腹腔穿刺后腹水渗漏，在穿刺时注意勿使皮肤至腹膜壁层位于同一条直线上，方法是当针尖通过皮肤到达皮下后，即在另一只手协助下稍向周围移动一下穿刺针尖，然后再向腹腔刺入。

（6）术后应严密观察有无出血和继发感染的并发症。注意无菌操作，以防止腹腔感染。

第四节　骨转移瘤患者的护理

原发于其他脏器的恶性肿瘤经血运或其他途径转移到骨骼的肿瘤即骨转移瘤，简称骨转移。癌症骨转移是癌性疼痛的主要原因之一，好发部位为胸椎、腰椎、肋骨和股骨上段，其次为髂骨、颅骨和肱骨，常发生骨转移的肿瘤依次为乳腺癌、前列腺癌、肺癌、肾癌等。它所造成的病理性骨折、脊髓压迫、高钙血症和骨髓衰竭等并发症，加速了病情的发展，严重影响了癌症患者情绪、饮食及康复的生存质量。随着生活水平的提高和医疗观念的更新，对骨转移瘤不应采取消极的态度，而应认识到骨转移瘤并不是癌症患者的终末期，恰当地治疗在减轻疼痛、提高生存质量，甚至在延长生存期等方面有确切的疗效。对此类患者实施精心、细致的护理十分重要。

一、诊断

询问患者有无乳腺癌、前列腺癌、肺癌、肾癌等肿瘤病史，骨转移瘤的早期，许多骨转移瘤患者在 X 线片上并不典型，临床症状表现不明显，容易造成诊断中的误诊现象。患者出现疼痛、肿胀、病理性骨折和脊髓压迫症状时才就诊。诊断依据主要是骨骼 X 线片中骨转移瘤的表现，一般可以分为三个类型：骨型、溶骨型、混合型。

二、治疗

首先明确骨转移瘤不能治愈，是姑息性的治疗，必须对原发癌和转移瘤进行化疗、放疗和内分泌治疗。只有在前期治疗环节进行有效的控制，才能延缓病情的恶化，缓解症状，提高生活质量。

三、症状的观察及护理

（一）疼痛

疼痛是骨转移瘤最常见的症状，占临床症状的 70%。早期疼痛较轻，呈间歇性，逐渐变成继续性，且疼痛加重。在此期间应观察疼痛的部位（骨转移瘤多发生在躯干）、程度（轻、中、重）、性质（间歇性、继续性），加强心理护理，有目的地调节患者情绪，提高痛阈，疼痛较重者采取三阶梯止痛法。

（二）病理性骨折

病理性骨折的预防：病理性骨折最常见的原因是溶骨性的原发或转移性骨肿瘤。骨转移瘤患者平时要适当补充钙质，应用抑制骨转移的药物，比如唑来膦酸等，避免骨质疏松，有利于预防病理性骨折。建议尽量不要外出，避免不慎摔倒诱发骨折。

骨转移骨骼部位突然疼痛加重、肿胀明显并出现功能障碍，应考虑病理性骨折。经 X 线片证实，可根据肿瘤的性质、病程、分期及全身与局部情况酌情行广泛性或根治性手术。对已有全身转移者，可考虑选用药物或放疗，局部给予适当病理性骨折固定，以减少患者痛苦。护士在各种操作时应轻柔，搬动幅度不宜过大，用力不宜过猛，注意患者的安全，防止由于外力再次发生骨折。

1. 股骨干、肱骨干病理性骨折

此处可行闭合髓内针固定，宜抬高患肢 20°~30°，肿胀者用 50% 硫酸镁湿敷，局部湿敷可产生高渗透压，使肿胀部位组织水肿液在短时间内吸出，有利于静脉回流，减轻肿胀。注意观察患肢颜色、温度及末梢循环情况。

2. 肋骨骨折

肋骨骨折治疗的重点是止痛、固定和防治并发症。一般在局部胸壁贴一张大号止痛膏剂或用胶布固定胸壁，可收到止痛、固定的效果，同时服镇痛、镇静等药物；或用 2% 利多卡因溶液行肋间神经阻滞或封闭骨折处能收到较好的止痛效果。另外，应指导患者行腹式呼吸，咳嗽排痰，保持呼吸道通畅，痰多时按压胸廓，促进排痰；如无效时，可使用压缩雾化吸入，使痰液稀释容易咳出，必要时使用吸痰器吸痰，预防肺及呼吸道感染。

3. 脊椎骨转移瘤引起的骨折

由于脊椎骨折的部位不同，临床表现也不同，腰椎骨折患者早期就会出现下肢瘫痪，大小便潴留。让患者置于硬板床上，绝对卧床休息，增强患者的心理承受能力，调动患者预防并发症的积极性。长期卧床，定时翻身，在翻身时，必须使头、颈、躯干呈一直线，采取轴性翻身法，避免拉、推、扭曲，以免椎体错位，加重脊髓损伤。注意加强皮肤、口腔、饮食、心理等基础护理，因此要求护理人员要有高度的责任心及较高的专业水平，精心护理，减少并发症的发生。

（三）压迫症状

转移瘤硬膜外脊髓压迫症（MESCC）是指恶性肿瘤转移到脊柱或硬膜

外间隙而引起或即将引起的继发性脊髓压迫症。早期可以无神经功能的损害，疾病进展通常会出现局部或放射性疼痛、感觉功能丧失、运动功能发生障碍导致瘫痪、括约肌功能紊乱导致大小便排出困难。临床观察发现患者下肢瘫痪一旦发生，其运动功能很难完全恢复，因此，早期诊断并积极干预性治疗和采取有效的护理措施，对保护转移瘤硬膜外脊髓压迫神经功能的状态，改善压迫症状以至于整体以后的康复至关重要。

（1）保持正确的体位与卧位，床铺保持清洁、干燥、平整，按时翻身，每2 h翻身一次，用50％酒精按摩受压部位，预防压疮；翻身时防止拖拉患者，以免皮肤破损。

（2）鼓励患者咳嗽或深呼吸，促进肺部的血液循环，帮助痰液排出。如痰液不易排出时，可给予压缩雾化吸入，用糜蛋白酶、庆大霉素或用祛痰剂使痰液稀释、松动易于咳出。注意保暖，预防肺部并发症。

（3）保持肢体的功能位置，加强主动和被动活动，指导患者进行肢体功能锻炼，防止肌肉萎缩和关节僵硬。

（4）鼓励患者多饮水，预防泌尿系统感染。多进粗纤维食物、新鲜蔬菜及水果，养成按时排便的习惯，保持大便通畅。

四、特殊药物的治疗及护理

（1）骨膦是临床上治疗骨转移常用的药物，它对骨组织有选择的吸附作用，能有效地抑制破骨细胞的活性，减少或延迟肿瘤引起的溶骨型改变，减少溶骨型转移引起的病理性骨折，消除或减轻骨转移产生的剧痛。

在用药过程中应注意：静脉用药时用0.9％氯化钠注射液500 mL加骨膦300 mg，缓慢静脉输入4 h以上，每分钟30～40滴，连用5 d。滴速不要太快，否则短时间内血液中药物浓度过大，导致肾功能受损。口服用药时从第4天起开始口服骨膦胶囊，每日2次，每次2粒，连服25 d。必须空腹服药，最好饭前1 h口服，注意饮食的调节，避免与含钙和含铁药物同用。因为骨膦容易和二价阳离子钙、铁相结合，构成复合物，因此骨膦胶囊与含钙、铁丰富的食物如牛奶、肝、虾、菠菜及抗酸剂合用时，会降低药物的生物活性，降低药效。开始服用时，会出现轻度腹胀、腹痛，有时也会出现疲劳感，停药后会逐渐消失。

（2）帕米膦酸二钠是高效抑制破骨细胞活性，抑制破骨细胞前体成熟，抑制羟磷灰石溶解的药物，能彻底解决溶骨性病变，减少止痛药用量。用药前稀释于不含钙离子的0.9%生理盐水或5%葡萄糖液中。静脉缓慢滴注4 h以上，浓度不得超过15 mg/125 mL，滴速不得大于15～30 mg/2 h。一次用药30～60 mg，每月1次。过量或速度过快，可能引起低钙血症，出现抽搐、手指麻木症状，可适量补钙。少数患者可出现轻度恶心、胸痛、胸闷、头晕乏力及轻微肝肾功能改变等，偶见发热反应。

第五节　心包转移癌患者的护理

恶性心包积液常常是癌症患者终末期表现之一。原发肿瘤以肺癌、乳腺癌、白血病和淋巴瘤最常见，其次包括黑色素瘤、胃肠道肿瘤、肉瘤及纵隔放疗的霍奇金淋巴瘤可发生心包积液。除淋巴瘤、乳腺癌外，多数预后很差。

一、症状和体征

多数心包转移癌起病隐匿，症状与心包积液产生的速度和量有关。如逐渐发生积液量达1 000 mL也可无症状，迅速增加至250 mL积液时可有明显症状。主要表现为心包填塞症状：心力衰竭、呼吸困难、端坐呼吸、心悸，多数同时伴胸水。查体可有心包摩擦音、心动过速、心音遥远、心律失常、心脏浊音区扩大、颈静脉怒张，肝大、腹水或下肢水肿。

二、诊断依据

询问患者恶性肿瘤病史。心电图呈非特异性的低电压，ST段和T波改变。胸部X线片示心影扩大，胸部CT检测则更为明确。心脏彩超了解心包积液的情况。恶性心包积液常为血性，细胞学检查阳性，特别是肺癌患者阳性率可达80%～90%，也可有假阴性，细胞学阴性不能排除为恶性。

三、治疗

对无症状或轻微症状，无心血管功能障碍者，经全身治疗即可。由彩超定位或引导下进行心包穿刺不良反应少，即可达到诊断，同时还可迅速解除心包填塞症状。再进一步治疗应根据恶性肿瘤类型、既往治疗、患者一般状况及预后而定。局部治疗包括心包穿刺排液及心包腔内化疗。预期存活时间较长的患者应避免应用四环素、CP、PVI等硬化剂或生物制剂，因这些药物易致缩窄性心包粘连。心包腔内注射抗癌药物的应用原则、用法与胸膜腔内化疗基本相同。

四、症状的观察及护理

（一）心包填塞症

恶性心包积液，有一部分发展为心包填塞症，表现为胸闷、憋气、呼吸困难、发绀，严重时，患者常有濒死感。护士应密切观察患者缺氧程度，有无伴随症状，及时给予有效措施。

（1）体位应取前倾端坐位，减轻肺部受压，使横膈下降，肺活量增加，有利于改善通气功能。

（2）卧床休息。严重的呼吸困难，能量消耗大，休息可减轻氧和能量消耗，有利于减轻缺氧，改善心、肺功能。

（3）持续低流量吸氧，保持呼吸道通畅，有效改善缺氧状况和减轻呼吸困难症状。

（4）保持病房安静、舒适，以免不良刺激加重不适。限制探视，减少谈话，因谈话能增加能量消耗。

（5）做好心理护理。患者多有濒死感，有消极、绝望的心理，加强心理支持。

（6）协助医生做好心包穿刺抽液并做好术前、术后护理。

（二）水肿

以肺癌和恶性淋巴瘤转移至心包最为常见。由于静脉回流受阻逐渐加重，静脉压增高，患者常出现颈静脉怒张、肝大、颜面部及肢体水肿、尿少等。应做好以下的护理。

（1）鼓励患者卧床休息。休息可增加肾血流量，提高肾小球滤过率，使尿量增加，改善心脏功能，使心、肾负担减轻至最低限度。

（2）饮食上限制钠盐和水的摄入。如果钠盐和水摄入过多，必然增加体液聚积，不利于水肿消退。

（3）注意观察面部和下肢水肿程度，有腹水者测量腹围，定期测体重，一般每周1次，同时做好腹腔穿刺的护理。

（4）做好患者皮肤护理。因水肿皮肤感觉差，抵抗力下降，易损伤和继发感染，因此，应保持床铺清洁、干燥、平整。长期卧床者，局部组织长期受压，血液循环障碍可加重水肿，并能诱发压疮。应协助患者定时变换体位，注意勿摩擦皮肤，给予局部按摩，改善血液循环。

（5）应用利尿剂时，注意观察药物不良反应，用药期间记录每日尿量，观察水肿有无消退。因呋塞米可致低钾、低钠血症，用药后应注意检测血液电解质浓度，观察患者有无倦怠、乏力、心悸、恶心等症状。发现异常，及时报告医生，对症处理。

（三）心前区疼痛

患者的病变蔓延至有痛觉神经分布的心包或附近的胸膜、纵隔或膈肌时，出现疼痛，通常局限于胸骨下或心前区，也可放射至左肩、背部、颈部或上腹部。在临床上心包转移患者疼痛并不多见。当患者出现疼痛时，应保持病房安静、舒适，避免不良刺激加重疼痛，观察疼痛程度，必要时按医嘱应用三阶梯止痛。另外，做好心理护理，以免情绪因素加重疼痛。

（四）发热

由于原发疾病本身的影响，心包转移癌患者常有不规则发热。注意观察体温变化，每4 h测量1次。应用物理降温和药物降温的同时，做好口腔和皮肤护理。饮食上给予高热量、高维生素、清淡、易消化的流质或半流质饮食。

五、心包穿刺的护理

心包穿刺患者最终表现为心包积液，常用的治疗方法是心包穿刺抽液、心包内注入药物。因此，护士主动协助医生做好穿刺前准备、术中配合、术后护理和观察药物不良反应，对于减轻患者呼吸困难是至关重要的。

（一）穿刺前准备工作

（1）做好抢救器械和药品的准备，如氧气、心电监护、吸痰器、心脏电复律除颤器。抢救药品有肾上腺素、尼可刹米、洛贝林、间羟胺、50% 葡萄糖注射液等。

（2）查看患者肝肾功能、血象、心电图检查结果，做到心中有数。

（3）物品准备：一次性腹腔穿刺导管包 1 套，敷贴 1 张，一次性引流袋或负压吸引器 1 个，2% 利多卡因 5 mL，0.9% 氯化钠 10 mL，肝素帽 1 个，I 型安尔碘及棉签、无菌手套、一次性 50 mL 注射器和 5 mL 注射器各 1 具。

（4）做好解释工作。对焦虑、恐惧患者说明穿刺的必要性、方法、术中如何配合，消除思想顾虑和恐惧心理，取得配合。如咳嗽剧烈者可含服可待因 15 mg，待症状缓解后再行穿刺。

（5）遵医嘱备心包内注入的药物，严格三查七对，掌握溶酶和浓度，查对无误后备用。

（二）术中配合及注意事项

（1）将用物备齐携至患者旁，向患者说明经皮采用导管法行心包穿刺，告知置管的目的、意义，以取得合作。关好门窗，必要时用屏风遮挡。嘱患者穿刺过程中勿咳嗽或深呼吸。

（2）在 B 超引导下确定穿刺部位。穿刺点可用蘸甲紫的棉签在皮肤上做标记。在经患者及其家属同意，签署知情同意书后，创建静脉通路，协助患者摆好体位，取半卧位（或仰卧位），左手置于头顶部，头转向右侧，充分暴露穿刺部位。

（3）术者衣帽整齐，戴口罩。局部消毒，戴无菌手套，铺洞巾，吸入 2% 利多卡因 5 mL 于注射器内做穿刺点局部麻醉。按照 B 超定位方向，持心包腔穿刺针抽少许 0.9% 氯化钠保持负压缓慢进针，当抽出液体和有突破感后，进针停止。液体如果为血性，应对是否确系心包积液进行验证。可在干净纱布上将液体滴入，如果周围是蟹足样淡红色渗液，中心为深红色沉积物，那么，其为心包积液则被证实。将导丝送入，之后将穿刺针退出，胸壁及皮肤与皮下组织采用扩张鞘进行扩张，引流导管可沿引导丝插入，后将导丝退出，并将导管用敷贴固定，导管端口接一次性引流袋或负压吸引器，给予间断放液。

（4）引流量可根据患者症状进行具体操作，首次引流积液不应多于

200 mL，排液速度不宜过快，以免回心血量突然增加，引起心脏急性扩张。
之后引流每次不得超过 500 mL，另外，值得注意的是引流后须将肝素盐水
注入导管内及时夹闭导管，导管端口使用肝素帽进行封闭，以免空气进入心
包内。

（5）用培养管接取心包积液，常规送检。

（6）密切观察患者的面色，如有心慌、气急、呼吸困难等应及时报告
医生停止抽液，并给予氧气吸入或其他措施。

（三）术后护理

（1）遵医嘱缓慢静脉推注 50% 葡萄糖 20 mL、毛花苷丙 0.2 mg，以免
回心血量突增，引起心脏急性扩张。

（2）术后半卧或高枕位绝对卧床 8 h，每 30 min 测心率、血压、呼吸 1
次，持续心电监护和吸氧，以后 24 h 内每 2～4 h 测量 1 次，及时询问患者
有无呼吸困难、心悸，及时通知医生处理。

（3）预防感染：穿刺部位以无菌敷贴覆盖，观察穿刺部位有无红肿、
压痛及伤口有无渗液，及时更换敷贴，常规应用抗生素预防感染。

（4）引流管护理：严防引流管的移位和脱落，定期无菌更换引流袋，
避免引流袋高于穿刺部位，观察引流效果，保证引流通畅，准确记录心包积
液引流量。冲洗导管每日 1 次，以防导管堵塞，冲管前应注意回抽导管内封
存的肝素盐水，避免封管肝素进入心包腔引起大量心包渗出物。

（5）心包内注药：根据病情需要，经留置导管向心包腔内注入化疗药
物、免疫制剂等，以提高局部的药物浓度，从而减少液体的渗出，达到控制
或减少积液产生的目的，起到满意的治疗效果。注药方法：①注入药物之
前，先将心包内积液排尽。②先经导管用一次性 5 mL 注射器抽 0.9% 氯化
钠 2 mL 注入导管内冲洗，了解导管是否堵塞，待积液充分引流后（每天引
流 50～100 mL），向心包腔内注入顺铂（PDD）60 mg，再用一次性 2 mL 注
射器抽 0.9% 氯化钠 2 mL 注入导管内冲洗导管内残留的化疗药物，若注入
的药物对心包有刺激，给予止痛药物。闭管 5～7 d，再引流给药，根据疗效
或病情需要及患者骨髓功能情况确定重复次数，至积液消失后再注药 1 次，
巩固疗效。③注入化疗药物后，让患者卧床休息，观察患者面色、脉搏、呼
吸、血压的变化。

（6）基础护理：帮助患者做好生活护理，保持床铺整洁，防止压疮发生。指导合理饮食，保持大便通畅。避免翻身活动导致引流管打折和脱落。

（7）拔管：心包积液引流完毕后夹管 24～48 h，原则上可以拔管，拔管前应常规拍胸片，超声检查确认后，根据患者病情的改善情况予以拔管。

附：心包腔穿刺术

心包腔穿刺术主要用于对心包积液性质的判断与协助病因的诊断，同时有心包压塞时，通过穿刺抽液可以减轻患者的临床症状。对于某些心包积液，如化脓性心包炎，经过穿刺排脓、冲洗和注药尚可达到一定的治疗作用。

【方法】

（1）患者取坐位或半卧位，以手术巾盖住面部，仔细叩出心浊音界，选好穿刺点。目前，多在穿刺术前采用心脏超声定位，决定穿刺点、进针方向和进针的距离。通常采用的穿刺点为剑突与左肋弓缘夹角处或心尖部内侧。

（2）常规消毒局部皮肤，术者及助手均戴无菌手套、铺洞巾。自皮肤至心包壁层以 2% 利多卡因做逐层局部麻醉。

（3）术者持穿刺针穿刺，助手以血管钳夹持与其连接之导液乳胶管。在心尖部进针时，根据横膈位置高低，一般在左侧第 5 肋间或第 6 肋间心浊音界内 2.0 cm 左右进针，应使针自下而上，向脊柱方向缓慢刺入。剑突下进针时，应使针体与腹壁成 30°～40°，向上、向后并稍向左刺入心包腔后下部。待针尖抵抗感突然消失时，示针已穿过心包壁层，如针尖感到心脏搏动，此时应退针少许，以免划伤心脏。助手立即用血管钳夹住针体固定其深度，术者将注射器接于乳胶管上，然后放松乳胶管上血管钳。缓慢抽吸，记取液量，留标本送检。

（4）术毕拔出针后，盖消毒纱布，压迫数分钟，用胶布固定。

【注意事项】

（1）严格掌握适应证。心包腔穿刺术有一定危险性，应由有经验的医生操作或指导，并应在心电监护下进行穿刺，较为安全。

（2）术前须进行心包积液超声检查，确定液性暗区大小、穿刺部位、穿刺方向和进针距离，选液性暗区最大、距体表最近点作为穿刺部位，在超声显像引导下进行心包腔穿刺抽液更为准确、安全。

（3）术前应向患者做好解释，消除顾虑，并嘱其在穿刺过程中切勿咳嗽或深呼吸。术前 30 min 可服可待因 0.03 g。

（4）麻醉要完善，以免因疼痛引起神经源性休克。

（5）抽液量第一次不宜超过 100 ~ 200 mL，重复抽液可逐渐增到 300 ~ 500 mL。抽液速度要慢，如过快、过多，短期内使大量血液回心可能导致肺水肿。

（6）如抽出鲜血，应立即停止抽吸，并严密观察有无心包压塞症状出现。

（7）取下空针前夹闭乳胶管，以防空气进入。

（8）术中、术后均需密切观察呼吸、血压、脉搏等的变化。

第六节　淋巴道（结）转移癌患者的护理

大多数恶性肿瘤的晚期均发生转移，其中淋巴道（结）转移是最常见的途径之一。由于转移部位不同，其临床表现也就不同。表浅淋巴结转移表现为颈部、耳后、锁骨上、腋下、腹股沟局部肿物，无症状性上肢或下肢水肿。深部淋巴结转移表现为纵隔淋巴结肿大，导致胸闷、憋气、胸水、胸痛、面颈部肿胀等上腔静脉综合征的表现。针对上述症状，护理人员应采取不同护理措施，减轻患者的痛苦，帮助其树立战胜疾病的信心。

一、头颈部、锁骨上、腋下、腹股沟淋巴结转移

这些淋巴结表浅、质地硬、活动差、无明显压痛，容易摩擦，应做好如下护理。

（1）耐心向患者解释清楚，减轻恐惧心理，并嘱其减少对局部包块的摩擦及刺激，保持局部皮肤清洁干燥，床单清洁干燥，平整无皱褶，对污染或湿的床单、被褥、枕头等要及时更换，内衣要宽松、柔软，勤洗勤换，最好是纯棉制品。

（2）腋窝淋巴结肿大时，阻碍上肢淋巴液回流，引起上肢水肿，应密切观察局部皮肤有无变化、肢体的活动及血液循环情况、水肿的程度，并避

免在水肿侧肢体上输液。

（3）若局部引起瘙痒，蕈样霉菌侵及皮肤而致局部破溃时，一定要保持局部皮肤清洁。若行淋巴结局部切除活检时，应做好活检术后的护理，并根据医嘱适当应用抗生素，以免发生感染。

二、纵隔淋巴结转移

纵隔肿大的淋巴结压迫上腔静脉及迷走神经、喉返神经和膈神经等，导致上腔静脉综合征，其表现有呼吸困难、咳嗽、咳痰、咯血、声音嘶哑、面颈部水肿、颈静脉怒张、胸水、胸痛、吞咽障碍、头晕、发热、躯干和上肢水肿、意识障碍等，针对以上症状应做好以下护理：

（1）患者卧床休息，抬高头部，将床头抬高 30°～45°，这样可减轻心脏输出和降低静脉压力。

（2）给予利尿剂，并限制食物中钠盐的摄入，可使水肿减轻。

（3）输液时应选用下肢静脉，禁止使用上肢静脉，以免加重症状及导致静脉炎。

（4）给予氧气吸入，保持呼吸道通畅，并随时做好气管切开的准备，防止窒息，密切观察病情变化，发现异常及时对症处理。

（5）伴有胸痛者适当给予止痛药，大量胸水时，应协助医生穿刺放液，并向胸腔内注入化疗药物，护理人员要做好穿刺术的护理，密切观察用药后的不良反应，并做好对症护理。

（6）及时监测生命体征的变化。

（7）保证患者的安全，对意识障碍者应防止意外损伤。

（8）伴有高热者，应行物理降温或适当给予解热剂，并积极治疗原发病。

三、腹膜后淋巴结转移

腹膜后肿大淋巴结压迫相应的器官而出现不同的临床症状，最为常见者为腹水及腹痛，应做好如下护理：

（1）及时做 B 超检查，观察腹水的多少，大量腹水者要行腹腔穿刺放液，护理人员要做好协助工作，并做好腹腔内注入药物的观察及护理。

（2）密切观察腹痛的性质及程度，应用三阶梯止痛法。

第七节　胸膜转移癌患者的护理

一、概述

胸膜转移癌的具体表现是恶性胸腔积液，是癌症患者的常见并发症之一，多见于疾病进展或复发，提示预后不良。恶性胸腔积液最常见的原因是肺癌（约占 35%）、乳腺癌（约占 20%）、淋巴瘤和白血病（约占 20%）的进展，其次见于卵巢癌、胃肠道肿瘤和胸膜间皮瘤等。恶性胸腔积液的产生机制一般认为与肿瘤所致毛细血管渗透性增加，原发肿块位于纵隔或继发纵隔淋巴瘤转移，或放疗后纤维化所致淋巴管、血管回流受阻，压力增加及肿瘤细胞分泌或释放蛋白因子等有关。

二、恶性胸腔积液的诊断

恶性胸水患者的临床症状与胸水的量和产生速度有关。绝大多数患者有不同程度的呼吸困难、胸痛、咳嗽，其他较少见症状有血痰、发热、吞咽困难等。体格检查发现触觉语颤消失，肺部叩诊浊音，呼吸音降低。大量胸水患者，压迫纵隔移位，气管移向对侧，肋间隙饱满、增宽，严重时导致呼吸循环功能障碍。胸部正、侧位 X 线检查对胸腔积液最具诊断意义，侧卧位摄片可发现少至 100 mL 的胸腔积液，且对区分胸腔积液和胸膜增厚具有意义。B 超检查对发现包裹性积液有帮助。胸部 CT 检查对少量胸水或发现胸腔内其他病变有意义。

诊断性胸腔穿刺行胸水细胞学检查可明确诊断，对多次胸水细胞学阴性病例可考虑行胸膜活检（可在 B 超或 CT 引导下），可提高诊断率。在鉴别诊断方面应注意恶性胸膜间皮瘤诊断，后者 80% 伴发胸水，细胞学检查常为阴性，胸膜活检加免疫组化检查有助于恶性胸膜间皮瘤诊断。

三、恶性胸腔积液的治疗

应根据患者有无症状，胸水增加速度，首次胸穿后胸水又复增加的时间长短，原发肿瘤病例类型与对全身化疗的有效性，采取有效的治疗措施，对化疗效果好的肿瘤如霍奇金淋巴瘤、非霍奇金淋巴瘤、乳腺癌、小细胞肺癌及睾丸恶性肿瘤等，通过全身治疗有可能控制胸水，应尽早开始全身治疗。但对大量胸水产生严重并发症或胸水不断增加者应先解除压迫症状，行胸膜腔内穿刺排液或胸腔闭式引流立即减轻压迫症状，应尽可能排出胸腔内液体，使肺得到充分膨胀，并同时行胸腔内化疗或注入硬化剂，可控制胸水的渗出。对预后不良的恶性胸水患者，针对胸水进行治疗的同时，应有机结合全身化疗、局部放疗、生物治疗、中医中药治疗及对症支持治疗，可减轻或消除症状，提高或改善生存质量。

四、症状的观察及护理

（一）呼吸困难的护理

胸膜转移后，由于肿瘤的侵犯或压迫，形成恶性胸水。早期出现呼吸困难、胸闷症状不明显，随着病情的发展，大量恶性胸水形成，呼吸困难、胸闷症状加重。因此，应密切观察病情，对呼吸困难、胸闷者应做好以下护理：

（1）保证患者充分休息，严重者应卧床休息，嘱患者尽量减少活动和不必要的谈话，限制探视人次，保证病区内安静、舒适，减少病区内噪声。

（2）采取合适的体位，取坐位或半坐位，使膈肌下降，胸部受压减轻，防止肺瘀血，保持呼吸道通畅，减轻呼吸困难。衣着应宽松。利用枕头等垫物使其取舒适体位。指导患者做有效的呼吸运动。

（3）保持室内合适的温度（18~22 ℃）、湿度（50%~70%），定时通风，保持室内空气新鲜。避免室内有刺激性气味、烟雾和尘埃等。

（4）给予间断或持续氧气吸入，避免吸氧管扭曲、受压等。密切观察吸氧后的有效指征。

（5）做好患者的心理护理。恐惧、焦虑等不良情绪能加重患者的呼吸困难，针对原因，做好对患者的解释工作。

（二）胸痛的护理

恶性肿瘤发生胸膜转移形成恶性胸水后，由于胸膜被牵拉，常出现胸痛。早期转移，胸痛较轻，严重时疼痛加剧。采取合适卧位，患侧在下，健侧在上，减少患侧部位的活动幅度，可使疼痛减轻；对疼痛较重者，应用三阶梯止痛法。

五、胸腔穿刺术的护理

中晚期胸膜转移癌的患者，由于恶性胸水量大而且增长迅速，需要穿刺放液、胸腔内注入药物治疗，护理人员应配合医生做好以下护理。

（一）胸腔穿刺前的护理

（1）做好解释工作，术前向患者讲解胸腔穿刺引流术的目的、方法和注意事项及它独特的优越性，即减少穿刺次数，减轻痛苦，便于及时留取标本送检，明确诊断且导管细软、光滑对胸膜组织刺激小，便于引流和携带，以取得患者的配合。

（2）做好心理护理，消除其紧张、焦虑的情绪。嘱患者穿刺时身体不可乱动，应避免咳嗽，大声说话，以防针头移动刺破胸膜而发生气胸，如有不适可挥手示意。

（3）备齐用物：

1）备1个靠背椅或靠背架（摇床也可），枕头1个。

2）一次性无菌胸腔穿刺包（内有胸腔穿刺针1套、5 mL注射器、洞巾、纱布、手套），I型吉尔碘棉球数个、2%利多卡因5 mL×2支、敷贴1张，一次性引流袋或负压引流器1个。

3）胸腔内注入的药物应配置好备用，严格三查七对，准确掌握药物的剂量和浓度。

（二）胸腔穿刺中的配合

（1）协助患者取坐位或半坐位，坐位时患者反坐于靠背椅，两手搁在椅背上缘，头伏于枕头上；半坐位时，上身稍侧。冬天注意保暖。

（2）暴露患者穿刺部位，采用超声定位穿刺点，通常选取肩胛线到腋后线的第七至第九肋骨之间，协助医生常规消毒已选定的穿刺部位。打开穿刺包，铺无菌洞巾，用5 mL一次性注射器抽2%利多卡因行局部麻醉，自皮肤至胸膜壁层行浸润麻醉。再使用穿刺针进行胸腔穿刺，待进针具有突破感，并且有胸水进入穿刺针时停止进针，将穿刺针固定，再将金属导丝顺穿刺针导入胸腔 10 cm 左右，退出穿刺针，根据患者的皮肤情况行扩皮针扩皮。再沿着导丝置入一次性胸腔导管，深度在 8 ~ 10 cm，将导丝退出，导管用敷贴固定在皮肤上。先用注射器抽取少许胸水，留取标本做常规检查或培养用。大量放胸水时，接一次性引流袋，间断引流。整理用物，并详细记录腹水量、性质、颜色，及时送检。

（三）胸腔穿刺引流术中的护理

术中观察患者有无头晕、恶心、心悸、面色苍白、出汗、四肢发冷、血压下降等症状，如发生上述症状，轻者可缓慢操作，心理护理后可缓解；严重者立即停止操作，协助患者平卧，给予保暖、吸氧等处置，必要时遵医嘱给药，并严密观察病情变化。

（四）胸腔穿刺引流术后的护理

术后嘱患者卧床休息 2 h，观察患者脉搏、呼吸、穿刺部位皮肤有无红肿及伤口敷料情况。放液速度不宜过快过多，速度不超过 50 mL/min，第一次放液不超过 600 mL，以后每次不超过 1 000 mL 或遵医嘱，放液过多过快可引起胸腔内压力骤降发生肺水肿或循环障碍。放液过程中应加强巡视病房，及时发现问题，并告知患者有任何不舒适的情况及时通知医生、护士。注意观察引流液的颜色、性质、量，及时做好记录。导管留置期间应嘱患者多卧床休息，以利于胸水的吸收。保持局部皮肤清洁、干燥，每周更换敷料 2 次。每日定时更换引流袋 1 次。更换前用夹子关闭引流管，以免进入空气引起气胸。引流管应固定在相应的位置，防止扭曲、受压，患者无论什么体位始终保持引流管低于胸腔的位置，不宜抬高，防止逆行感染。穿脱衣服时应小心避免将导管拉出。如果引流管堵塞，及时通知医生给予处置，堵塞严重，需更换引流装置，以保证引流通畅。无胸水引出时可夹管观察，必要时注入化疗药物。

（五）胸腔内化疗护理

根据医嘱配置和稀释化疗药物，把药物注入胸膜腔内，使药物处在脏层壁层两层胸膜间产生化学性炎症，导致胸膜粘连、胸膜腔闭塞、固定达到控制胸水外，还具有抗癌作用。但抗癌药物一般只能渗透到肿瘤的 1 ~ 3 mm

深度。因此，对腔内肿块的效果并不理想。给药方法：尽可能排出胸水后以适量生理盐水或注射用水20~40 mL溶解抗肿瘤药物经引导或穿刺导管注入胸腔，避免将药物注入或漏入胸壁皮下或皮下组织，注药后1~2 h应每15 min变换1次体位，如平卧，左、右侧卧，头低位或站立位，以便药物在胸膜腔内分布均匀。药物的选择和剂量应根据患者的一般状况、肝肾功能、血常规、体表面积、是否同时或近期应用全身化疗、原发肿瘤对药物的敏感性，如淋巴瘤可选用阿糖胞苷、阿霉素或表柔比星等；胃癌可选用丝裂霉素、顺铂等；肺癌和乳腺癌可选用顺铂或卡铂、阿霉素等。胸腔膜内化疗间隔时间一般为1周，重复应用次数应根据疗效或病情需要及患者的骨髓功能等而定，胸膜腔内化疗的主要不良反应为骨髓抑制、白细胞降低、恶心、呕吐等消化道反应，其他不良反应少见。

（六）拔管

B超检查确定无胸腔积液或有少量积液，胸腔化疗结束即可拔管，拔管时注意无菌操作，拔管后用无菌纱布覆盖。

（七）指导患者进食

嘱患者进高热量、高蛋白、高维生素的清淡易消化饮食，如牛奶、鸡蛋、瘦肉、豆制品，也可增加食物的色、香、味，促进食欲，禁止进辛辣刺激性食物，如辣椒、咖啡、碳酸饮料等。鼓励患者多饮水，每日1 500~2 000 mL，多食新鲜蔬菜、水果以补充维生素。

附：胸膜腔穿刺术

胸膜腔穿刺术（thoracentesis）常用于检查胸腔积液的性质、抽液减压或通过穿刺胸膜腔内给药。

【方法】

（1）嘱患者取坐位面向椅背，两前臂置于椅背上，前额伏于前臂上。不能起床者可取半卧位，患侧前臂上举抱于枕部。

（2）穿刺点应根据胸部叩诊选择实音最明显部位进行，胸液多时一般选择肩胛线或腋后线第7、第8肋间；必要时也可选腋中线第6、第7肋间或腋前线第5肋间。穿刺前应结合X线或超声波检查定位，穿刺点可用蘸甲紫（龙胆紫）的棉签在皮肤上做标记。

（3）常规消毒皮肤，戴无菌手套，覆盖消毒洞巾。

（4）用2%利多卡因在下一肋骨上缘的穿刺点自皮至胸膜壁层进行局部浸润麻醉。

（5）术者以左手示指与中指固定穿刺部位的皮肤，右手将穿刺针后的胶皮管用血管钳夹住，然后进行穿刺，再将穿刺针在麻醉处缓缓刺入，当针锋抵抗感突然消失时，再接上注射器，松开止血钳，抽吸胸腔内积液，抽满后再次用血管钳夹闭胶管，而后取下注射器，将液体注入弯盘中，以便计量或送检。助手用止血钳协助固定穿刺针，以防针刺入过深损伤肺组织。根据需要抽液完毕后可注入药物。

（6）抽液毕拔出穿刺针，覆盖无菌纱布，稍用力压迫穿刺部位片刻，用胶布固定后嘱患者静卧。

【注意事项】

（1）操作前应向患者说明穿刺目的，消除顾虑；对精神紧张者，可于术前30 min给地西泮（安定）10 mg或可待因0.03 g以镇静止痛。

（2）操作中应密切观察患者的反应，如有头晕、面色苍白、出汗、心悸、胸部压迫感或剧痛、昏厥等胸膜过敏反应，或出现连续性咳嗽、气短、咳泡沫痰等现象时，立即停止抽液，并皮下注射0.1%肾上腺素0.3~0.5 mL，或进行其他对症处理。

（3）一次抽液不宜过多、过快，诊断性抽液50~100 mL即可，减压抽液，首次不超过600 mL，以后每次不超过1 000 mL；如为脓胸，每次尽量抽尽。疑为化脓性感染时，助手用无菌试管留取标本，行涂片革兰氏染色镜检、细菌培养及药敏试验。做细胞学检查至少需100 mL，并应立即送检，以免细胞自溶。

（4）严格无菌操作，操作中要防止空气进入胸腔，始终保持胸腔负压。

（5）应避免在第9肋间以下穿刺，以免穿透膈肌损伤腹腔脏器。

（6）恶性胸腔积液，可在胸腔内注入抗肿瘤药或硬化剂诱发化学性胸膜炎，促使脏层与壁层胸膜粘连，闭合胸腔。

参考文献

［1］ 贾英杰. 中西医结合肿瘤学［M］. 武汉：华中科技大学出版社，2009.

［2］ 刁玉巧. 儿科肿瘤治疗技术［M］. 西安：第四军医大学出版社，2012.

［3］ 曾益新. 肿瘤学［M］. 北京：人民卫生出版社，2012.

［4］ 封国生，周保利. 临床肿瘤学理论与实践2012［M］. 北京：人民卫生出版社，2012.

［5］ 刘毅. 皮肤肿瘤治疗学［M］. 北京：人民军医出版社，2012.

［6］ 倪克樑，林万隆. 消化道肿瘤诊治新进展［M］. 上海：上海科学技术文献出版社，2012.

［7］ 李少林，吴永忠. 肿瘤放射治疗学［M］. 北京：科学出版社，2013.

［8］ 高春芳，王仰坤. 消化系统肿瘤［M］. 北京：人民军医出版社，2012.

［9］ 邵志敏，沈镇宙，徐兵河. 乳腺肿瘤学［M］. 上海：复旦大学出版社，2013.

［10］ 于世英，胡国清. 肿瘤临床诊疗指南［M］. 北京：科学出版社，2013.

［11］ 王强修，王新美，王启志. 消化道肿瘤诊断病理学［M］. 上海：第二军医大学出版社，2013.

［12］ 周际昌. 实用肿瘤内科治疗［M］. 北京：北京科学技术出版社，2013.

［13］ 任闽山，史传昌，燕鹏. 肿瘤内科最新诊疗手册［M］. 北京：人民军医出版社，2011.

［14］ 张宝宁. 乳腺肿瘤学［M］. 北京：人民卫生出版社，2013.

［15］ 樊嘉，王杰军. 肝胆胰肿瘤诊断治疗学［M］. 北京：人民军医出版社，2011.

［16］ 李恩孝. 恶性肿瘤分子靶向治疗［M］. 北京：人民卫生出版

社，2007.

[17] 徐波. 化学治疗所致恶心呕吐的护理指导［M］. 北京：人民卫生出版社，2015.

[18] 赵学敏. 头颈部肿瘤外科护理［M］. 郑州：河南科学技术出版社，2014.

[19] 闻曲，刘义兰，喻姣花. 新编肿瘤护理学［M］. 北京：人民卫生出版社，2011.

[20] 王钦文，王义善，韩惠娟，等. 新编临床肿瘤诊疗学［M］. 长春：吉林科学技术出版社，2014.

[21] 陶重燕. 肿瘤临床护理［M］. 南京：东南大学出版社，2003.

[22] 贾喜花. 肿瘤非手术治疗与调理［M］. 北京：人民军医出版社，2007.

[23] 孙燕. UICC 临床肿瘤学手册［M］. 北京：人民卫生出版社，2006.

[24] 王东. 肿瘤急诊治疗学［M］. 北京：人民军医出版社，2006.

[25] 蔡郑东. 实用骨肿瘤学［M］. 北京：人民军医出版社，2004.

[26] 马双莲. 临床肿瘤护理学［M］. 北京：北京大学医学出版社，2003.

[27] 陈龙邦，刘福坤. 循证肿瘤治疗学［M］. 郑州：郑州大学出版社，2004.

[28] 郝希山. 腹部肿瘤学［M］. 北京：人民卫生出版社，2004.

[29] 陈锐深. 现代中医肿瘤学［M］. 北京：人民卫生出版社，2004.

[30] 安鸿志，袁现明. 新编抗肿瘤药物手册［M］. 郑州：河南科学技术出版社，2003.

[31] 高绪文. 脊髓与周围神经肿瘤［M］. 北京：人民卫生出版社，2002.

[32] 杨越波. 子宫肿瘤［M］. 北京：人民军医出版社，2011.

[33] 闻曲. 新编肿瘤护理学［M］. 北京：人民卫生出版社，2011.

[34] 丁玥. 肿瘤科护理必备［M］. 北京：北京大学医学出版社，2011.

[35] 梁文波. 临床肿瘤学［M］. 北京：知识产权出版社，2011.

[36] 缪景霞. 肿瘤生物与分子靶向治疗的应用及护理［M］. 广州：广东科技出版社，2011.

[37] 郑加生. CT 引导肝肿瘤消融治疗学［M］. 北京：人民卫生出版社，2011.

［38］黄强. 神经肿瘤学［M］. 北京：人民卫生出版社，2011.

［39］魏素臻. 肿瘤预防诊治与康复护理［M］. 北京：人民军医出版社，2010.

［40］周道斌. 血液肿瘤［M］. 北京：科学出版社，2010.

［41］陈璐. 肿瘤科实用护理手册［M］. 上海：第二军医大学出版社，2010.

［42］李岳. 实用肿瘤治疗学［M］. 北京：科学技术文献出版社，2009.

［43］高文斌. 肿瘤并发症的诊断与治疗［M］. 北京：人民军医出版社，2009.

［44］周梁，董频. 临床耳鼻咽喉头颈肿瘤学［M］. 上海：复旦大学出版社，2008.

［45］马双莲，薛岚. 实用肿瘤科护理及技术［M］. 北京：科学出版社，2008.

［46］徐波. 临床专科护理岗位规范化培训教材——肿瘤护理学［M］. 北京：人民卫生出版社，2008.

［47］胡雁，陆箴琦. 实用肿瘤护理［M］. 上海：上海科学技术出版社，2007.

［48］朱金水，周信达. 现代消化系肿瘤临床治疗学［M］. 上海：上海中医药大学出版社，2005.

［49］狄源沧. 消化系统肿瘤的诊断与治疗［M］. 北京：中国医药科技出版社，2001.

［50］郑守华. 临床肿瘤护理学［M］. 北京：人民卫生出版社，2008.

［51］程永德，程英升，颜志平. 常见恶性肿瘤介入治疗指南［M］. 北京：科学出版社，2013.